음식궁합 2

유태종 박사의
음식궁합 2

유태종 박사 著

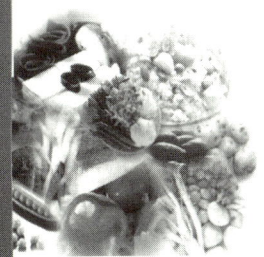

아카데미북

지은이의 말

　사람들의 삶에 있어 가장 큰 즐거움이 무엇이냐는 질문을 한다면, 각양각색의 답이 나올 것이다. 귀천이나 빈부의 굴레를 벗고 얻어지는 가장 많은 답은 무엇일까.
　그것은 '음식이나 밥 먹을 때'일 것이다. 사람들이 하루 세 끼, 일년이면 1,000번을 하는 식사는 너무나 당연한 일로 치부해 왔기 때문에 대수롭지 않게 여기며 살고 있다. 그래서 '다반사(茶飯事)'라는 말까지 생긴 것이다. 다반사는 '예사로, 늘 있어 이상하거나 신통할 것이 없는 일, 즉 일상(日常)을 뜻하는 말이다.
　다반사의 뿌리는 '항다반사(恒茶飯事)' 즉 '예사로운 일', '일상 있는 일' 이다. 차를 마시고 밥을 먹는 것은 생활의 한 구성체를 이루어 왔고, 너무나 당연한 일이 되고 만 것이다. 그러다 보니 사람들은 다반사의 중요함과 고마움을 잊고 살게 되었다.
　다반사의 고마움을 잊지 말자고 종교계에서는 강조해 왔다. 탁발(托鉢, 불교), 라마단(이슬람교), 축수(祝手, 기독교) 등이 바로 그것이다.
　다반사는 예사로운 일이면서도 그 즐거움이 대단히 크다. 일찍이 오스카 와일드는 《행복한 왕자》에서 다음과 같은 말을 하고 있다. "즐거운 것은 행복한 것이다."
　다반사는 바로 행복과 직결되고 있다는 것을 알 수 있다.

행복의 첫째 조건은 건강이다.

매일 하는 다반사는 건강이 최우선이 되어야 할 것이다. 그러기 위해서는 음식의 맛과 모양, 영양 등이 고루 갖추어져야 한다. 그런 것을 갖추기 위해서 필요한 것이 합리적인 식생활 음식궁합이다.

그간 정리했던 것과 미비한 것들, 국제화를 앞두고 외국 음식의 사례 등을 보완하여 ≪음식궁합2≫를 출간하게 되었다. 출간에 애써 주신 도서출판 아카데미북의 여러분과 송지영 양의 노고에 사의를 표하는 바다.

2001년 새봄
저자

글을 시작하며

사람의 식성(食性)

　사람만큼 식성이 좋은 사람도 드물 것이다. 초근목피(草根木皮)를 비롯한 나무 열매·과일·버섯에서부터 곤충·어패류·닭·돼지 등 육류에 이르기까지 광범위하고 다양하다. 굼벵이·지렁이도 아무렇지 않게 먹고 있다.
　성게·해삼을 대부분의 사람들이 아무렇지 않게 먹고 있는데, 그 생김새를 살펴보면 처음 먹기 시작한 사람의 용기에 놀라지 않을 수 없다. 붉은 개미를 먹는 아프리카인, 구더기를 맛있게 먹는 에스키모인, 꿈틀거리는 낙지를 먹는 한국인, 원숭이 골을 즉석에서 파먹는 중국인 등 보기를 들자면 한이 없다.
　그런가 하면 먹을 재료가 얼마든지 있는데도 굶어 죽는 사람들도 있다. 중앙 아프리카에선 호수에 생선이 많은데도 잡아먹지 않고 아사(餓死)한 사건이 보도되기도 했다. 사막화가 진행되고 있는 곳이다. 힌두교에선 쇠고기를 먹지 않으며, 유태교에선 비늘 없는 생선을 금하고 있다.
　생리적 욕구와는 달리 여러 가지 제약을 받고 있기도 한 것이 음식이다. 먹거리는 먹을 수 있는 것과 먹어서는 안 되는 것으로 나누어진다. 맛있다, 맛없다는 판단도 단순한 생리적 반응만을 따르지는 않는다.

영장류(靈長類) 가운데서는 침팬지가 잡식성이며 지능이 높다고 알려졌는데, 사람의 식성에는 어림도 없다. 사람이 지구상의 어디에서나 생존할 수 있는 것도 따지고 보면 뛰어난 잡식성 때문이라는 해석도 가능한 것이다.

사람이 음식을 먹는 것은 생리적 욕구와 또 한편으로는 미신적(Fetish)인 것이 큰 비중을 차지하고 있다.

충분히 먹을 수 있는 식품인데도 종교적인 계율이나 전래되는 미신적 해석으로 인해 먹지 않는 것이 의외로 많다. 그래서 음식은 먹을 수 있는 것과, 먹어서는 안 되는 것으로 나누어진다. 맛이 좋다는 것과 나쁘다는 판단도 단순한 생리적 반응과는 달리 미신적으로 조건 붙여진 문화적 반응에 기인하는 경우도 있다.

식생활의 습관은 철저한 미신이라고 주장하는 학자도 있다. 타원에는 초점이 2개가 있는 것과 같이, 인간의 생명에 활력을 부여하는 식생활에는 잡식성과 미신성의 2가지 욕망이 회오리치고 있다고 볼 수 있다.

미신적인 것이야말로 식문화를 만들게 하는 기둥이다. 자신들이 살고 있는 땅에 뿌리 박고 있는 것이 농(農)이고, 거기에서 태어난 것이 전통식이다.

독특한 조리법과 식기가 개발, 발전되면서 음식의 공간 연출에도 다채로운 변화가 생기게 되었다.

인간은 음식의 잡식성, 미신과 언어를 획득함으로써 호모 사피엔스(Homo Sapiens)의 자리를 차지한 것으로 보는 학자도 있다.

호모 사피엔스는 라틴어로 지혜 있는 사람이란 뜻이고 인류를 지칭하는 학명이다. 생물학적으로는 사람과(科) 사람속(屬)을 가리킨다. 네안데르탈 인류와 현생(現生) 인류로 나누고 있다. 18세기 스웨덴의 식물학자 린네(Linn)가 사용한 용어로, 명확한 언어 능력·추상적인 추리 능력을 가진 현생 인류를 지칭하는 학술 용어이다.

20세기 독일의 철학자 쉴러(Scheler)에 의하면, 이성(理性)으로 세계를 형성, 이상을 실현해 나가는 인간이라고 정의하고 있다. 그래서 지성인이라는 말이 생겨난 것이다.

그런데 육식과 초식 어느 경우나 적용되는 저작(咀嚼) 기능과 소화 기능을 갖춘 훌륭한 몸을 가지고 있으면서 현대인들은 너무나 많은 문제점을 안고 있다.

보기를 들면 어느 한쪽만을 편식함으로써 허약해지고 성인병에 시달리게 되었다. 그 밖에도 저작력 즉 씹는 힘이 약해져 타액선을 퇴화시킴으로써 소화력이 저하되고, 식품이 가지고 있는 고유한 맛을 느끼지 못하는 비문화적인 식생활로 바뀌어 가고 있어 문제가 심각하다.

110세까지 장수한 흑인 여성의 일생을 다룬 미국 영화에 다음과 같은 장면이 있다. 그녀는 인터뷰에서 사탕 수숫대를 질근질근 씹으면서 현대인은 씹는 힘이 약해지고 있다고 지적하고 있는데 그것이야말로 자연의 섭리를 역행하고 있는 큰 결점이다. 이 말은 현대인에게 주는 신랄한 경고라는 것을 알아야 한다.

고기를 다져서 만든 소시지, 핫도그, 햄버거를 먹으면서 콜라를 즐겨 마시는 젊은이에게 뼈를 발라내면서 이빨로 고기를 뜯어먹는 일은 점점 외면 당하고 있다. 원시적이고 비문화적이라고 해석하는 사람이 있을지 모르나 그것이야말로 인간이 갖는 근본적인 삶의 즐거움이라는 것을 모르고 있는 셈이다.

이빨이 해야 할 일을 분쇄기나 마쇄기가 대신 해주고, 입맛에 맞게 각자 해야 할 양념도 일률적으로 혼합기가 다 해주는 세상으로 바뀐 것이다.

핫도그는 프랑크푸르트라고 해서 독일인이 만들어 낸 작대기 모양의 돼지고기 소시지다. 이것을 빵 사이에 끼우고 겨자나 토마토 케첩으로 양념해서 먹는 것이 크게 히트하자 세계적인 식품이 되었다. 햄버거도 잘게 다진 고기를 빵가루와 양파에 둥글게 뭉쳐 구워 빵 사이에 끼워 먹는 간편성으로 선풍적인 인기를 얻게 된 것이다.

먹는 장소와 시간에 구애를 받지 않는다는 것이 가속화의 큰 원인이 되었다. 그러다 보니 지금의 젊은이들은 이전의 인간적인 식생활과는 거리가 먼 간편성으로 획일화되어 가고 있다.

맛있다는 것은 부드럽고 연한 것으로 그 개념이 바뀌어 가고 있다. 자연스러운 식생활 면으로 보면 부드럽고 연한 음식은 환자용이나 치아가 없던 노인용이었던 것이다.

식품의 특성이나 인간의 생리도 상품의 논리에 의해 보잘것없이 무너져 가고 있다.

자연의 생리가 얼마나 중요한 것인가 하는 것은 위액 분비량으로도 짐작할 수 있다. 한국인의 위액 분비량은 봄과 가을에 활발한데 그것도 뜻이 있는 일이다. 중동이나 인도 등 1년 내내 더위가 계속되는 지역에선 사람들의 위액 분비량이 연중 거의 일정하다고 한다. 그런데 사계절의 변화가 뚜렷한 우리의 경우는 철에 따라 분비량이 변화하는 것도 흥미 있는 일이다.

신진대사가 활발해지는 봄과 추운 겨울에 대비하기 위한 가을엔 위액 분비량이 많아지고 있다. 그래서인지 봄과 가을엔 위궤양이나 십이지장궤양을 앓는 사람이 적다고 하는데, 그 진위는 알 수가 없다.

옛날 불을 모르고 살던 시절에 생식을 할 때, 일종의 소화 효소가 나왔던 맹장은 귀중한 생리 기관이었다. 5만 년 전에 불이 발견된 이후 차츰 퇴화되어 지금 현인에게 불필요한 것이 되고 말았다.

자연의 섭리에 어긋나는 식생활이 계속된다면 앞으로 사람은 모습이 바뀌어 ET 같은 우주인 모습으로 변할 가능성도 충분히 있는 것이다.

음식을 잘 씹어먹는 것은 인간성을 회복하는 일이고, 건강 유지에 필요한 복받는 일임을 알아야 한다.

차 례

■ 어패류의 음식궁합 / 15

소라와 방풍 ··16
과메기와 쑥 ··19
잉어와 하수오 ···22
등푸른 생선과 식초 ··26
바지락과 우엉 ···30
멍게와 초고추장 ··33
굴과 우유 ···35
새우와 달걀 ··39
고등어와 토마토케찹 ··43
자리돔과 재피섶 ··46
문어와 무 ···48
황태와 달걀 ··51
복어지리와 뽕스 ··54
가자미식해와 무 ··57
상어 지느러미와 닭국물 ······································60
전복과 우유 ··63
홍어와 냉면 ··66
미더덕과 콩나물 ··69
김부각, 미역 자반 ··72
인삼과 해삼 ··74
마와 조기 ···78

■ 육류의 음식궁합 / 81

녹용과 술 ···82
쇠고기 두릅산적 ··84
돼지고기와 비지(돼비지찌개) ·······························86

무화과와 오리고기 ································· 88
음양곽(淫羊藿)과 간 ······························· 91
메밀과 돼지고기 ···································· 94
파와 육류 ·· 97
닭고기와 국수 ····································· 100
닭날개와 술 ······································· 103
양고기와 박하 ····································· 106
개고기와 들깨 ····································· 109
개고기와 마늘 ····································· 113
칠면조와 크란베리소스 ························· 117
햄, 소시지, 베이컨 등 육가공품과 발색제 ········· 119

■ 주류의 음식궁합 / 121
거위간과 포도주 ·································· 122
송로버섯과 꼬냑 ·································· 125
진과 라임 ·· 128
진과 올리브 ······································· 131
맥주와 호프 ······································· 134
맥주와 소시지 ····································· 138
테킬라와 소금 ····································· 141
럼과 넛 매그 ······································ 144
샴페인과 캐비어 ·································· 148
위스키와 체리 ····································· 152
위스키와 비터즈 ·································· 155
보드카와 오렌지 주스 ···························· 158
보드카와 토마토 주스 ···························· 161
청주와 은행 ······································· 164

■ 곡류의 음식궁합 / 169
참깨와 콩과 대추 ································ 170

찹쌀과 엿기름(노치) ··173
수수와 콩 ··176
쌀과 콩 ···179
대두 제품과 파·청태 ··182
톳과 두부 ··185
떡과 식혜 ··188
증편과 석이 ···191
두텁떡과 계피 ··194
녹두묵과 미나리(탕평채) ··197

과실류

모과와 유자 ···199
유자와 된장 ···202
바나나와 레몬 ··204
포도와 포도씨 ··206
배와 생강 ··209
수박과 죽염 ···213
레몬과 꿀 ··216
송화와 꿀 ··219

■ **채소류의 음식궁합 / 223**

생강과 찹쌀(생강 찹쌀미음) ····································224
목이버섯과 율무죽 ··225
호박과 꿀 ··227
호박과 팥 ··230
솔잎과 콩 ··232
솔잎과 다시마(松葉茶) ···236
솔잎과 야쿠르트 ···239
냉이와 콩가루 ··242
무말랭이와 조청 ···245
인삼과 오미자차 ···247

마늘과 파슬리 ·· 249
포테이토칩과 양파 ··· 252
호박과 고구마범벅 ··· 255
연뿌리와 홍화 ·· 258
비타민E와 무기질 셀레늄 ··································· 261
칼륨과 마그네슘 ·· 264
커피와 카페인 ·· 267
알로에와 물엿 ·· 271

■ 동·식물성식품의 음식궁합 / 275

달걀과 식초 ··· 276
오리알과 재 ··· 279
오리알과 율무 ·· 282
구기자와 자라 ·· 284
햇고사리와 돼지고기 ·· 286
양파와 동물의 간과 브로콜리 ····························· 289
우유와 쌀 ·· 292
비빔밥과 고추장 ·· 295
샌드위치와 버터 ·· 298
설렁탕과 깍두기 ·· 300
김밥과 다시마 ·· 302
치즈와 바게트빵 ·· 306
퐁듀와 청량음료 ·· 310
녹두와 돼지비계 ·· 313
치즈와 풋콩 ··· 316
해파리와 호두 ·· 318
메추리 고기와 호박씨 ·· 321
달걀과 홍차 ··· 325
영지와 오리고기 ·· 329
참깨와 닭(임자수탕) ·· 332

커피와 우유 ································· 335

■ **중국 한방 요리 / 341**
　우황과 마 ································· 346
　오이와 맥문동 ····························· 349
　익모초 조청 ······························· 352
　산수유와 한천 ····························· 354
　복령과 쌀 ································· 357
　오미자와 미삼 ····························· 360
　오매와 백단향 ····························· 363
　감초와 계지 ······························· 366
　차조기씨와 삼씨 ··························· 369
　오가피와 두충 ····························· 371
　두부와 두판장 ····························· 374
　구기와 간 ································· 377
　당귀와 양고기 ····························· 381
　개구리 고기와 도인 ······················· 384
　동충하초와 사슴꼬리, 자라 ················ 388
　웅담과 죽력 ······························· 392

어패류의 음식궁합

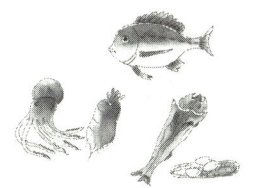

소라와 방풍

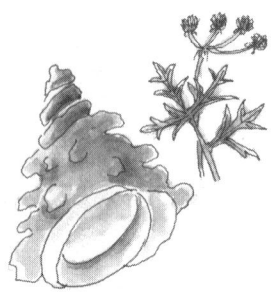

　소라는 간조선 부근 10~20m 깊이에 서식하는데, 껍데기는 세공·자개·단추·바둑돌 등을 만드는 데 사용한다. 한명으로는 해라(海螺)라고 한다.
　소라 고동의 윗부분을 깎아 내어 구멍을 뚫고 혀를 만들어 대고 부는 악기로 소라라는 것이 있다. 고려 공민왕 때 명 나라에서 수입하여 조선조까지 군악에서 써 왔는데 나각·바라·법나라 불렸다.
　소라 살의 단백질을 구성하는 아미노산으로는 아르기닌과 히스티딘, 라이신이 많은 것이 특색이다. 아르기닌과 라이신은 발육기의 어린이에게는 특히 중요한 아미노산이기 때문에 청소년들에게는 매우 좋은 식품이다. 특수 성분으로 글리코겐과 호박산이 들어 있다. 호박산은 조개류에 특히 많은 성분으로, 소라에는 0.7mg%가 들어 있으며 소라의 독특한 감칠맛을 내는 성분이다. 그 밖에 이노시톨도 들어 있는데 이것은 비타민B 복합체의 하나로, 소라에는 30mg% 가량 들어 있다. 소라 간에는 빈혈에 좋은 비타민B_{12}가 많이 들어 있다.
　육안으로 보아 생식선이 백색이면 수컷이고 녹색이면 암컷이다. 소라와 무를 넣어서 간을 하여 함께 조리면 연해진다. 초회와 전채 요리에 얇게 썰어 쓰면 좋다. 육질은 단단하며 씁쓸한 맛을 띤다. 중국 요리로는 오향장육처럼 사용하며 얇게 저며 팔보채나 짬뽕 국물에 넣거나 야채와 무쳐 먹기도 한다. 단백질을 20%나 가지고 있어 빈혈에 도움을 주며, 열을 내리게 하고 눈을 맑게 한다고 한다.

이 소라를 가지고 두뇌를 명쾌하게 하는 재료로 이용되는 것이 방풍이다. 방풍(防風)의 원 식물명은 방풍나물이라고 하는데 미나리과에 속하는 3년초 식물이다. 중국이 원산지이고 우리 나라에서도 바닷가나 모래펄에 자생하고 때로는 재배도 하는데, 이 뿌리 말린 것을 방풍이라는 약재로 사용한다.

방풍이라는 이름에서도 알 수 있듯이 풍을 막는 효과가 있다. 풍은 병을 의미한다. 방풍은 피로를 회복하고 두통을 없애고 호흡기를 강하게 하며 거담·진해 효과가 있다. 두뇌를 명쾌하게 하며 정기를 상쾌하게 하는 효력이 있다고 전해진다.

방풍 소라찜은 다음과 같이 만든다.

먼저 재료로 소라 큰 것 5개, 미나리 또는 참나물 1다발, 은행 15개, 청주 약간, 마늘·파·생강 등, 방풍 15g(요리에 쓰기 전 물에 넣어서 씻은 다음 물에 20분 가량 담가 두었다가 단단히 짜서 쓴다.)을 준비한다.

물을 넣은 단지 위에 나무 젓가락 2개를 나란히 얹고 그 위에 소라의 등을 밑으로 향해 놓으면 잠시 뒤에 머리를 내미는데 그때 재빨리 머리를 잡아당기면 몸체가 빠져 나온다. 이것을 잘 씻어서 고기의 단단한 부분을 2~3ml의 두께로 썰고 하부의 내장 부분도 5~6ml의 두께로 잘라서 요리한다. 내장의 맨 아래쪽에 청록색의 가는 창자가 붙어 있다. 흔히 소라의 똥집이라 하여 버리는데 이 청록색의 분비물은 오랫동안 해초 중에서 흡수 저장해 둔 유기구리(有機銅) 성분이다. 인체에도 피를 맑게 하는 정혈제로 구리가 필요하므로 요긴하다.

은행은 한번 데쳐서 놓고, 미나리는 그대로 1cm 정도 잘라 둔다.

소라 껍질 속을 잘 씻고 맨 먼저 잘 다듬어 놓은 방풍을 넣는다. 이어서 고기와 내장을 막 섞어서 넣고 마지막으로 은행과 미나리를 얹어 놓고 나중에 적당히 양념한 국물을 부어 넣는다. 소라 껍질 속에 재료들을 가득 차도록 쑤셔 넣고 끓어도 국물이 넘지 않을 정도로 물을 부은 뒤에 불 위에 소라를 올려놓는다. 부글부글 끓으면 맛을 보아 잘 익었으면 불에서 내려 먹는다. 맨 밑에 넣은 방풍은 잘 익어서 부드럽게 되어 있으므로 맛있게 먹을 수가 있다.

 소라와 방풍은 맛이 어우러져 소라의 좋지 않은 향미를 가시게 하며 방풍이 가지고 있는 정유 성분이 정신을 맑게 하므로 궁합이 잘 맞는다.

과메기와 쑥

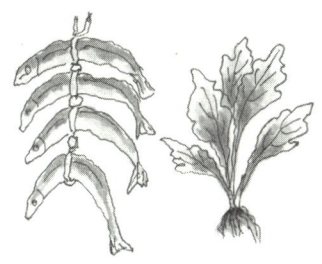

석쇠 위에 지글지글 소리를 내며 굽는 청어를 보면 식욕을 잃은 사람이라도 입맛을 다시게 될 것이다. 청어는 빛깔이 청색이기 때문에 붙여진 이름으로, 지방에 따라 별명도 많다. 비웃(경기·강원), 구구대(서울에서는 특히 크고 알을 가진 것), 눈검정이(포항 지방에서 잡힌 청어), 과미기 또는 관목이(경상도에서 말린 청어) 등으로 불린다.

한명으로는 연(鰊) 또는 비어(鯡魚)라고 한다.

청어는 청어과에 속하는 바닷물고기로 몸의 길이가 35cm 내외다. 측선은 없으며 벗겨지기 쉬운 둥근 비늘로 덮이고 아래턱은 쑥 내밀었다. 몸의 빛은 등쪽이 암청색이고 배쪽은 은백색인데, 경상북도 이북의 동해 및 사할린, 알래스카, 캐나다, 미국 북부 근해에 분포하며 가을부터 봄에 걸쳐 잡힌다.

청어는 맛이 독특해서 구이, 백숙, 전죽, 찜, 회 등 여러 가지로 요리해서 먹는다.

가식 부분 100g당 청어의 일반 성분은 수분 63.9%, 단백질 17.4g, 지방 12.6g, 회분 1.3g, 칼슘 93mg, 인 99mg, 철분 4.0mg, 비타민A 51IU, 비타민B_1 0.02mg, 비타민B_2 0.15mg, 나

이아신 7.0mg, 열량 155kcal다.

　단백질을 구성하는 필수아미노산으로는 로이신, 이소로이신, 리진, 발린, 메티오닌, 페닐알라닌, 트레오닌 등의 차례로 많이 들어 있고 그 질이 매우 우수하다. 청어의 지방은 특별한 불포화지방산인 EPA(에이코사펜타엔산)와 DHA(도로사헥사엔산)를 함유하고 있다. EPA는 몸에 해로운 저비중 콜레스테롤인 LDL을 감소시키고, 이로운 고비중 콜레스테롤인 HDL을 증가시키며 혈액 가운데 콜레스테롤이나 지방의 축적을 예방하는 특성을 가지고 있다.

　옛날부터 청어죽이 보신제로 추천되어 왔고, 병후의 회복기에 좋은 식품으로 알려진 것에 수긍이 간다. 청어의 간에는 비타민B_{12}가 5~80r%(r ; 감마, 백만분의 1g)나 들어 있어 빈혈기가 있는 사람에게는 좋은 식품이다. 특히 다리 쪽 하체가 허약한 사람에게 좋다. 쓸개는 각종 눈병 치료에 쓰여 왔고, 청어젓은 단독(丹毒)에 바르면 신기하게 잘 낫는다고 전해 오고 있다.

　한방에서는 종기가 났을 때 청어젓에 백반 가루를 개어 붙이기도 한다. 또 눈이 충혈될 때에는 청어 쓸개를 꿀에 타서 눈가에 발라 주면 잘 낫는다고 한다.

　대부분의 생선알이 고유한 맛을 가지고 있는데, 청어알은 그 맛이 특히 좋아 맛있는 알 베스트5에 속한다. 참고로 그 다섯 가지는 철갑상어알, 청어알, 연어알, 숭어알, 민어알로 알려져 있다.

　청어를 먹는 방법은 두 가지가 있었다. 생선으로 얼간 아니면 자반으로 염장해서 먹는 것을 비웃이라고 말하기도 했고, 조금 간을 해서 말린 것을 관목(貫木)이라고 했다. 경상도 지방에서는 관목의 사투리로 간메기, 과메기 또는 과며기 등으로 불렸다.

　경상도 지방에서는 청어를 말리는 방법이 특이해서 고유한 맛이 난다. 겨울철에도 청어가 귀하게 되자 요즘에는 꽁치를 간해서 말린 것을 과메기라도 해서 상품화하고도 있다. 그러나 과메기의 원재료는 청어이다.

옛날 농가의 부엌 아궁이는 으레 환기가 잘 되지 않아 검은 연기가 가득 차게 마련이었다. 연통이 낮은 탓도 있지만 시골에서 굴뚝을 높게 하지 않는 이유는 에너지 절약을 위한 것이기도 했다. 아궁이에 솔잎을 땔 때 부엌 안은 연기로 자욱하게 되어 자연 통풍이 필요했던 것이다. 어두운 부엌을 밝히는 채광을 겸한 통기구가 추녀 바로 밑에 뚫은 살창이었다. 그곳이 바로 청어를 말리는 가장 알맞은 곳이었다. 비웃 몇 두름을 겨우내 그 살창에 걸어 두면 솔잎 연기로 자연 훈제가 되어 이른봄에는 빳빳한 관목이 만들어졌다. 조상들의 삶의 지혜가 과메기의 맛을 만들어 낸 것이다.

서양에는 연기를 쐰 식품으로 햄이나 소시지 등이 있는데, 우리에게는 과메기가 대표적인 훈연 식품이었던 것이다. 이러한 과메기를 그대로 구워 먹어도 좋지만 산골에서는 이것에 쑥을 가미해 궁합을 맞추어 먹었다. 바로 쑥국에 관목을 넣어 끓이는 것인데, 이것을 먹게 되면 봄이 왔다는 것을 미각으로 느낄 수 있었다.

쑥에는 무기질과 비타민의 함량이 많다. 특히 비타민A와 C가 많아 우리 몸에 여러 세균이 침입했을 경우 그것을 막아 주는 힘을 발휘했던 것이다. 쑥의 독특한 향기는 치네올이라는 정유 성분 때문이다. 쑥잎을 한명으로는 애엽(艾葉)이라고 하는데 복통·토사·출혈의 치료에 쓰였다. 쑥을 식용할 때에는 독한 맛을 제거하기 위해 삶아서 하룻밤쯤 물에 담갔다가 먹었다.

이른봄에 나온 여린 잎일수록 맛과 향이 좋다. 그 여린 쑥을 가지고 국을 끓일 때 과메기를 넣고 끓이게 되면 쑥이 갖는 쓴맛과 청어의 기름기가 잘 어우러져 색다른 애탕이 만들어졌다.

지금은 사라진 음식으로 되었지만 음식궁합이 맞는 전통식으로 과메기와 쑥국을 끓여 먹는 것도 옛 맛을 찾는 방법이 될 것이다.

요즘은 청어가 귀해지자 포항이나 구룡포 등지에서는 꽁치의 뼈를 발라 해풍에 말린 것을 과메기라고 하여, 먹는 방법도 현대화시켜 과메기를 김에 싸서 초고추장에 먹는 방법이 생겨나게 되었다.

잉어와 하수오

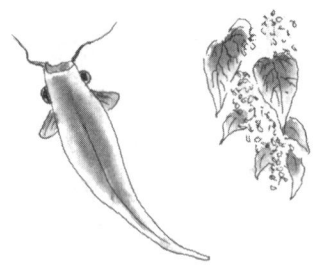

　미용과 젊음을 보강하는 한방 요리로 전래되는 것이 하수오잉찜이다. 잉어는 단백질이 22%, 지질 9% 등으로 열량이 높은 고단백 식품이다. 필수아미노산을 고루 갖추고 있어 영양가가 높으며, 소화 흡수가 잘되므로 회복기의 환자, 허약 체질, 정력이 약한 남자, 임산부에게 매우 좋은 식품이다.
　또 잉어의 지질은 불포화지방산이 주성분이기 때문에 고혈압·동맥경화증과 관계없이 좋은 영양 공급원이 된다. 그 밖에 칼슘과 비타민B가 많아서 산모의 젖이 부족할 때나 쇠약해졌을 때 잉어를 먹으면 젖이 많아지고 건강을 되찾을 수 있었던 것이다.
　잉어 요리 가운데 대표적인 것이 하수오 잉어찜이다. 뼈와 내장을 빼내지 않고 함께 넣고 끓인 것이다. 생약 하수오(何首烏)는 새박덩굴 또는 박주가리라고 하는 덩굴풀인데 우리 나라 산야에 많이 자생하고 있다. 하수오의 본명은 야교등(夜交藤 : 밤에 음양이 교합하는 덩굴나무)이다.
　하수오라는 사람은 태어날 때부터 내시처럼 성 기능이 약하여 사내 구실을 하지 못하였으며 늙어 처자가 없는 처량한 신세였다고 한다. 하루는 술에 취해서 밭에 누워 있다가 덩굴나무를 보니 한 나무에서 두 줄기의 덩굴이 서로 엉클어져서 여러 차례 교합하는 것을 보았다. 기이하게 생각하여 뿌리를 캐어 햇볕에 말려 가루로 만들어 술에 타서 7일간 마셨더니, 사내다운 욕망이 돋기 시작하여 100여 일이 지나니 성불능증이 완전히 나아서 10년 동안에 아들을 여러 명 낳고 자신은 130세까지 살았다는 것이 ≪동의보감≫에 소개되고 있다.

이 풀의 뿌리를 건조시켜 부순 것을 하수오라 하여 약용으로 쓴다. 예로부터 젊어지는 약으로, 회춘·보기(補氣)·생정(生精)·안혼(安魂)·익수(益壽)·연년(延年)의 효과가 큰 것으로 알려져 왔다.

길을 떠나 여행을 하는 나그네는 구기자와 이 새박덩굴 즉 하수오를 먹지 말라고 한 옛말이 있다. 그만큼 정력제라는 뜻인데 이 약을 하수오라고 부르게 된 데는 또다른 전설이 있다. 강원도에서는 은조롱이라고도 한다.

중국 춘추시대 하공(何公)이라는 임금이 이 약을 오래 복용하였더니 백발이 염색한 것처럼 흑발로 변했다는 것이다. 그래서 당시 사람들이 하공의 머리(首)가 까마귀(烏)같이 되었다고 수근거렸고 그 뒤로 이 약을 하수오라고 부르게 되었다는 것이다.

약효가 크고 빠르다는 것을 과장되게 한 말이지만 오랫동안 실증에 의해 인정되어 온 것만은 사실이다. 독성이 없는 생약이므로 안심하고 복용하여 회춘과 강장의 효과를 얻을 수 있다.

고단백식품인 잉어에 강정 효과가 큰 하수오를 곁들이는 것은 궁합이 매우 잘 맞는다.

하수오 잉어찜 5인분의 재료는 다음과 같다.

잉어(길이 30cm 정도의 것), 하수오 10g, 된장과 고추장 150~200g, 마늘·파·후추 기타 양념.

하수오를 2컵의 물에 넣고 1시간 남짓 끓여 1컵 정도가 되면 짜서 약물을 쓴다. 건더기는 그대로 먹어도 좋다.

조리법 1

잉어는 꼭 살아 있는 것을 선택한다. 머리를 자르고 내장을 들어낸다. 이때 주의해야 할 것은 쓸개(담낭)가 터지지 않도록 하는 것이다. 만일 쓸개가 터져서 배 안에 담즙이 퍼지면 아무리 씻어도 쓴맛이 나서 나쁘다. 또 머리를 그대로 넣고 요리하기도 하지만 대개 세로로 2토막을 내면 좋다.

몸뚱아리는 식구 수대로 토막내거나 10토막쯤 낸다. 비늘은 긁어내지 않고 알과 내장은 모두 국에 넣는다. 쓸개는 꼭 버린다. 된장과 고추장은 기호에 맞도록 조절하여 6컵의 물에 풀고 끓기 시작하면 잉어를 넣어서 2시간 정도 더 끓인다. 잘 익어서 뼈나 비늘이 말랑말랑해졌을 때 하수오 즙을 붓고 한번 다시 김을 올린다. 그 뒤 마늘은 다지고 파는 잘게 썰어서 알맞게 양념하고 후추를 조금 친다.

조리법 2

쓸개는 터뜨리지 않도록 조심하면서 내장을 다 뜯어내고 머리는 자르고 몸통을 두 토막 내어 나무 꼬치에 끼워 조금 탈 정도록 굽는다. 이 잉어 구이에 5컵의 물과 1컵의 술을 타 1시간쯤 끓인다. 그 뒤 잉어를 꺼내고 그 국물에 된장과 고추장을 풀어서 체에 받아 찌꺼기를 버리고 다시 구운 잉어와 내장과 머리를 넣고 1시간 쯤 더 끓인다. 이만큼 끓이면 뼈와 비늘이 연해진다. 이때 하수오즙을 타서 김을 올린 다음 불에서 내려 양념을 해서 먹는다.

조리법 3

잉어의 배를 가르고 내장을 모두 꺼낸다. 끓는 물에 잠깐 넣어서 고기가 좀 희어지고 굳어지도록 한다. 이어서 비늘과 지느러미에 붙어 있는 미끈미끈한 것들과 뱃속의 기름을 닦아 내고 살에 붙은 굳은 피를 씻어 버린다. 6컵의 물에 130g의 된장과 고추장을 풀고 잉어를 넣어서 끓인다. 한참 끓을 때 거품을 걷어 내고 불을 줄여 약하게 하고 2시간 정도 끓인다. 뼈나 비늘이 연하게 되었을 때 1컵의 하수오즙을 붓고 다시 김을 올린다. 다 되었으면 냄비를 불에서 내려 양념을 해먹는다.
  약용으로 하수오만 쓰고 싶은 사람은 1일 5g을 두 컵의 물에 넣고 1시간 정도 끓여 물이 반쯤 줄면 짜서 3회에 나누어 마시면 된다.

등푸른 생선과 식초

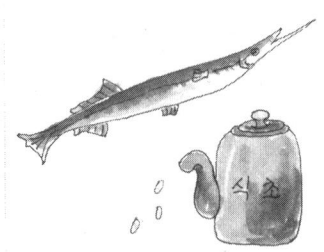

비린내가 많은 등푸른 생선을 조리할 때 식초를 잘 활용하면 비린내 제거가 잘되어 아주 좋다. 등푸른 생선 조리를 할 때 식초를 활용하면 다음과 같은 5가지 효과를 기대할 수 있다.

첫째는 식초의 유기산이 생선 단백질을 단단히 해서 씹히는 맛을 향상시킨다.

둘째는 식초의 살균 작용과 잡맛 제거 효과를 기대할 수 있다. 식초는 살균 방부 효과가 예로부터 잘 알려져 왔다. 대장균이나 이질균, 포도상구균 등 식중독 원인균의 번식을 방지하는 효과가 크기 때문이다. 일반적으로 우엉이나 연근 등은 조리하기 전에 식초 용액에 담가 두면 아리거나 떫은맛이 잘 빠지고 희게 되며 맛이 좋아진다. 잡맛은 타닌계 폴리페놀 물질로 산화 효소를 가지고 있기 때문에 공기 가운데 산소로 산화되는데, 이 산화 효소는 유기산으로 작용이 멎는다. 타닌은 수용성이어서 식초 용액에 담그면 잡맛이 빠지고 희게 된다. 콜리플라워를 삶을 때도 식초를 조금 넣으면 뽀얗게 잘 삶아지는 것도 바로 이러한 이유 때문이다.

셋째는 생선의 비린내를 제거하는 데 효과적이다. 고등어, 전갱이, 꽁치 등 등푸른 생선은 비린내가 강한 것이 문제다. 비린내가 나는 생선에는 트리메칠 옥시다아제라는 효소가 있어서 냄새를 잘 낸다. 식초는 이 효소를 산화시켜 냄새를 없애는 작용이 있다. 조리의 마지막 단계에서 식초를 조금 넣는 것이 비결의 하나다.

넷째는 육류나 작은 뼈째 먹는 생선, 다시마를 부드럽고 연하게 하는 효과적이다. 식초는 섬유, 단백질이나 칼슘을 분해하는 작용이 있다. 고등어 꽁치, 뼈째 먹는 작은 생선은 식초를 넣고 졸이면 뼈까지 연해져서 전체를 먹을 수 있다. 다시마 등 갈색 해조류 중에는 알긴산이 들어 있다.

알긴산은 칼슘염으로서 해조류의 세포막을 구성하고 있는데, 식초는 이 알긴산 칼슘의 칼슘을 용해시켜 해조류를 부드럽고 연하게 하며 수분이 알긴산의 막을 쉽게 통과시키게 된다. 물에 20% 가량의 식초를 넣고 다시마를 담가 수분 흡수를 시킨 다음 졸이는 것이 맛있는 조리 비결이다.

다섯째는 식초와 물의 비율 1 : 1 용액을 만들어 씻게 되면 신기하게 끈기가 제거되고 삶거나 졸일 때 모양도 흐트러지지 않는다. 식초와 물 1 : 1 용액으로 식품을 세척하게 되면 농약 등 식품 오염물질 제거 효과가 커서 공해 방지 효과를 기대할 수도 있다. 생선을 석쇠로 구울 때 껍질이 늘어붙어 타기 때문에 생선 껍질이 분리되는 경우가 많다. 이때 미리 생선 껍질에 식초를 발라 두면 껍질이 석쇠에 붙지 않고 잘 구워진다.

등푸른 생선은 바다 밑에 사는 흰살 생선과는 달리 바다 표면 가까운 곳에 산다. 그래서 물살에 따라 여러 곳을 헤엄쳐 다니면서 운동을 많이 하는 편이다. 그래서 근육이 단단하고 지방 함량이 20% 정도로 높고 비린내가 많다는 특징이 있다. 영양 면에서는 흰살 생선에 비해 질 좋은 아미노산이 월등히 많고 헤모글로빈 성분이 들어 있는 혈합육이 많아 살색이 검붉은 빛을 띤다. 검붉은 색깔 외에도 갈색, 노랑, 분홍, 회색 등 생선 종류에 따라 빛깔에 차이가 난다.

등푸른 생선은 지방 함량이 많을 뿐 아니라 글리코겐 성분이 빨리 분해되어 유산을 생성하기 쉬워 부패 속도가 빠르다. 등푸른 생선은 구입하자마자 조리하는 것이 기본이다. 그래서 등푸른 생선은 소금을 많이 뿌려 자반을 만들어 먹어 왔다. 등푸른 생선에는 불포화지방산의 일종인 EPA와 DHA가 많아 고혈압이나 동맥경화의 원인이 되는 혈중 콜레스테롤치를 떨어뜨리고 중성 지방을 감소시키는 효과가 있다. 혈액이 응고되는 것을 막아 주고 혈장 또는 뇌혈전을 예방해 주기도 한다.

최근 갑자기 세계적으로 이목을 끌고 있는 것이 DHA와 EPA이다. 이 성분은 생선의 지방 속에 들어 있는 불포화 지방산으로 두뇌 발달, 치매 예방, 각종 성인병을 예방·치료한다고 하여 의학계와 영양학계에서 각광을 받게 되었다. 이렇게 유익한 효능이 밝혀지면서 분유, 우유를 비롯한 여러 가지 식품에도 이들 성분이 활용되고 있다. 특히 DHA는 뇌의 활동을 좋게 하는 물질로 주목받고 있다. 불포화지방산에는 DHA 외에도 EPA, 알파리놀렌산, 리놀산 등 여러 가지 것이 있다. 몸에 섭취된 이 지방산들은 혈액을 통해 몸 속을 돌면서 여러 가지 기능을 발휘한다. 유독 뇌만은 특수한 조직의 막에 싸여 있어서 대개의 불포화지방산들은 이 막을 뚫지 못하게 된다. 그런데 DHA만이 이 막을 뚫고 뇌에 직접 작용할 수 있다. EPA와 DHA는 매우 비슷한 구조를 가지고 있지만 배열과 결합상태에 약간의 차이가 있다. 이 차이가 바로 DHA를 뇌에 도달하게 하는 열쇠다.

뇌세포는 140억 개나 되는데 하나하나 독립된 세포로 만들기 위해 세포 바깥쪽 막이나 안쪽 막을 만드는 데 꼭 필요한 물질이 DHA이다. DHA는 아기가 태아로 있을 때부터 노년기에 이르기까지 평생 필요하다. 한창 공부할 나이의 학생들이나 사회 활동에 바쁜 성인들에게도 DHA는 필수 영양소다. 이렇게 중요한 성분을 많이 가지고 있는 등푸른 생선을 맛있게 먹을 수 있게 조리하는 것은 매우 중요한 것이다.

등푸른 생선에는 비타민B_1이 특히 많은데 속살보다는 껍질 쪽에 붙어 있는 혈합육에 더 많다. 생선 껍질에는 비타민B_2가 풍부한데 B_2는 입술 주위나 혀 등에 생기기 쉬운 염증을 예방 치료하는 효과도 있다. 비타민B_{12}와 철분 등이 있어 빈혈 예방과 피부 저항력도 길러 준다. 이렇듯 등푸른 생선과 식초는 궁합이 썩 잘 맞는 것이다.

바지락과 우엉

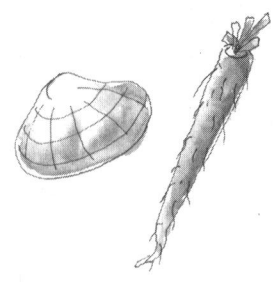

　바지락은 석회질 성분으로 된 단단한 껍질 속에 연하고 단맛이 나는 속살로 이루어져 있다. 지방이 적어 단백한 맛이 나며 특유한 감칠맛이 있다. 조개류의 감칠맛은 글리코겐과 아미노산의 일종인 글리신 때문이다. 바지락의 단백가는 완전식품이라 불리는 달걀과 마찬가지로 100에 가깝다. 소화 흡수가 잘되고 간장에 부담을 주지 않아 회복기의 환자나 어린이, 노인의 영양식으로 권장된다.
　조개류는 죽은 뒤 일정 시간이 지나면 근육이 굳어지면서 변질되기 쉬우므로 식중독을 잘 일으킨다. 날로 먹으면 티아미나아제라는 효소의 영향으로 비타민B_1이 파괴되니 주의해야 한다.
　조개류는 너무 오래 삶으면 근육이 수축되어 질겨지므로 국물을 내기 위한 용도가 아니라면 센 불에서 단시간 가열하는 것이 좋다.
　바지락에는 비타민B_{12}도 많은데 이것은 간 기능을 강화시켜 간장 질환을 예방하고 신경 질환이나 악성빈혈을 낫게 하는 효과가 있다. 바지락국을 먹고 술을 마시면 술이 덜 취한다. 살보다 내장 기관에 더 많으므로 내장도 함께 먹는 것이 좋다. 조개류에도 콜레스테롤이 함유되어 있지만 타우린이라는 성분이 많아 콜레스테롤치를 떨어뜨리는 기능도 가지고 있다. 이 타우린은 동맥경화, 심근경색, 고혈압 등을 예방할 수 있고 시력 보호 효과 외에도 망막 형성에도 큰 영향을 미치므로 유아들에게도 좋은 식품이다.

조개류에는 특수한 무기질로 아연이 들어 있다. 미량의 아연은 우리 몸에 꼭 필요한 성분인데 이것이 부족하면 음식 맛을 느낄 수 없을 뿐 아니라 성장 장애나 피부 장애, 전립선 비대 등의 부작용이 나타난다. 심한 경우에는 정자의 기형화로 불임이 되기도 한다. 음식 맛을 느끼지 못하는 것을 미치(味癡)라고 하는데 아연 결핍이 그 원인으로 알려졌다.

바지락은 모래펄 속에 묻혀 산다. 산란기는 4~5월이어서 이때 독성분이 생성되기도 하므로 주의해야 한다. 바지락은 철분이 많아 빈혈 예방 효과도 크다. 보통 볶음이나 국으로 만들어 먹는데 우엉과는 함께 조리하지 않는 것이 좋다. 우엉에는 식물성 섬유질이 많은데 이것은 바지락의 철분 흡수율을 떨어뜨리기 때문이다. 따라서 바지락과 우엉은 궁합이 맞지 않는다.

철분 흡수는 칼슘이 도와주므로 우유나 유제품, 뼈째 먹는 생선을 함께 먹는 것이 좋다. 미각과 관계가 깊은 미네랄인 아연은 식물성 단백질로 흡수력이 높아진다.

식물성 단백질로는 대두 제품이 좋다. 아연은 미각뿐 아니라 환경 오염 방지를 위해서도 한몫을 하고 있는 중요한 무기질이다. 인체에는 많은 원소가 함유되고 있는데, 미량이지만 생리 기능에 꼭 필요한 것을 필수 미량 원소라고 한다. 그 대표적인 것이 철·아연·동·망간·코발트·요오드·몰리브덴·세렌·크롬·니켈 등이다. 이들은 대단히 적은 양이지만 인체의 물질대사를 원활하게 하는 작용이 있다. 인체에는 미량 요소로 철분 다음으로 아연이 들어 있는데 효소의 구성 성분으로 되어 있기도 하여 생체 반응에 관여한다.

인체에는 수많은 효소가 존재해서 복잡하고 어려운 일을 순식간에 처리하면서 생명 현상을 유지하고 있다. 효소가 조금이라도 차질이 생기면 대도시 번화가의 교통 신호등이 고장난 것처럼 큰 혼란이 야기되는 것이다.

중근동 지방에는 키가 아주 작은 소인이 있는데 이들의 주식은 콩류다. 그 콩에는 피친(유기인산화합물)이 많이 들어 있어 그것이 아연과 결합해서 불용성으로 변하고 체내 흡수를 방해하고 있는 사실이 밝혀졌다. 그들은 또 흙을 먹는 습관이 있는데 흙이 아연의 흡수를 막고 있었다. 그래서 심한 성장 억제와 발육 부진, 간장·비장의 비대, 빈혈 등이 나타났고 혈액, 모발, 오줌, 땀 등의 아연 함량이 매우 적은 사실도 밝혀졌다.

아연이 많이 들어 있는 식품은 굴·배아·간·게·땅콩·아몬드·호두·완두·메밀·달걀노른자·닭고기·조개·파슬리·감자·팥 등이다.

멍게와 초고추장

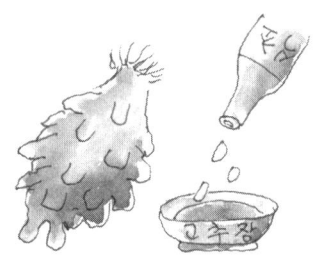

　멍게는 길이 15cm, 직경 10cm 정도의 달걀 모양을 하고 있다. 외피는 붉으며 유두상(乳頭狀) 돌기가 많다. 종류가 많은데 체액에 산미가 있는 것도 있다. 등적색으로 광택이 있으며 바다 향기가 강한 것이 좋은 것이다. 껍질 벗긴 것은 탄력이 있는 것이 좋다. 보통 외피를 제거한 등황색 살을 먹는다.
　잡아올린 뒤 몇 시간 안에 옥타놀, 신티아놀 등이 생성되어 멍게 특유의 향기를 갖게 된다. 엑스 성분의 대부분은 아미노산이며 타우린, 프로린, 글루탐산, 글리신 등이 많다. 제철인 여름철에 이러한 것이 많이 증가되는데 영양적으로는 특별한 것이 아니다.
　멍게에는 수산물 가운데에서는 드물게 인체에 필수 불가결한 미량 금속인 바나디움 성분이 들어 있다. 이 바나디움이 신진대사를 원활하게 하고 당뇨병을 개선하는 효과가 있는 것으로 알려져 있다.
　당뇨병에 걸리면 몸이 나른해지고 피로해지기 쉬운데 멍게가 바로 이러한 증세의 당뇨병에 효과가 있기 때문에 스태미나에 도움이 된다는 것이다. 젊은 나이에 스태미나가 떨어질 때는 멍게, 성게, 해삼, 굴과 같은 것을 섭취하면서 평소에 적당한 운동과 충분한 휴식을 취하면 탄력을 쉽게 되찾을 수 있을 것이다.

멍게는 초고추장과 궁합이 썩 잘 맞는다.

흔히 먹는 해삼 멍게 회는 다음과 같이 해먹으면 좋다.

먼저 해삼 2마리, 멍게 5마리, 초고추장(고추장·사이다 2큰술, 식초 3큰술, 다진마늘·물엿·깨소금 1작은술)을 준비한다.

살아 있는 것으로 준비하여 내장을 빼내고 연한 소금물에 2~3번 흔들어 씻어 깨끗이 헹군다. 물 좋고 싱싱한 것으로 준비하여 껍질을 벗겨 내고 안의 살만 꺼내어 연한 소금물에 2~3번 흔들어 씻는다. 물에 씻어 건진 해삼은 얇게 저며 썰고 멍게는 2~3등분한다. 접시에 상추 잎이나 얼음을 깔고 썰어 놓은 해삼과 멍게를 담은 뒤 초고추장을 만들어 함께 낸다. 식초를 사용함으로써 멍게 고유의 향을 살릴 수 있다.

오이나 무채를 곁들이는 것도 좋다. 멍게를 먹을 때 오이와 함께 물미역을 곁들이면 바다의 향취를 더할 수 있다.

굴과 우유

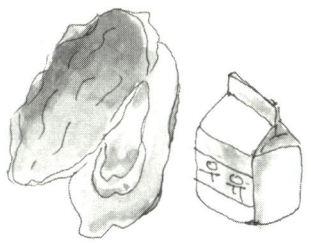

 몸에 별 이상은 없는데 무기력하고 나른해서 힘이 나지 않는 경우가 있다. 그 원인은 수면 부족이나 스트레스 등에서 기인하는 경우가 많다. 그럴 때는 충분한 휴식과 수면으로 체력을 회복시켜야 한다. 그러나 아무리 잠을 청해도 잠이 오지 않거나, 잠을 잤는데도 아무것도 하기 싫은 경우가 있다. 이러한 경우에도 충분한 에너지와 영양의 조화가 이루어진 식사로 체력을 보충해야 한다. 특히 강장·강정 작용이 뛰어난 굴, 해삼, 멍게, 성게 등을 많이 먹으면 스태미나 증강에 도움이 된다.
 이러한 식품들은 소화 흡수가 잘될 뿐 아니라 피의 흐름을 좋게 하는 작용이 있어서 예로부터 해안 지방에서는 강장·강정제로 일러 왔다. 각종 미네랄과 아미노산이 풍부하여 간장을 비롯한 내장 전체를 강화시켜 주기도 한다. 피의 흐름이 좋아지고 내장 기능이 개선되면 몸에 힘이 넘치게 되는 것이다. 피로할 때나 의욕이 없을 때 이런 식품을 먹는 것은 큰 도움이 된다.
 바다의 우유라고 일컬어지는 굴의 일반 성분을 보면 다음과 같다.
 단백질 9.7%, 지질 1.8%, 당질 5%, 회분 1.6%, 칼슘 55mg, 인 130mg%, 철 3.6mg% 나트륨 280mg%, 칼륨 mg%, 비타민A

55IU, 비타민B_1 0.16mg 비타민B_2 0.32mg, 나이아신 2mg, 비타민C 4mg생굴.

100g을 먹으면 78kcal가 나온다. 굴은 열대에서 한대에 걸쳐 널리 분포되는데 다른 조개류보다 지질이 10% 정도 많은 편이다. 당질의 일종인 글리코겐이 많이 함유되어 맛도 좋고 소화 흡수가 잘된다. 어린이나 노년에 이르기까지 자양 식품으로 소화가 잘되는 권장 식품이다. 라이신, 히스티딘과 같은 중요한 아미노산과 비타민도 골고루 들어 있어 바다의 우유라는 말이 잘 표현된 말이라는 것을 알 수 있다.

또 특수한 성분으로 타우린이라는 성분이 들어 있다. 타우린은 유황 함유 아미노산의 한 종류로, 인체 내의 심근, 비장, 근육, 폐, 뇌, 골수 등 중요 부위에 많이 들어 있어 특별한 기능을 갖는 영양소로 알려졌다. 타우린은 혈액 가운데 콜레스테롤치를 감소시키고 혈압을 정상화하며, 빈혈과 당뇨병을 예방하게 하는 등의 생리적 효과가 알려지게 되었다.

타우린은 생선류에 많이 함유되어 있는데, 담수 민물고기나 조개류보다는 바다에서 나는 것들에 더 많다. 그러므로 타우린 섭취를 높이기 위해서는 바다에서 나는 어패류를 많이 먹는 것이 현명한 일이다. 쌀에는 타우린이 들어 있지 않으며, 감자에는 0.9mg%, 콩에는 1.1mg%, 우유에는 1mg%, 달걀에는 1.9mg%가 들어 있을 뿐이다.

혈압 상승 물질인 안기오텐진에 대한 길항 작용에 의하여 혈압 강하 작용을 하기도 하다. 타우린은 망막의 구성분으로서, 시각의 암적응 능력을 향상시키는 작용이 있어 시력 향상 작용도 가지고 있다. 이러한 각종 영양소를 사람들이 먹었을 때 소화 흡수 능력을 향상시켜 주는 역할을 하는 파트너가 우유다.

우유는 한 가지만으로도 거의 완전한 영양 가치를 갖는 이상적인 식품이다. 우유를 마시는 습관은 이미 기원전 2000년부터 바빌로니아·그리스 등지에서 있었다는 기록이 있다. 채식주의자들 가운데서도 우유와 달걀은 먹는 사람이 많다. 캐네디 대통령은 하루에 꼭 1ℓ의 우유를 마셨다고 한다. 그의 놀라운 정력은 바로 우유에서 온 것이라고 한다.

우유에 들어 있는 단백질은 사람에게 꼭 필요한 8가지 필수아미노산을 모두 가지고 있어 매우 우수하다. 3% 이상 들어 있는 지질은 미립자로 잘 유화되어 있어 식품이 가지고 있는 지방질 중에서는 소화 흡수가 가장 잘된다.

그런데 영양이 우수한 것이기는 하나 미량 원소로서 아연의 함량은 비교적 적다. 아연은 그 동안 영양소로 인정되지 않고 중금속의 하나로 독성이 문제되었던 미네랄이다. 그러나 최근의 연구에 의하면 핵산이나 단백질 합성에 필수적인 세포 내 미네랄로서, 혈장 레벨도 비교적 일정하게 유지시키는 작용을 갖는다고 한다. 당질 대사에도 필수 성분이고 인슐린 합성과 작용을 나타낼 때에도 꼭 필요하다. 그래서 아연은 생체 내에서 철과 마찬가지로 대사가 활발한 부위에 많으며, 그 양은 철분과 거의 같은 수준이다.

아연은 오줌이나 땀에서 철의 10배 정도나 더 많이 배설된다. 화상과 같이 피부가 손상을 받으면 섭취량보다 훨씬 많은 아연의 손실이 일어나는 경우도 있다. 아연은 철과 기의 같은 수준으로 여러 가지 식품에 분포된다. 식물에는 발육이 왕성한 잎 등에 많고, 동물에서는 근육과 조혈 기관, 간장 등에 많다.

식품 가운데서 굴만큼 아연을 많이 가지고 있는 것이 없다. 생굴 100g 가운데 마그네슘 함량이 70㎍, 구리 3,500㎍인데 아연은 40,000㎍이나 된다. 현미 가운데 아연은 1,800㎍이고 고구마가 180㎍, 콩 3,200㎍, 쇠고기 3,300, 우유 340㎍이다.

이 수치에서 쉽게 알 수 있는 것이 굴에는 엄청난 아연이 들어 있다는 것이다. 아연이 부족하면 음식맛을 모르는 미치가 된다는 것은 잘 알려진 사실이다. 여성들은 임신을 하게 되면 구토를 잘 일으키는데 그 원인으로 지적되는 것이 비타민B_6의 결핍이다. 비타민B_6가 결핍되면 피부염, 빈혈, 경련 등을 잘 일으키게 된다. 비타민B_6는 아미노산, 당질, 지질 대사에 관여하는 중요한 비타민인데 조리에 의한 손실은 비교적 적은 편이다. B_6의 필요량은 3~4mg 가량이다.

이 비타민B_6는 무기질 아연과 함께 섭취하면 구토 방지 효과가 크다. 비타민B_6를 많이 가지고 있는 것으로는 효모, 간, 육류, 생선, 달걀, 우유, 분유, 두류 등이다. 아연을 비교적 풍부하게 갖는 식품으로는 깨, 밤, 대두, 새우, 간, 난황, 치즈, 표고, 무말랭이, 파슬리, 미역, 차, 코코아 등이다.

임신 가운데 여성에게 굴(아연)과 우유(비타민B_6)를 섞은 요리나 죽은 매우 훌륭한 간식으로 추천된다.

새우와 달걀

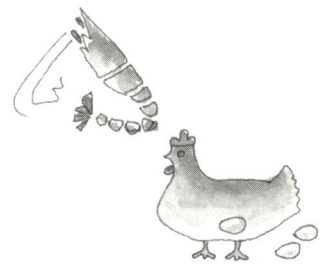

 새우와 달걀이라면 대부분의 사람들은 콜레스테롤이 많은 대표적인 식품으로 먹기를 꺼리게 되는 경우가 많을 것이다. 콜레스테롤치가 높은 사람들은 그러한 염려를 하는 것도 이해가 가나 이 2가지 식품에 대한 오해가 최근 과학적인 연구로 해명되게 되었다.
 먼저 콜레스테롤치를 비교해보면 100g 가운데 함량은 다음과 같다.
 달걀 노른자는 1300mg, 달걀 470mg, 오징어 300mg, 마요네즈 200mg, 버터 210mg, 미꾸라지 180mg, 새우 150mg, 문어 100mg, 닭고기 95mg, 쇠고기 90mg, 돼지고기 70mg, 복어 60mg, 굴 50mg.
 이 결과에서 알 수 있는 바와 같이 달걀 노른자위를 빼고는 큰 차이를 찾아볼 수가 없다. 새우·조개류·문어 등은 대체적으로 콜레스테롤 함량이 높아 식용으로는 기피되어 왔으나 이들 식품류에는 아미노산의 일종인 타우린이 풍부해 콜레스테롤의 양을 떨어뜨리는 작용이 있다는 사실이 밝혀져 지금까지의 상식을 뒤엎게 되었다.
 타우린은 인체에서 메치오닌이나 시스틴 등 아미노산을 원료로 해서 미량 합성된다. 그래서 식품으로 매일 꼭 먹어야 하는 필수아미노산으로 취급하지 않고 있다. 그러나 태어난 갓난아기는 몸에서 타우린을 합성하는 효소가 제대로 만들어지지 않는다. 갓난아기에게 필요한 타우린은 태반이나 모유를 통해 공급되어야 한다. 타우린은 태아나 유아의 뇌·망막의 발달과 깊은 관계가 있다는 것이 밝혀졌다. 타우린은 간장의 콜레스테롤 대사를 촉진하는 특성도 가지고 있다.

　타우린과 콜레스테롤의 비율이 2 : 1 정도라도 오랫동안 먹으면 효과가 나타난다. 어패류나 육류 등에 들어 있는 타우린과 콜레스테롤 함량을 조사해 그 비율을 T-C(타우린-콜레스테롤)비로 나타내 보면 쉽게 이해할 수가 있다. 이 비율이 클수록 콜레스테롤의 피해를 받지 않게 되어 순환기계 질환에 대한 염려도 줄어든다고 볼 수 있다. 새우의 T-C비는 2.5, 오징어 2.2로 되어 있다. 이러한 실험 결과를 보면 지금까지 콜레스테롤이 많아 먹기를 꺼리던 사람들의 생각이 잘못이었다는 것을 알게 될 것이다.

　달걀은 한 생명이 태어나는 데 필요한 영양 성분을 모두 가지고 있다. 영양가가 높고 열량이 낮으며 소화 이용률이 높아 영양식으로써 이용된 역사가 오래다. 많은 단백질을 필요로 하는 청소년·아동들과 임산부에게는 더없이 좋은 식품이다.

　단백질의 품질을 평가하는 방법 가운데 화학 평가가 있는데 이것은 인체에 꼭 필요한 필수아미노산의 조성 비율과 공급 능력에 의해서 결정된다. 계란 단백질의 이용률은 거의 100%이다. 그런데 육류는 85%, 생선 83%, 쌀 57%, 콩가루 56%, 밀가루 52%이다.

　계란 아미노산 가운데 유황 함유 아미노산인 메치오닌은 장·노년기의 사람이 스스로 합성할 수가 없다. 곡류를 주식으로 하는 우리에게 메치오닌은 자칫 부족하기 쉬운 것인데 달걀은 매우 좋은 메치오닌 공급원이다. 메치오닌이 부족하면 지방간이 되기 쉽다. 메치오닌은 항암, 항동맥경화, 혈압 강하 작용과 정력 감퇴 예방 효과가 있는 것이다.

　익히지 않은 달걀은 수분 74%, 단백질 12.3%, 지질 11.2%, 당질

0.9%, 회분 0.9%, 비타민A 640IU, B_2 0.84mg%를 함유하고 있다. 생각보다 기름기가 많은 편인데 필수지방산인 리놀레산, 린놀레닌산과 아라키돈산이 많이 들어 있다. 이러한 필수지방산이 부족하게 되면 피부병, 부종 등이 발생하고 정력이 감퇴된다.

지질 유사물질로 인지질이라는 성분이 있는데 난황에 들어 있는 인지질 가운데 70~80%가 레시틴이다. 레시틴은 지질 분해 기능이 있어 담석 예방 효과도 있다. 콜레스테롤 결석은 주로 담즙액에서 침전한 콜레스테롤에서 생기는데 콜레스테롤은 지질의 일종이다. 레시틴을 섭취하면 콜레스테롤을 분해 흡수하여 결석 예방이 되는 것이다. 레시틴은 뇌의 중요한 성분이어서 두뇌 활동에 큰 도움을 주는 성분이기도 하다. 달걀에는 이러한 특수 기능을 갖는 레시틴을 많이 가지고 있다.

달걀을 먹었을 때 혈중 콜레스테롤에 대한 영향 연구가 많이 이루어졌다. 일본 국립영양연구소에서는 피검자 10명에게 하루 10개의 달걀을 1개월간 계속 먹였는데 혈중 콜레스테롤 함량은 거의 변하지 않았다고 한다. 또 다른 연구로는 노른자에서 기름을 추출하여 하루에 50~100mg(10~20개분)씩 13명에게 급여한 바 9명은 혈중 콜레스테롤의 차이가 없었고 3명은 약간 증가하였으며 1명은 많이 증가하였다. 이 결과는 난황 콜레스테롤 때문이 아니라 다른 원인 때문이라고 해석하고 있다. 음식을 통해서 섭취하는 콜레스테롤은 체내에서 합성되는 콜레스테롤의 1/10~1/20에 불과하다. 따라서 건강한 사람이라면 달걀 몇 개를 먹어도 별 문제가 없고 최소한 1개 정도는 먹는 것이 바람직하다.

흰자위에는 라이소사임이라는 효소가 들어 있어 달걀 안에 침투하는 미생물을 용해시켜 준다. 달걀의 신선도는 이 물질로 유지되는 것이다. 신선한 달걀일수록 껍질 표면이 거칠고 노른자의 빛깔이 더 뚜렷하다. 유정란의 경우에는 2주일쯤 신선도가 유지된다.

최근에는 자동차 배기 가스 가운데 납 오염이 빈혈 증가의 심각한 문제로 지적되고 있다. 공해 시대에 사는 사람들이 건강을 유지하기 위해 필요한 단백질과 비타민B_{12}를 많이 갖는 식품이 동물의 간, 닭고기, 달걀, 치즈, 연어, 대구, 참치, 광어, 패주, 대합, 굴 등이다. 엽산은 간, 달걀, 우유, 시금치, 미나리, 바나나, 아보카도, 오렌지 등에 많다. 빈혈 예방을 위해 평소 충분히 먹어야 하는 식품이 굴과 달걀이다.

사람이 노화하면 뇌 가운데 아세칠콜린이라는 성분이 감소하게 된다. 이 아세칠콜린이 부족하면 노화가 촉진되고 치매에 걸리기 쉬워진다. 아세칠콜린 생성을 위해 필요한 재료가 콜린이라는 비타민이다. 콜린은 유해 물질을 분해하는 간 기능을 촉진시키는 작용도 한다. 비타민B 복합체에 속하는 콜린을 많이 가지고 있는 식품은 대두, 밀배아, 간, 난황, 녹색 야채 등이다. 양질의 단백질을 많이 가지고 있는 것은 달걀, 육류와 어패류 등이다. 따라서 양질의 단백질 자원인 새우와 달걀을 혼합한 요리는 노화 방지를 위한 궁합이 잘 맞는 배합이 된다.

고등어와 토마토케찹

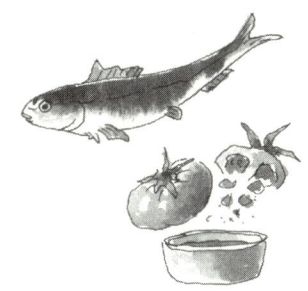

 등푸른 생선을 먹으면 머리가 좋아진다, 치매 예방에 좋다는 등의 연구 결과가 발표되어 관심이 꽤나 높아졌다. 등푸른 생선 가운데서도 고등어만큼 세계 공통적인 생선도 드물 것이다.
 등푸른 생선은 바다 위층에 주로 살기 때문에 강한 수압을 받지 않는다. 깊은 곳에 사는 생선보다는 육질이 연해서 부패하기 쉽다. 그래서 고등어는 살아 있으면서도 썩는다는 말이 생긴 것이다. 겉으로는 싱싱해 보이지만 잘못 먹으면 배탈을 일으키기 쉽다는 뜻이다.
 고등어는 생명을 잃은 뒤부터 내장에 들어 있는 강력한 효소의 작용으로 자기 소화가 이루어져 변질되며, 부패균이 오염되면 살이 부드러워 균이 빨리 번식된다. 싱싱한 것은 몸이 단단하지만 물이 간 것은 탄력이 없어진다. 제철인 가을에 맛이 제일 좋으며, 등쪽보다 은백색인 배쪽 살이 기름이 많아 맛이 좋다. 아가미 속이 붉지 않고 암갈색이며 배를 눌렀을 때 항문에서 즙액이나 내장이 밀려나면 선도가 떨어지는 것으로 본다.
 혈합육(血合肉)이 18% 정도로 많은 편이다. 불포화지방산의 일종인 EPA과 DHA 함량이 많아 고혈압이나 동맥경화의 원인이 되는 혈중 콜레스테롤치를 떨어뜨리고 중성 지방을 감소시키는 효과가 있다. 또 혈액이 응고되는 것을 막아 주고 혈전 또는 뇌혈전을 예방해 주기도 한다.

검붉은 혈합육에는 비타민B_1이 많다. B_1이 부족하면 각기, 뇌빈혈, 현기증 등의 증세가 나타나고 피로해지기 쉽다. 생선 껍질에는 비타민B_2가 많다.

뇌질환과 치매와 같은 신경계 질환이나 악성 빈혈 등을 방지해 주는 비타민B_{12}도 들어 있다. 지질 중에는 비타민E도 들어 있어 과산화지질이 생성되는 것을 막을 수 있어 노화 방지에도 좋다. 등푸른 생선은 피부를 윤기 있게 가꾸어 주고 성적 기능을 높여 주는 동시에 호르몬 이상으로 생기는 갱년기 장애에도 효과를 발휘한다.

이렇게 장점이 많은 것이 고등어지만 선도 유지가 힘들고 비린내가 강한 것이 결점으로 지적할 수 있다. 따라서 조리할 때에는 비린내 제거에 신경을 써야 한다. 그러한 방법의 하나로 고등어 조림을 할 때 토마토케찹을 활용하는 것도 좋다.

먼저 머리와 내장을 제거하고 깨끗이 씻어 반으로 갈라 가시를 발라 낸 뒤 먹기 적당한 크기로 저민다. 생강즙을 뿌려 30분 정도 재 둔다. 생강즙에 재 둔 고등어는 물기를 걷고 녹말가루를 고루 묻혀 프라이팬이 뜨거워지면 껍질 쪽부터 바삭하게 지져 낸다. 양파와 당근은 껍질을 벗겨 가늘게 썰고 피망도 반으로 갈라 씨를 털어 낸 뒤 채 썬다. 프라이팬에 기름을 두르고 다진 마늘을 볶다 향이 우러나면 채소를 함께 넣어 볶는다. 채소가 익으면 토마토케첩을 넣고 육수와 녹말물을 조금씩 부으면서 저어 준다. 소스가 원래 분량의 반으로 졸아들면 지진 고등어를 넣고 뒤적이면서 한소끔 더 끓인다. 이때 쓰는 소스가 바로 토마토케첩에 육수·녹말물을 넣어 소스를 만드는 것이다. 토마토케첩 4큰술, 육수 1/2컵, 녹말물·설탕·청주·소금 1큰술씩.

토마토를 많이 먹으면 암에 걸릴 확률이 낮다는 사실이 밝혀지면서 새로운 항암 식품으로 부각되고 있다. 하와이, 노르웨이, 미국에서 조사한 바로는 토마토를 많이 먹는 사람들이 위암과 폐암, 전립선암, 경부암, 방광암, 췌장암 등의 발생률이 가장 낮은 것으로 나타나 있다. 토마토에는 다른 야채들에 비해 베타카로틴의 함량이 그다지 높지는 않지만, 최근에 항암 효과가 밝혀진 리코펜의 함량이 높은 대표적인 식품이다.

리코펜은 과일과 야채의 붉은 색소 성분이다. 자궁경부암에 걸린 102명의 여성을 대상으로 한 실험에서 혈액 가운데 리코펜 농도가 낮을수록 자궁경부암에 걸릴 확률이 높고, 리코펜 농도가 높을수록 걸릴 확률이 낮은 것으로 나타났다.

또 다른 연구에서는 방광암과 췌장암에 걸린 사람들의 혈액 내 리코펜 함량이 낮은 것으로 나타났다. 리코펜이 암에 대항하는 정확한 기작은 잘 밝혀지지 않고 있으나 리코펜이 지닌 항산화력에 기인한다고 보고 있다.

고기나 생선 등 기름진 음식을 먹을 때 토마토를 곁들이면 위 속에서의 소화를 촉진시키고 위의 부담을 가볍게 하며 산성식품을 중화시키는 역할도 하므로 일거양득의 효과가 있어 궁합이 맞는 것이다.

토마토를 영국 사람들은 '사랑의 사과'라고 하며, 이탈리아에서는 '황금의 사과'라고 부르고 있다.

우리 나라에서는 토마토를 식후에 후식으로 많이 먹는데 이것은 외국인이 샐러드나 요리 재료로 쓰는 것과 매우 대조적이다. 덜 익은 토마토를 냉장고에 보관하면 빨갛게 익지 않는다. 그래서 밖에서 붉게 후숙시킨 다음 냉장고에 보관해야 한다.

자리돔과 재피섶

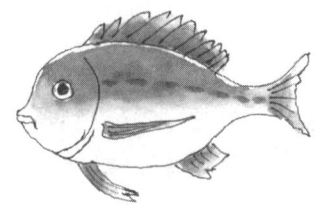

'썩어도 도미'라는 말이 있을 정도로 물고기 가운데 사람들이 좋아하는 것 가운데 하나가 도미(돔)이다. 도미에는 종류가 매우 많은데 우리 나라에서 잡히는 것 몇 가지를 들어보면 다음과 같은 것이 있다.

감성도미, 각시도미, 꼭새도미, 도화도미, 돌도미, 범도미, 뿔도미, 샛도미, 어름도미, 옥도미, 자리도미, 참도미, 호박도미, 흑도미, 황도미, 황줄도미 등이다.

제주도 지방에서 나는 특산돔이 자리돔이다. 점자돔과에 속하는 바다 물고기인데 몸길이가 18cm 가량으로 달걀꼴이고 입이 작다. 색깔은 흑갈색으로 꼬리지느러미 양옆에 흑갈색 세로띠가 있다. 가슴지느러미 밑부분에 하나의 밝은 청색 무늬가 있다.

내만성(內灣性) 어종으로 일본 중국 이남에도 분포되고 있다. 맛이 좋으며, 제주도에선 자리회나 자리젓을 담아 먹는다. 일반 성분(100g 가운데 g)은 수분 76.3, 단백질 20.3, 지질 2.1, 회분 1.3, 칼슘 55mg, 인 183mg, 철 1.5mg, 비타민A 70IU, B복합체이다.

제주도에선 여름철에 주로 먹는데 가시가 가늘고 맛이 고소하다. 비리지는 않지만 맛있게 조리하려면 아카시아 향내가 나는 재피섶이라는 나뭇잎을 넣어야만 제맛을 낼 수 있다.

잡으면 바로 소금에 절여서 젓으로 담가 이용한다. 자리회에는 다음과 같은 재료가 쓰인다.

자리(소) 20마리, 고추장 2큰술, 된장 1큰술, 참기름 1큰술, 깻잎 10장, 풋고추 5개, 부추 10g, 마늘 1큰술, 식초 2큰술, 설탕 2큰술, 생강 1쪽, 깨소금 2작은술, 파 2큰술.

자리는 비늘을 긁고 지느러미와 머리, 내장을 떼어 내고 식초 탄 물에 씻어 자잘하게 썬다. 깻잎을 깨끗하게 씻어 채 썰어 놓는다. 풋고추도 깨끗하게 씻어 송송 썰어 놓는다. 깨끗하게 씻은 부추는 짧게 자른다. 채소가 다 준비되면 생선과 함께 섞은 다음 다진 마늘·파·생강을 넣고 무친다. 찬물에 날고추장과 날된장(막장)을 풀고 식초를 넣어 간을 잘 맞추고 섞는다. 먹기 바로 직전에 생선과 채소 섞어 놓은 것에 준비해 놓은 양념을 붓고 말아서 먹는다.

문어와 무

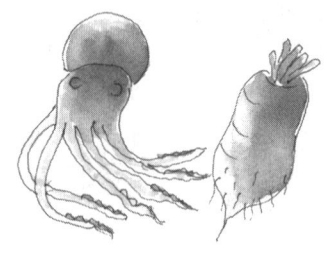

 문어는 낙지과에 속하는 연체 동물 가운데서는 머리가 제일 좋은 것으로 알려져 있다. 지구상의 척추 동물과 무척추 동물이 싸움을 한다면 척추 동물의 지휘자는 인간이, 무척추 동물의 지휘자는 문어가 될 것이라고 문어의 지능을 높이 평가하는 동물학자도 있다.
 낙지 종류 가운데서는 가장 커서 동부(胴部)의 길이 40cm, 발끝까지는 3m 가량이고 8개의 발이 있으며, 눈 위에는 3~4개의 살가시가 있다.
 발의 길이는 몸통의 4~5배이고, 수컷의 오른쪽 셋째 발은 생식의 역할을 한다. 흔히 머리로 생각하는 문어의 둥근 부분은 동체로 내장이 들어 있다. 머리는 이 동체와 다리 사이의 작은 부분이고 그 속에 뇌도 있다.
 몸빛은 생시에는 자갈색에 담색 그물 무늬가 있으며, 주위에 따라 변색한다.
 문어는 머리가 좋고 욕심이 많다. 큰 조개·게·새우를 요령 있게 잡아먹는다. 강적을 만나면 보호색으로 자신을 숨기고 급하면 먹물을 뿜어내면서 도망친다. 100~1,000m 깊이의 바다에 사는데 여름에는 얕은 바다에 산다.

태평양 · 일본 · 호카이도 · 알래스카 · 아프리카 등지의 연안에 분포한다. 한명으로는 문어(文魚), 대팔초어(大八梢魚), 팔대어(八大魚) 등이 있다.

문어는 대개 날것으로 먹지 않고 익혀서 먹거나 말려서 먹는다. 문어를 삶으면 붉게 되는데, 그것은 문어가 삶아지면서 육조직(肉組織)에서 염기성 물질이 국물에 녹아 나와 용액이 알칼리성으로 되어 색 세포에서 포도주색의 색소와 같은 온모크롬이 녹아 나와 문어가 물들기 때문이다.

고기 추출물(엑기스) 중에는 약 0.5%의 타우린이라는 성분이 들어 있다. 문어의 감칠맛에는 탄력이 있는 독특한 근육 조직의 씹힘과 약 1.5g%나 들어 있는 베타인이라고 하는 성분 때문이다. 문어 요리를 할 때 문어를 다루기 위해 궁합이 맞는 상대가 무다.

다루는 요령을 하나 소개하면 다음과 같다.

문어는 눈을 도려내고 머리를 뒤집어서 먹물 주머니와 내장을 떼낸다. 발은 소금으로 문질러 씻어 끈끈한 기를 없애고 깨끗한 물에 헹군다. 문어를 도마 위에 잘 펴고 무 토막으로 골고루 잘 두드려 준다. 그러면 무즙이 조금씩 스며 나와 문어와 접촉하게 된다. 무즙은 문어살을 연하게 해주면서 냄새도 없애 주어 좋다. 끓는 물에 손질한 문어를 넣고 살짝 데친 뒤 먹기 좋은 크기로 썰어서 요리 재료로 이용하면 된다. 이와 같이 문어를 다룰 때 무를 활용하면 맛도 좋아지고 조직도 부드러워져 소화도 잘되는 것이다. 강판에 무를 갈아서 냄비 안에 문어와 무를 넣고 약 20분간 펄펄 끓인 다음 불을 끄고 그대로 냉각시키면 문어살이 부드러워지고 문어의 좋지 못한 냄새도 말끔히 가신다. 이와 같이 문어와 무는 궁합이 잘 맞는 상대다.

문어의 살은 단단해서 씹는 맛은 있으나 소화가 잘 안 되는 것이 흠이다. 문어와 돼지고기와 연근을 함께 고아서 그 국물을 마시는 것이 중국식 강장 보혈 요리다.

문어의 먹물은 주성분이 멜라닌 색소의 한 가지인데, 중성이며 알칼리성에 녹으나 pH4 이하의 산성에서는 침전된다.

문어는 생선 초밥이나 회로도 많이 이용되며, 문어백숙(토막낸 생문어를 끓는 물에 넣어 슬쩍 데친 술안주)·문어 숙회(생문어를 슬쩍 데쳐 초고추장에 찍어 먹도록 만든 회)·문어 오림(예식이나 잔치 때 마른 문어의 발을 여러 모양으로 오려서 보기 좋게 괴어 꾸며 놓은 것으로, 문어조라고도 한다.)·문어 장아찌(생문어를 약간 데쳐 썰어서 고기와 함께 양념하여 장에 조린 반찬) 등 술안주와 반찬에도 이용되고 있다.

우리 나라에는 문어·백문어·피문어 등이 잡히는데, 문어의 난소가 성숙할 때 맛이 제일 좋다. 난소는 영양이 좋을 뿐 아니라 맛도 일품이다. 문어의 일반 성분(100g 가운데 g)은 단백질 15.5, 회분 2.0, 칼슘 31mg, 인 188mg, 비타민B_1, 0.03mg B_2 0.12mg이다.

문어류는 세계에 약 250종으로, 일본 근해에만 60종, 한국 연안에는 10여 종이 있지만, 식용은 5~10종에 지나지 않는다. 주로 구멍을 찾아다니는 습성을 이용해 문어 항아리를 이용해 잡는다.

문어는 일생에 단 한 번, 마치 쌀알처럼 희고 작은 수만 개의 알을 한꺼번에 낳는다. 어미 문어는 알이 부화될 때까지 먹지도 자지도 않고 계속 산소를 공급하기 때문에 새끼 문어가 부화될 때쯤에는 원래 체가운데 1/10 이하로 떨어지게 되어 죽는 경우가 많다.

북태평양 문어는 몸이 부드러우며 수분이 많아 생식할 수 있지만, 낙지에 비해 맛이 떨어지므로 초절임이나 가공용으로 이용된다. 캐나다산은 살이 부드럽고 수분 함량이 높아 주로 조림 문어나 초문어로 요리되며, 말리거나 훈제 요리로도 이용된다.

신선한 문어는 생선회로도 인기가 높고 중국요리에는 냉채로도 이용된다. 또한 물에 국간장, 소금, 조림용 술을 넣고 5kg 정도의 문어를 손질하여 11분 정도 삶은 뒤 식힌 것을, 껍질을 제거하고 초밥, 초회, 회로 이용하면 한결 문어의 진미를 느낄 수 있다. 우리 나라에서 맛이 가장 좋은 시기는 11~2월이다.

황태와 달걀

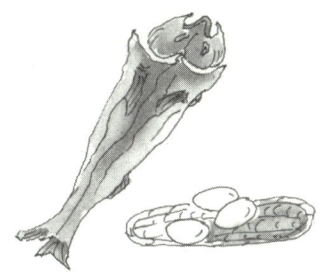

한국 사람이 좋아하는 대표적인 생선으로 명태를 손꼽을 수 있다. 원래는 11~4월이 성어기이고 12월과 1월이 제철이었는데 요즘은 원양어업 때문에 1년 내내 식탁에 오를 수 있게 되었다. 한류성 어종으로, 경북 이북의 동해안·오호츠크해·베링해 및 일본 연해 등지에 분포한다. 생선 그대로(生太) 또는 말려서(北魚) 먹고, 알은 명란젓을 담그며, 간은 간유를 만드는 원료로 쓰인다.

말린 북어는 수분이 34%, 단백질 56%(말리기 전 생태는 16.6%), 지질 2% 정도로 맛이 담백해 한국인의 구미에 잘 맞는다. 싸리나무 가지에 꿰어 겨울에 얼려서 말렸는데 지금은 화력 건조를 하기도 한다.

품질이 가장 좋은 건명태 즉 북어는 더덕북어 또는 황태다. 말리는 과정에서 살이 부풀어 더덕처럼 마른 북어를 말하는데, 빛이 누렇고 살이 연한 최상품의 북어를 이르는 말이다.

제 맛을 내는 황태를 만들려면 명태를 영하 20℃의 추위와 눈보라가 몰아치는 노천에서 말려야 한다. 꽁꽁 얼어붙은 명태를 얼리고 녹이는 작업을 되풀이하여 말리는 것으로, 꼬리를 꺾었을 때 딱 하는 소리와 함께 부러지는 것이 가장 맛있다. 속살이 노란 색으로 살이 솜처럼 부풀어 있고 부드러운 느낌을 주는 것이 좋고, 크기는 중간 것이 좋다.

구입한 황태는 냉장 또는 냉동 보관해야 품질을 유지할 수 있다. 그대로 실온에 두면 산패되고 맛이 떨어진다.

북어를 이용한 요리는 더덕북어를 두들겨 잘게 뜯은 북어살로 만든 북어무침 · 북어저냐 · 적 · 조림 · 찌개 · 찜 · 포 · 냉국 · 국 · 구이 등 다양하다. 그래서 우리 나라의 제사상에는 북어가 당연히 오르는 것으로 되어 있다.

이만큼 서민적인 식품이기 때문에 비유해서 쓰이는 말도 많다. 허위 과장을 나타낸다는 말로 '북어 뜯고 손가락 빤다.'고 하며, 하고 있는 일에는 상관없는 엉뚱한 일을 하는 것을 '명태 한 마리 놓고 딴전 본다.'고 한다.

과음한 다음 아침에 마시는 시원한 북어국을 고맙게 여긴 술꾼들이 많을 것이다. 다른 생선보다 지질이 적어 맛이 개운하며 혹사한 간을 보해 주는 메치오닌과 등의 아미노산이 많기 때문에 확실히 좋은 술국이다. 황태와 파를 섞어 넣고 달걀을 풀어 끓인 장국은 술국으로도 일품이지만 입맛을 잃었을 때도 좋고 몸을 보하는 데도 좋다. 말린 북어를 부드럽게 하려면 찬물에 하룻밤 정도를 담가 두거나 조리하기 5시간 전에 쌀뜨물을 이용하면 떫은 잡맛이 없어지고 북어살도 훨씬 부드러워진다.

북어국 재료는 다음과 같다.

북어 1마리, 실파 6뿌리, 달걀 2개, 마늘(다진 것) 1큰술, 국간장 2큰술, 물 4컵

북어는 물에 불려 두들겨서 껍질, 뼈를 없애고 잘게 찢는다. 실파는 다듬어 씻어서 4cm 길이로 썬다. 북어 머리 부분을 버리지 말고 푹 고아서 국물을 만들면 한결 시원하고 구수하다. 냄비에 물 또는 머리를 고아 만든 국물을 붓고 마늘, 국간장으로 간을 해서 끓인다. 북어, 파, 달걀을 함께 섞어서 끓는 물에 조금씩 넣고 끓이면 된다.

이 북어국을 끓일 때에 달걀을 이용하는 까닭은, 첫째, 달걀의 시각적인 효과가 크고, 둘째, 북어가 가지고 있는 단백질의 질을 상승시켜 단백질 효율을 높여 주기 위해서다.

  단백질의 영양적 가치를 나타내는 것이 단백가인데, 이 단백가가 가장 이상적으로 되어 있는 것이 달걀이다. 그래서 흔히 '난가(卵價)' 라는 것이 쓰이기도 한다. 이것은 단백질의 영양가를 그 필수아미노산 조성으로 판단하는 화학 값의 하나로, FAO/WHO가 1965년에 AEB(식품단백질의 각 필수아미노산 양(A)의 총 필수아미노산 양(E)에 대한 비율)에 따라 그 기준이 되는 아미노산 패턴을 달걀의 조성으로 하여 구한 값이다. 보통 산술적으로 말하면 1+1=2가 되지만, 영양적으로 보면 한 식품 가운데 단백질과 다른 식품 가운데 단백질이 합해져서 인체에 섭취되었을 때 1+1=3~4가 되는 경우도 있다. 이러한 현상을 가리켜 단백질의 '상승 효과' 라고 하는데, 북어가 가지고 있는 단백질의 영양 효율을 상승시키는 데 가장 알맞은 재료가 달걀인 셈이다. 따라서 북어국에 달걀을 넣는 것은 찰떡궁합이라고 보아야 한다.

복어지리와 뽕스

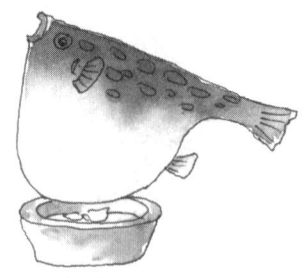

복어는 난원형 또는 장타원형으로 종류가 매우 많다. 세계적으로 120여 종이나 되는데 우리 나라와 일본 아열대에 서식한다. 이중 먹을 수 있는 것은 12종, 널리 식용하고 있는 것은 5가지 정도다. 가장 맛이 좋은 시기는 10월~3월까지다.

등지느러미가 작고 이가 부리 모양으로 날카롭고 강하다. 위에 팽창낭이 있어 물이나 공기를 쉽게 흡입하여 몸을 크게 할 수가 있다. 수면에서 공격을 받으면 공기를 들이마셔 배를 볼록하게 내밀기도 한다.

고기의 육질이 질기면서 맛이 좋지만 내장의 독성분으로 중독될 염려가 있다. 그래서 예로부터 '복어는 먹고 싶으나 목숨이 아깝다.'는 말이 있다. 내장에는 맹독 성분 테트로도톡신이 있어 복어 한 마리로 33명을 치사시킬 수 있다고 한다. 살코기에는 독이 없으나 이 독은 종류나 계절에 따라 변하므로 가정에서 요리하는 것은 어려운 일이다.

지질이 적고 투명한 흰색의 살코기는 담백한 감칠맛을 가지고 있다. 글루탐산, 이노신산 등을 중심으로 타우린 등이 복합적으로 작용하는 맛이다.

테트로도톡신은 간장과 내장에 들어 있는데 무미, 무취, 무색의 독이다. 이 복어독은 복어의 종류에 상관없이 모두 동일하다. 계절 변화에 따라 강도가 다른데 산란기에는 그 강도가 가장 강하고 산란 직전의 것이 가장 낮다.

자주복 간장의 특성을 보면 포란기에는 약 반수가 무독하다. 그런데 이 독은 매우 안정적이어서 끓여도 파괴되지 않는다. 청산가리보다도 강한데, 목숨을 건질 정도 선에서 이 독을 잘 활용하면 신경통이나 관절염 등을 치료할 수도 있다는 위험한 치료법도 있었다.

복어의 몸에는 끈끈한 점액 물질이 많이 묻어 있어 깨끗이 물에 닦아서 통채로 얼음에 채워 단시간 보관해야 한다.

흔히 요리에 쓰이는 어종은 검복, 흰점복, 황복, 메리복, 밀복, 보리복, 까치복, 졸복 등이다. 내장(난소와 내장)을 제거하고 흐르는 물에 담가 잘 씻어서 요리에 사용한다.

복껍질은 콜라겐 성분이 많아 익히면 꼬들꼬들한 젤라틴이 되므로 흔히 조금 삶은 다음 냉각시켜 안주로 이용한다. 씹히는 맛이 좋아 술꾼들이 좋아한다.

복지느러미는 불로 조금 태운 다음 데운 청주에 띄워 마시는 색다른 음주법도 있다. 이것을 일본 사람이 특히 좋아해 히레사케라고 하는데 골치 아픈 퓨젤 오일이 없어져서 술을 마셔도 골치가 아프지 않다고들 일러 왔고 술 색깔이 연한 갈색을 띤다.

복어 회를 얇게 저며 접시에 늘어놓으면 투명해서 아무것도 없는 빈 접시처럼 보이기도 한다. 이 복어회는 캐비어, 거위 간, 송로버섯과 함께 세계 4대 진미 식품으로 꼽히기도 한다.

회를 칠 때 백지장과 같이 얇게 써는 것은 복어 고유의 맛과 향기를 맛보기 위해서다. 두꺼우면 향미가 제대로 느껴지지 않고, 육질이 질겨 씹기도 어렵다.

복어를 먹을 때 미나리를 곁들이면 해독 작용이 있다고 하여 궁합이 맞는 것으로 알려져 왔다. 복 요리를 즐겨 먹는 나라는 중국,

한국, 일본 등이다. 우리 나라에서는 조선시대에 들어와 즐기게 되었다. ≪청장관전서≫에는 '죽는 줄 알면서 먹는 음식'이라는 구절이 있기도 하다.

중국의 절세 미인 서시의 이름을 딴 '서시유(西施乳)'는 복어의 수컷 뱃속에 있는 하얀 이리를 말한다. 그 맛이 기가 막힌 맛이어서 이름을 서시의 피부에 빗대어 붙인 이름이라고 한다.

중국 사람들은 예로부터 복어를 많이 즐겨 왔는데 소동파를 비롯한 많은 시인 묵객들이 좋아했다고 한다.

복어 살은 양질의 아미노산과 타우린이 있어 맛이 좋을 뿐 아니라 알코올 분해 능력도 크기 때문에 해장용으로도 좋다.

최근에는 일본 사람들이 특히 복어를 좋아해서 생선 가운데 가장 비싼 대접을 받고 있다. 그들은 매운맛을 쓰지 않는 탕으로 복지리가 애용된다. 한국 사람들은 매운맛을 좋아해 복어 매운탕을 즐기는데, 매운탕은 매운맛이 혀의 미뢰 세포를 강력하게 두들기는 작용을 하여 복어 고유의 맛을 음미하기가 어렵다.

복지리를 맛있게 먹는 것으로 마련되는 양념이 뽕스다. 뽕스는 복어 회나 흰살 생선, 복지리, 대구지리 등에 곁들이면 맛이 상큼하다. 식초에 조림용 술, 간장, 가쓰오부시, 유자, 레몬 등을 섞어서 만드는데, '스'는 식초라는 일본 말이다. 유자는 고운 강판에 갈아서, 레몬은 즙을 짜서 넣는다. 위의 자료들을 섞어 3시간 정도 두었다가 고운 체에 걸러서 사용한다. 미나리와 아까오로시(무와 붉은 고추 간 것)를 곁들이기도 한다. 복어 요리와 뽕스는 궁합이 썩 잘 어울리는 한 쌍이 된다.

가자미식해와 무

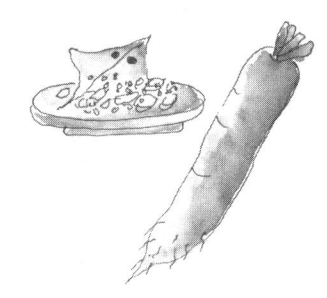

가자미는 평평한 장원형 모양을 하고 있으며 왼쪽에 두 눈이 쏠려 있다. 낮에는 모래 안에서 눈만 내놓고 있다가 밤에 나와서 작은 생선을 잡아먹는다.

큰 것은 80cm를 넘는 것도 있는데 잡맛이 없는 육질을 가져 도미와 더불어 횟감으로 애용된다. 특히 이노신산 함량이 높고 글루탐산, 글리신, 알라닌, 타우린, 리진 등 유리아미노산의 균형이 잘 잡혀 있어 좋은 맛을 낸다.

성분을 보면 단백질이 19.1%나 되는 반면 지질은 매우 적어 1.2%에 불과하다.

북한 함경도 지방의 향토 음식으로 가자미식해가 있다. 가자미에 양념을 하여 삭혀서 만든 젓갈 반찬이다. 가자미식해는 가자미를 절여 좁쌀밥과 무, 엿기름 가루 등으로 버무려 발효시킨 음식인데 경상도 지역에서도 만들어 먹는다. 대개 남쪽에선 잔생선류로 젓갈을 만들면서 날씨가 더워 소금을 많이 사용하는 데 비해, 북쪽은 날씨가 추워 간을 슴슴하게 하고 큼직한 생선류를 많이 쓴다.

가지미식해는 가자미, 소금, 좁쌀이나 옥수수 등을 혼합하여 숙성 발효시킨 것으로, 곡식 전분이 분해되고 유기산이 생산되어 소금과 더불어 생선의 부패를 억제하는 일종의 저장 식품이다.

　가자미식해는 무가 많이 들어가므로 소화가 잘될 뿐 아니라 맛도 달고 상쾌하며 오랫동안 보관할 수 있다. 말린 가자미로 식해를 만들 때에는 말린 가자미를 5~6시간 물에 담가 수들수들하게 하여 만든다.

　무에는 아밀라아제 카탈라아제, 산화효소 등 소화에 도움을 주는 여러 가지 효소가 많은데 이 효소들은 열에 매우 약하다. 그러나 가자미식해는 가열하지 않기 때문에 이 효소들이 잘 활동할 수 있다. 가자미와 무는 궁합이 잘 맞는 셈이다.

　식해의 재료로는 노란 참가자미 대신 동태, 도루묵, 대구, 북어가 많이 쓰이며 반찬이나 술안주로 애용된다. 가자미식해는 일반 젓갈에 비해 소금 함량이 적어 많은 양을 먹을 수 있는 고단백 유산균 발효 식품이다.

　만드는 법은 다음과 같다.

　먼저 가자미 3kg, 무 6kg, 파 300g, 마늘 30g, 생강 10g, 고춧가루 150g, 소금 100g을 준비한다.

　가자미 대가리와 꼬리를 자르고 내장을 걷어 낸 다음 깨끗이 씻어 소금을 쳐서 15~20시간 정도 두었다가 좀 꾸덕꾸덕해졌을 때 2cm 정도의 길이로 토막친다. 여기에 다진 마늘, 고춧가루, 생강을 넣고 버무린다. 조밥이나 옥수수밥을 3공기 정도 넣을 수도 있다. 이것을 질그릇 등 항아리에 담아 둔다. 2~3일 지나면 가자미가 삭으면서 국물이 잘박하게 생긴다. 이때 무를 굵직굵직하게 채치거나 버들잎처럼 썰어 소금을 조금 뿌렸다가 물기를 꼭 짜서 삭기 시작한 가자미와 섞는다. 잘 버무려 그릇이나 단지에 꼭꼭 눌러 담고 10~15℃에서 약 20일간 발효시킨다. 이때 뚜껑을 꼭 덮고 다 익을 때까지 같은 온도를 유지시키는 것이 좋다.

　이렇게 만들어진 가지미식해는 가자미 단백질이 일부 가수분해되어 펩타이드와 아미노산 그리고 유산 등 유기산이 생성되어 고유한 맛을 주게 되는데 많은 무를 썼기 때문에 무의 시원한 맛과 섬유질이 어우러져 독특한 발효 향미를 주게 된다.

식혜와 식해를 혼동하기 쉬운데 식혜(食醯)는 엿기름 가루 우린 물을, 되직한 이밥이나 찰밥에 부어서 삭힌 음식이다. 그런데 식해(食醢)는 생선 종류에 소금과 향신료 등을 혼합하여 만든 일종의 생선젓을 지칭하는 말이다. 식해를 만들 때 엿기름뿐 아니라 집안에 따라서는 발효제로 찐 메주를 쓰는 곳도 있다.

상어 지느러미와 닭국물

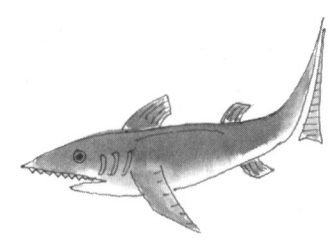

중국의 광주(廣州) 지방에서는, 하늘을 나르는 비행기만 빼고, 네 다리 달린 것으로는 책상만 먹을 수 없고 나머지는 다 먹을 수 있다는 말이 있다. 무엇이든 먹을 수 있는 것이면 모두 조리한다는 뜻이다. 단순히 조리를 할 뿐 아니라 거기에 들어가는 재료가 사람 몸의 어디에 좋은가, 어떻게 강장 효과를 나타내는가, 어떠한 질병을 막을 수 있는가 등을 생각하면서 조리하는 것이다. 그러한 습관은 중국의 역사와 함께 이어져 오늘날 방대한 음식 문화를 이루게 된 것이다. 선조 때부터 자손 대대로 이어져 온 것도 적지 않아서 한 집안의 독특한 비법으로 간직된 것도 많다고 한다.

중국에서는 조리하는 사람이 곧 학자이자 의사이기도 하였다. 반면에 의사나 학자가 조리하는 사람이기도 하였다.

중국은 '식(食)이 곧 명(命)'이라는 사상을 실천해 온 나라다. 건강은 단순히 신체의 것만을 뜻하는 것은 아니다. 식사를 올바르게 하지 않으면 사람의 네 가지 고통(生, 老, 病, 死)이 가까워져서 건강하고 쾌적한 생활이 불가능하다. 그래서 중국 역사책인 ≪사기(史記)≫를 보면 왕의 조리 담당 책임자의 벼슬이 선부(膳夫)였고, 선부 벼슬을 하다가 재상(宰相)의 자리까지 오른 사람이 있다고 한다.

중국 요리에는 우리의 국과는 다른 독특한 수프가 많다. 그 수프 가운데 하나가 상어 지느러미 수프다. 상어 지느러미는 중국말로 유이찌(魚翅)라고 부르는데, 먹기 시작한 때는 명 나라, 귀족 계층에서 먹기 시작했다고 한다.

유이찌에는 2가지 종류가 있다. 상어 지느러미 그대로인 전시(全翅)와, 일단 말린 것을 풀어 헤쳐서 섬유상으로 된 것을 일정한 모양으로 말린 시병(翅餠)의 2가지다. 전시는 홍소배시(紅消排翅) 등의 고급 요리에 그대로 쓰이고, 보통 일반 수프에는 시병이 쓰인다.

홍소배시의 맛을 내는 데는 닭이나 닭뼈 등을 우려낸 내탕(乃湯)을 쓴다. 이 내탕은 콘드로이친 황산이 듬뿍 들어 있는 우유처럼 생긴 국물이다. 이 국물을 얻기 위해서는 공이 많이 들어가며, 상어 지느러미 요리를 만드는 데도 시간과 인력이 많이 든다. 고도의 기술을 필요로 하므로 일류 음식점이 아니면 먹기가 어렵다.

시병을 사용해서 맛있는 상어 지느러미 수프를 만들려면 마른 재료를 우선 잘 복원해야 한다. 큰 냄비에 많은 물과 시병을 넣고 가열하여 끓기 시작하면 중간 불로 불을 낮추어 2시간 정도 삶는다. 채반에 건져 물로 잘 씻은 다음 다시 냄비에 넣고 많은 물과 술, 파, 생강 등을 넣고 중간 불로 삶는다. 물이 줄어들면 적당히 물을 더 보충시킨다. 시병을 가볍게 손톱으로 자를 수 있게 되면 채반에 건져 놓는데 이 과정에 대략 4~5시간 소요된다. 물기를 잘 가시게 한 다음 다시 용기에 넣고 흐르는 물로 2~3시간 표백한다.

닭 엑기스 수프(내탕)를 만드는 간단한 방법을 보면 다음과 같다. 큰닭 한 마리를 크게 토막내어 뼈를 칼등으로 잘 두들겨 큰 뚜껑이 달린 그릇에 넣어 2시간 가량 찐다. 1컵 정도의 닭 에센스가 우러나오면 노주(老酒)와 소금을 조금씩 넣고 마신다. 이것을 1주일 동안 계속해서 먹으면 뺨이 붉어지고 성력도 강해진다고 한다. 여기에는 콘드로이틴 황산과 단백질 등 영양분이 많이 녹아 있는 것이다.

상어 지느러미와 닭의 내탕에는 미끈미끈한 뮤신의 일종인 콘트로이친 황산이 많이 함유되어 있다. 콘드로이틴 황산에는 조직 가운데 수분을 유지하는 작용이 있으므로 피부나 혈관, 내장 등을 풍만하고 윤택하게 하는 힘이 있다. 나이가 들면 세포의 노화가 일어난다. 즉 세포가 위축하고 수분이 감소하며, 불필요한 물질—색소 과립, 지방, 칼슘—이 침착된다. 그리고 한편으로 조직 가운데 콘드로이틴 황산 함유량이 차차 줄어드는데 그때 콘트로이틴 황산을 외부에서 충분히 공급하면 세포를 젊게 만들어 노화를 방지하고 강장·강정 효과를 높일 수 있는 것이다. 혈관이 노화하면 혈관벽의 변성, 붕괴, 콘트로이틴 황산의 결핍이 생긴다. 이러한 상태가 지속되면 콜레스테롤이나 칼슘이 침착되어 동맥경화가 일어난다. 따라서 동맥경화를 예방하고 치료하기 위해서도 콘드로이틴 황산을 외부에서 충분히 공급할 필요가 있는 것이다. 또 콘드로이틴 황산은 간장의 해독 효과를 높이기도 한다.

콘드로이틴 황산이 체내에 들어가 분해되면 글루콘산과 아세틸-갈락토사민 황산으로 나뉘어진다. 콘드로이틴 황산이 체내에 충분히 있게 되면 혈중 글루쿠론산이 증가하여 그것이 독성물질과 결합되어 오줌에 섞여 밖으로 배설된다. 즉 해독 기능이 좋아져 강장·강정 효과도 높아지게 되는 것이다.

상어 지느러미찜을 만들려면 먼저 상어 지느러미 100g, 청경채 약간, 육수(내탕 등) 200ml, 굴기름소스 30ml, 청주 10ml, 전분 30g, 후춧가루 약간을 준비한다.

상어 지느러미의 뼈와 지방분을 제거한 뒤 육수, 대파, 생강, 고량주, 소금을 조금씩 넣어 찜통에서 1시간 정도 찐다. 이렇게 준비한 상어 지느러미를 물기를 뺀 다음 접시에 담는다. 청경채는 따로 소금물에 데쳐 상어 지느러미가 놓인 접시 옆에 놓는다. 팬에 기름을 넣고 청주, 육수, 굴기름, 후추 등을 적당량 넣고 끓인 다음 전분물을 걸쭉하게 만들어 상어 지느러미 위에 얹는다.

전복과 우유

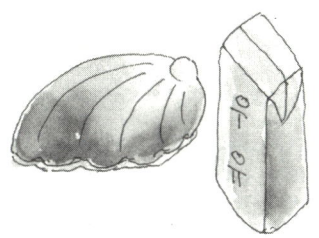

 조개류 가운데서 가장 귀한 것으로 치는 것이 전복이다. 크고 두꺼운 껍질에 싸여 있다. 불로 장수 식품을 가장 많이 찾아 먹었다고 알려진 진시황도 전복을 좋아했다는고 한다. 불로장수 식품을 찾아오도록 한 3,000 동자 가운데 서복(徐福)이라는 사람은 멀리 우리 나라의 봉래섬(제주도)까지 와서 전복을 따서 진상했다고 한다.
 옛날에는 황제들이나 먹을 수 있는 것으로 알려지기도 했는데 몸은 큰 타원형의 귀 모양을 하고 있다. 껍질은 외짝으로서, 겉은 갈색 또는 청자색이고 속은 진주 광택이 강하게 난다. 그래서 나전, 세공, 단추 등의 재료로 많이 쓰인다. 발의 이면이 넓어서 바위에 잘 달라붙고 11~12월에 산란하며 암초나 여울 돌에 서식한다. 우리 나라와 일본해에 서식하는데 전세계에 100여 종이 분포되어 있다. 11월경이 산란기이며, 산란기를 앞두고 영양 상태가 양호한 여름에서 가을이 맛이 가장 좋다. 파도가 치는 암반 지대의 얕은 곳, 조간대에서 수심 20~30m에 이르는 곳, 조류의 영향이 있는 암초나 여울물 속의 돌 등지에 서식하므로 해녀들의 가장 좋은 목표물이 되고 있다.
 암컷은 진한 녹색을, 수컷은 노란색을 띠는데, 산란기에 그 색이 두드러지게 차이가 난다. 등쪽은 나선상의 조각이 있고 돌기와 호흡공이 줄지어 있다.

성분은 종류, 크기, 계절에 따라 차이가 난다. 패각과 내장 등을 뺀 육질부의 성분은 수분 83.9%, 단백질 13%, 지질 0.4%, 당질 0.6%, 회분 2.1%(칼슘 30mg, 인 85mg, 철 1.3mg, 나트륨 480mg, 칼륨 250mg), 비타민 B_1 0.12mg, B_2 0.09mg 등으로 구성되어 있다. 지용성 비타민은 거의 없고 가식부에 콜레스테롤이 70~100mg이 들어 있다. 맛 성분은 호박산과 로이신, 아르기닌, 글루탐산, 베타인, 타우린, 아데닐산 등인데 콜라겐 등 단단한 단백질이 많아서 살이 단단하고 단백가는 낮은 편이다. 그러나 식감이나 풍미가 뛰어나 귀한 식품으로 대접받는다.

날 것은 오돌오돌 씹히는 맛은 있으나 감칠맛은 익혀서 먹는 편이 더 좋다. 우리 나라나 일본에서는 회로 먹는 것을 좋아하지만 중국에서는 주로 삶은 것을 이용한 요리가 많다. 불도장, 잡탕류, 냉채와 해산물 볶음 요리에 많이 이용하고 있다. 지질이 다른 어패류보다 매우 적고 단백질이 많기 때문에 중년 이후의 건강식으로 추천되기도 한다. 그래서 옛날부터 전복은 왕성해진 간양(肝陽)을 정상화하는 작용이 있다고 전해지고 있다.

간양은 간 기능의 지나친 활동으로 머리가 아프거나 귀가 울리고 혀와 목이 마르는 증세를 가리킨다. 이때 전복을 먹으면 신기하게 낫기 때문에 간의 힘을 키워 준다고 생각한 것이다. 간은 신진대사의 중심체이며 거대한 화학 공장과 같은 곳으로, 분해·합성·저장·해독·중화 등 만능에 가까운 작업을 수백 가지나 하고 있다. 이 간 기능이 비정상이면 건강을 유지하기가 어렵다. 간을 구성하는 바탕이 단백질이므로 양질의 단백질 공급에 신경을 늘 써야 한다.

전복을 숙포(熟脯)로 만들 때 겉에 오징어처럼 하얀 가루가 생긴다. 이 성분은 주로 타우린으로, 담석 용해와 간장의 해독 작용을 하고 콜레스테롤 저하와 심장 기능 향상, 시력 회복 등에 효과가 있다. 서양 사람들은 이상한 터부가 있어 그 동안 잘 먹지 않았는데 최근에는 스테이크로 구워 별미를 즐기는 사람들이 늘어나고 있다. 그들이 터부시한 이유는 다른 조개류와는 달리 전복은 외쪽이어서 이것을 먹으면 사랑에 실패한다는 말이 있기 때문이다.

전복은 바위에 붙어서 갈색 조류를 먹이로 하기 때문에 창자에서 나는 해조류의 독특한 냄새와 맛이 별미다. 이 내장은 영양 성분이 풍부하고 맛이 독특하기 때문에 흔히 정력제로 취급된다. 내장은 젓을 담가 먹어 왔다. 그런데 전복의 내장은 햇볕에 닿으면 독성화하는 클로로필 유도체가 함유되어 있으므로 봄에 생산되는 내장은 먹지 않는 것이 안전하다. 산후에 젖이 부족한 부인들이 전복을 삶아 자주 먹으면 젖이 잘 나온다.

마른 전복으로 가루를 만들어 젖은 헝겊에 싸서 축축하게 한 뒤 다식 판에 박아 낸 전복 다식은 귀한 음식이다. 마른 전복을 쌀겨로 잘 문질러서 씻고, 무와 섞어서 온갖 양념을 하여 국물을 바특하게 하여 지진 것이 전복 지짐이다.

또 보신용 음식으로 전복죽을 만들려면 먼저 전복의 내장을 제거한 뒤, 얇게 썰어서 쌀과 함께 참기름을 넣고 볶는다. 쌀과 전복이 함께 뭉쳐질 때 물을 적당량 붓고 끓이면 더욱 고소하다. 전복죽을 끓일 때 물을 자주 부으면 밥이 삭아서 맛이 없어지므로, 한 번에 끓이는 것이 비결이다. 전복 삶을 때 무와 함께 삶아서 식힌 다음 우유에 담가 두면 부드러움을 유지할 수 있어 좋다.

우유는 양질의 단백질을 가지고 있는 데다 전복에 부족한 필수아미노산을 자연스럽게 보완하는 효과가 있다. 또 상호 단백질이 접촉됨으로써 전복 성분의 손실 없이 조직을 부드럽게 하므로 단단한 전복을 부드럽고 맛있게 먹기 위해서는 우유를 사용하는 것이 비결이다. 그래서 전복과 우유는 궁합이 잘 맞는다.

전복을 날것으로 먹지 못하는 사람은 약간의 술과 소금을 뿌리고 7분 정도 쪄서 먹으면 부드럽게 먹을 수 있다.

홍어와 냉면

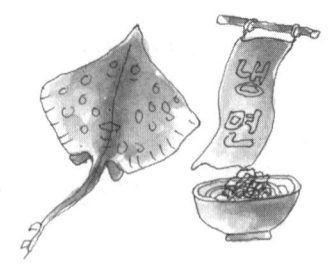

우리 나라의 가장 북쪽에 자리잡은 함경도 지방은 험한 산골과 동해를 동시에 가지고 있어서 독특한 음식 문화를 이루어 왔다.

감자의 품질이 좋아서 냉면에 쓰는 녹말을 앉혀서 국수를 누르고 감자를 갈아서 만든 국수는 별미다. 음식의 간은 짜지 않고 담백하지만, 마늘과 고추 등의 양념을 강하게 쓴다. 이곳의 대표적인 음식인 함흥 냉면은 생선회를 맵게 비벼 먹는 방법이 다른 고장과는 다르다. 다대기라는 말도 이 고장에서 나온 말로서, 고춧가루 양념을 이른다.

북쪽으로 올라갈수록 간이 세거나 맵지 않으며 담백한 맛을 선호한다. 기교를 부리거나 사치스러운 풍이 적다. 성품이 활달하여 야성적인 식성을 가졌다. 옛날에는 함경도가 고원 지대여서 좋은 감자가 생산되어 그 전분을 썼는데 남쪽에서는 구할 수 없어 제주도 산을 주로 쓰고 있다. 겨울에는 전분만으로 국수 사리를 빼고 여름에는 밀가루를 10% 정도 섞어서 만든다. 전분을 밑반죽해서 국수 틀에 넣고 눌러 끓는 물에서 삶아 건져 찬물에 씻어 사리를 만든다. 사리는 국수 양념을 해서 큰 대접에 담는다.

함경도 지방에서는 생선으로 참가자미를 썼으나 남쪽에서는 홍어로 대신 회를 만들어 쓰고 있다. 함경도의 손바닥만한 참가자미는 맛이 좋아 회냉면도 맛이 좋다. 가자미식해도 유명하다.

　홍어는 껍질을 벗기고 자작하게 썰어 맑은 물이 나올 때까지 찬물에 씻어 건져서 물기가 빠지면 식초를 넣고 버무린다. 여름에는 1시간, 겨울에는 1시간 반 가량 재워 두었다가 간장을 넣고 버무린다. 한참을 두었다가 냉면을 얹기 직전 오이, 무, 배를 길쭉길쭉 썰어서 매운 양념으로 무친다. 냉면 사리 위에 회와 다른 재료를 얹어서 내어 국수에 비벼서 먹는다.

　홍어는 가오리과에 속하는 물고기로, 날려 띄우는 연 모양을 하고 있다. 우리 나라 서·남해, 일본 중부 이남, 중국해 등에 분포한다. 최근에는 칠레 근해와 인도 근해에서 원양어업으로 잡아올린다. 가을에 서해 북부 연안에서 남쪽으로 이동하여 제주도 서쪽 해역에서 남쪽 깊은 해역에 걸쳐 월동하다가 봄이 되면 북쪽으로 이동한다. 가을에서 봄까지 난생으로 4~5개의 알을 산란한다. 머리는 작고 주둥이는 짧으나 앞으로 돌출해 있다.

　홍어 100g 중에 단백질 19g, 지질 0.9g으로 고단백 저지방 식품에 속한다. 베타인과 타우린이 들어 있어 인체에 유익한데, 특히 타우린은 콜레스테롤의 양을 떨어뜨리고 간장의 콜레스테롤 대사를 촉진하는 특성이 있어 성인병 예방에도 효과적이다.

　홍어회 냉면의 재료를 보면 다음과 같다. 냉면국수 400g, 홍어 1/3마리, 식초 3큰술, 설탕 4큰술, 소금 1/2 작은술, 양념장(고춧가루 2큰술, 고추장 1큰술, 설탕 1큰술, 진간장 조금, 참기름 1/2 큰술, 깨소금, 다진파·다진 마늘 조금씩), 오이 1/2개, 무 1/8개, 배 1/4개, 소금·식초·설탕·참기름 조금씩, 겨자 갠 것 조금.

　우선 홍어는 신선한 것으로 골라 목의 뼈 부분에 칼집을 넣어 껍질을 벗기고 길이 5cm, 폭 1cm 정도로 어슷하게 썰어 깨끗이 씻는다. 식초·소금·설탕에 버무려 약 30분 정도 재워 둔다. 간이 어느 정도 배면 물에 다시 헹구어 물기를 꼭 짠다. 오이는 도톰하게 썬 뒤 소금에 살짝 절였다가 숨이 죽으면 찬물에 헹구어 씻어 물기를 꼭 짠다. 식초·설탕·참기름에 버무려 놓는다. 무는 껍질을 벗겨 깨끗이 씻은 뒤 길이 5cm, 폭 0.5cm 정도로 납작하게 썰어 소금에 살짝 절였다가 물기를 꼭 짠다. 고춧가루에 버무려 고춧물이 고루 들면 식초·설탕·참기름에 버무리고, 배는 채썰어 설탕물에 담가 둔다.

우선 우묵한 그릇에 필요한 분량의 고춧가루·고추장·다진 파와 마늘·깨소금·설탕·진간장·참기름을 넣고 고루 섞어 양념장을 만든다. 이 양념장에 물기를 꼭 짠 홍어와 양념해 놓은 오이·무를 넣고 고루 버무린다.

냄비에 물을 넉넉히 부어 끓으면 냉면 국수를 펼쳐 놓고 국수 가락 속에 심이 조금 남을 정도로 질긴 듯하게 삶아 건진 뒤 찬물에 비벼 가며 잘 헹군다.

재료 준비가 다 되면 넓고 우묵한 그릇에 국수 사리를 담고 배채와 홍어회, 야채 무침을 얹은 다음 식초·설탕·참기름·겨자를 따로 곁들여 내서 입맛대로 양념해 먹는다.

홍어는 제철이 아니면 질기고 맛이 싱거워지기 때문에 겨울에서 이른봄인 산란기에 먹어야 연하고 영양가도 좋다. 껍질을 벗겨 잘 씻은 다음 막걸리에 2시간 가량 담갔다가 물기를 제거하고 회를 만들면 좋다. 매콤새콤달콤한 홍어회 무침에 비벼 먹는 함흥회 냉면은 입맛을 잃기 쉬운 여름철 별미 음식으로 손꼽히고 있다. 감자녹말로 만든 국수 사리는 쫄깃하고 혀에 닿는 촉감이 매끄러워 좋은데 주성분이 전분이라 단백질이 거의 없다. 그 국수 사리에 고단백 식품인 가자미나 홍어회를 배합해서 먹는 것은 영양 균형을 이루고 밋밋한 사리에 자극적인 양념이 첨가되어 독특한 맛을 만들어 내는 것이어서 궁합이 잘 맞는 것으로 볼 수 있다.

미더덕과 콩나물

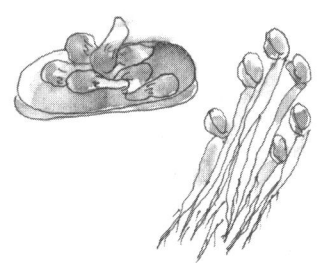

　미더덕은 멍게의 한 종류로서, 황갈색을 띠고 있으며 크기는 5~10cm이다. 껍질이 약간 딱딱하고 몸통이 잘다. 통통하고 진한 색을 띠는 것이 맛이 좋다. 몸 윗부분은 울퉁불퉁하고, 밑부분은 여러 줄의 홈이 있다. 또 앞 끝에 입수공(入水孔)과 출수공(出水孔)이 있는데 입수공은 배쪽으로 약간 굽어 있다. 암수가 한몸에 같이 있고, 난소는 길고 가늘며, 평행으로 배열되어 있다. 오랫동안 민물에 접하면 색깔이 탈색되어 질이 떨어지고 만다.
　단백질이 가장 많고 글리코겐, 칼슘, 인, 철, 비타민C도 소량 들어 있다. 씹을 때 물이 분출되는 것이 색다르고, 또 독특한 향미가 입맛을 돋구기도 하여 애호가들이 즐겨 찾는다. 서해안과 남해안에서 많이 나는데 군산, 마산, 여수, 진도 등이 주산지다.
　1년 내내 출하되는데 4~7월이 성수기다. 민물보다는 바닷물에 담아서 보관하는 것이 맛을 오래 유지할 수 있다. 장기간 저장할 때는 칼집을 넣어 미더덕 안의 물기를 제거한 뒤에 밀폐 용기에 담아 냉동시킨다.
　미더덕을 된장 찌개에 넣으면 찌개 맛이 새로워진다. 미더덕회는 비린내가 나지 않아 누구라도 즐겨 먹을 수 있다. 생선 매운탕, 찜,

된장찌개, 아구찜 등에 많이 이용된다. 미더덕을 쓸 때는 소금물에 헹궈 끝부분을 터뜨려 첨가한다.

모양이 바다에서 나는 더덕과 같이 생겼다고 해서 미더덕이라 이름 붙여졌는데 특히 경남 마산 지방의 미더덕 찜은 향토 음식으로 널리 알려져 있다.

미더덕찜 만드는 방법은 다음과 같다.

먼저 재료로 미더덕 400g, 조갯살 100g, 쇠고기 100g, 다진 마늘, 참기름, 후춧가루, 콩나물 200g, 미나리, 붉은 고추, 간장, 참기름, 쌀가루 2큰술을 준비한다.

냄비에 참기름을 두르고 잘게 썬 쇠고기와 조갯살·미더덕을 볶는다. 물을 자작하게 붓고 콩나물 줄기, 쌀가루, 고추 다대기를 넣어 뚜껑을 덮고 끓인다. 마지막으로 나머지 양념으로 맛을 내고 참기름을 넣어 마무리한다.

미더덕이 들어가는 요리에는 콩나물이 들어가야 씹히는 촉감과 맛이 잘 어울린다. 콩나물은 원료인 콩이 뛰어난 영양가를 가지고 있는 데다 싹이 돋는 사이에 성분의 변화가 생겨 비타민C가 풍부한 식품이다.

콩은 동양 최고의 작물로서, 우리 나라에서는 삼국 시대부터 재배되었다고 한다. 콩의 품종은 다양한데 대립종(大粒種)보다는 소립종(小粒種)인 쥐눈이콩(鼠目太), 기름콩(油豆) 등의 자디잔 흰콩이 콩나물을 만드는 데 알맞다.

콩나물을 한명으로는 두아(豆芽)·숙아채(菽芽菜)라고 한다. 원료 콩을 미지근한 물에 담가 어두운 곳에서 2배 가량으로 부풀게 물을 흡수시킨다. 이것을 깨끗한 모래를 넣은 배수구가 있는 통에 담고 위를 덮어 27~30℃로 발아시킨다. 매일 2회 미지근한 물을 주어 10~15cm 정도 자랐을 때에 거두어 먹는다.

콩나물을 키울 때 물을 제대로 주지 않으면 잔뿌리가 많이 나는데 그렇게 되면 질기고 맛이 없다. 잘 자란 것은 줄기가 아주 희고 통통하며 콩나물만이 가진 독특한 냄새를 풍긴다. 검은 점이 있거나 떡잎이 물렁물렁해진 것 또는 이상한 냄새가 나는 것은 부패한 것이다. 우리 나라와 중국에서는 옛날부터 콩나물을 재배해 먹었는데 계절에 관계없이 손쉽게 만들 수 있고 맛도 좋아 식생활에서 빼놓을 수 없는 것이 되었다.

콩나물 200g(두 줌 정도)이면 어른이 하루에 필요로 하는 비타민C를 공급할 수 있다. 감기에 좋은 이유도 비타민C 때문일 것이다. 비타민C는 피부를 곱게 해주는 작용이 있으므로 콩나물은 미용식의 효과도 있는 셈이다.

그런데 콩나물을 데칠 때 구리 그릇을 쓰면 비타민C가 대부분 파괴되므로 구리로 된 그릇은 되도록 쓰지 않는 것이 좋다. 콩나물에는 뉴크레아제·우레아제·아미다아제·인베르타아제·아밀라아제 등의 효소가 많다. 콩나물은 저혈압인 사람에게도 좋은 것으로 전해 오고 있다.

이와 같이 미더덕찜과 같은 요리를 할 때 많은 양의 콩나물이 활용되는데, 비타민C를 보완함으로써 영양의 균형을 잡을 뿐 아니라 콩나물의 아삭아삭한 씹히는 맛이 미더덕 고유의 향미를 강조시키는 역할도 하게 되어 미더덕과 콩나물은 궁합이 잘 맞는다.

김부각, 미역 자반

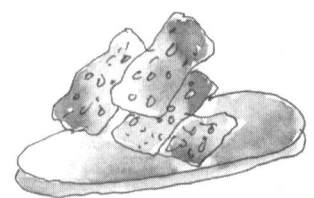

　김자반을 만들려면 김에 있는 티를 고르고 한 장을 4등분으로 접는다. 파와 마늘을 곱게 다지고 진간장·참기름·후춧가루·고운 고춧가루·설탕 등으로 양념장을 만든다. 접어 놓은 김을 넓은 접시에 놓고 양념장을 뿌리고 다시 김을 놓고 양념장을 뿌려 양념이 고루 배면 채반에 1개씩을 펴서 놓고 위에 깨소금 또는 잣가루를 뿌리고 햇볕에 말린다. 가끔 뒤집으면서 모양을 편편하게 말리고 잘 간수해 두었다가 먹을 때 석쇠에 살짝 구워 가장자리를 가지런히 베어 내고 다시 4~6등분하여 접시에 얌전히 담는다. 양념장은 김 전체에 배도록 하는 것이 맛도 있고 김도 잘 붙어서 좋다.
　또 찹쌀풀을 발라 말렸다가 기름에 튀기거나 구워서 쓰기도 하는데 이런 것을 '부자반' 또는 '부각'이라고도 한다.
　찹쌀 가루와 물을 1 : 2의 비율로 섞어 풀을 쑤어 소금과 생강즙으로 조미하여, 2장시 포갠 김의 한쪽 또는 양면에 바르고 통깨를 뿌려서 되도록 짧은 시간에 볕에 말린다. 말릴 때는 '포'와 같이 바싹 말리지 않고 손보면서 말려야 한다. 필요에 따라 알맞게 잘라 튀겨 먹는다.
　이때의 찹쌀풀은 경단을 삶아 방망이로 꽈리가 일도록 젓는데,

되다 싶으면 끓인 물을 조금씩 넣어 가면서 풀처럼 만들어 소금을 넣고 간을 맞추어서 쓴다. 경단을 만드는 대신 손쉬운 방법으로 찹쌀 가루로 풀을 쑤어 쓰기도 하는데 경단으로 만든 것만 못하다.

'미역자반'을 만들 때에는 미역을 모래 없이 깨끗이 손질하여 가위로 채 썰 듯이 가늘게 썰어 놓는다. 번철에 기름을 서너 숟가락 정도로 넉넉히 넣고 달군 뒤에 미역을 넣고 볶듯이 재빨리 저으면 잘 튀겨지므로 곧 꺼내어 설탕을 뿌린다.

비슷한 방법으로 '매듭자반'을 만들 수 있다. 질 좋은 다시마를 구하여 불순물을 털어 내고 젖은 보자기로 살살 문질러 먼지를 닦아 낼 겸 적당히 습기를 준다. 다시마가 다루기 좋게 부드러워지면 돌돌 말아서 잘 펴 둔다. 이것을 10cm×1.5cm의 크기로 썰어서 한 번 묶어 매듭을 짓고 그 속에 실백이나 통후추를 1개씩 빠지지 않게 꼭 끼운 뒤에 기름에 튀겨 낸다. 종이에 얹어 기름을 빼고 설탕을 뿌린다.

다시마를 알맞은 크기로 썰어서 그대로 튀기고 종이에 건져 놓고 설탕을 뿌리기도 한다. 습기 있는 계절에는 눅눅해지기 때문에 만들지 않는다.

인삼과 해삼

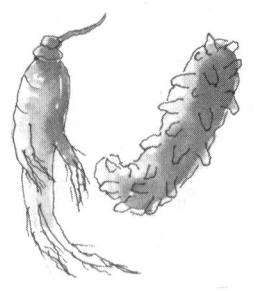

공교롭게도 삼자가 붙은 2가지를 배합시킨 요리로 양삼탕(兩蔘湯)이 있다. 한방 요리의 이름은 불로소양삼(不老燒兩蔘)이라고 한다.

재료는 다음과 같다. 해삼(2~3마리) 350g, 닭날개(5~6개) 360g, 전복버섯 80g, 대파 60g, 생강 15g, 쑥갓 200g, 레터스 14g, 당근 50g, 조미료A(설탕 1/4작은술, 간장 1⅓큰술, 튀김기름 2/3큰술 큰술, 후추 조금, 물녹말 2~3큰술 큰술), 조미료B(소금 2/3작은술, 후추 조금, 참기름 2/3큰술), 한방재료(인삼 6g, 구기자 8g, 육종용 3g)

만드는 법

① 닭날개는 꺾어지는 관절을 부러뜨려 끝을 그대로 두고, 몸통에 붙은 쪽은 두 토막을 내어 모두 간장에 적셔 기름에 튀겨 낸다.

② 뜨거운 물 5컵에 한방 재료를 넣고, 물이 반으로 줄어들 때가지 다린다.

③ 백탕(白湯 : 우유처럼 뽀얗게 국물을 탁하게 만든 중국식 수프. 살을 발라 낸 닭뼈를 주재료로 정강이살에 파 생강 등을 넣어 오래 끓인 것)에 튀긴 닭날개를 넣고 다시 10분 동안 찐다.

④ 레터스는 폭 5ml, 쑥갓은 6~7cm로 썰고, 단단한 부분은 떼어

낸다.

⑤ 당근은 장식용으로 모양을 내어 12조각으로 썰고 기름에 튀겨 낸다.

⑥ 대파는 길이 3cm로 썰고 다시 세로로 4등분해서 썬다. 생강은 얇게 썬다.

⑦ 냄비에 기름 3큰술을 붓고, 뜨거워지면 파·생강을 볶는다.

⑧ 해삼은 데쳐서 물기를 뺀다.

⑨ 닭 날개 튀긴 것에 한방약즙 1/2컵, 닭날개, 조미료A, 버섯, 해삼을 섞어 3~4분간 볶다가 간을 맞추고 물녹말로 걸죽하게 한다. 마지막에 참기름 1큰술을 둘러서 접시에 담는다.

⑩ 냄비에 기름 4큰술을 붓고 뜨거워지면 쑥갓, 레터스를 차례로 넣어 볶고 조미료B로 소금간을 조금 해서 접시에 담는다.

고려 인삼은 세계 제일의 품질을 가지고 있다. 개성·금산·풍기 등이 특산지다. 마른 인삼 성분은 수분 1.7%, 단백질 1.6%, 지질 0.3%, 당질 96%, 비타민B 복합체 등으로 되어 있는데 약효를 나타내는 것은 진세노사이드인 사포닌이다. 대표적인 약효로는 스트레스, 피로, 우울증, 고혈압, 동맥경화, 심부전, 빈혈, 당뇨, 궤양 등에 유효한 것으로 알려져 있다.

피부를 윤택하게 하고 건조를 방지하며, 간에 대해서도 좋은 생리 기능을 갖는다. 항암 효과도 있으며 허약한 상태의 인체를 정상으로 회복시키는 효과가 크다. 성장 년수가 산삼과 달라, 6년 이상이 되면 노화 현상이 나타나며, 7년째에는 수확이 50% 이상 감소된다. 인삼은 날 것으로 먹기도 하지만 쌉쌀한 맛 때문에 꿀에 찍어 먹는 일이 많다. 생즙이나 쌀과 조에 넣어 죽으로 먹기도 한다. 요즘은 스테이크 소스에 넣어서 만드는 경우도 생겼다.

양삼탕의 재료가 되는 해삼은 '동물성 삼'이라는 별명이 있다. 온대산과 열대산으로 구별되는데, 온대산은 사할린에서 알라스카 연안에 이르기까지 서식 분포도가 크며 식용은 4~5종 정도다. 열대산은 30여 종에 이르는데, 크기가 크고 질이 떨어진다. 인도네시아에서는 해삼 보호를 위해 격년제어업을 하고 있다.

한국산은 청해삼, 홍해삼, 흑해삼으로 분류한다. 홍해삼은 조류가 강한 외양쪽에, 청해삼은 내만해, 흑해삼은 육수의 영향을 많이 받는 얕은 뻘밭에 많이 서식한다.

해삼을 가장 즐기는 사람들은 중국인으로, 중국 요리에는 주로 날 것보다 건해삼이 많이 쓰인다. 건해삼을 물에 불릴 때는 요령이 필요하다. 하루에 한 번 이상 끓는 물로 교체하여 담가 불린다. 잘못하면 탄력을 잃고 녹아 버리므로 기름 성분이나 불순물이 들어가지 않도록 해야 한다. 마른 해삼을 찬물에 하루 정도 불린 다음 소금물에 씻고 한쪽 면을 잘라 내장을 제거한다. 깨끗한 물을 먼저 끓여 해삼을 넣고 끓으면 불에서 바로 내린다. 이 작업을 4번 정도 되풀이하면 요리에 알맞은 재료가 된다. 해삼의 성분은 수분 90~91%, 단백질 3.3%, 지질 0.2%, 당질 0.5%, 회분 4%로 이루어져 있다.

해삼 육질은 결체 조직으로 되어 있는데 전복과는 달리 생으로 먹으면 소화 흡수율이 매우 떨어진다. 일반 생선의 소화율이 98%인데 비해 해삼은 63%밖에 되지 않는다. 그런데 데치거나 식초 처리를 하면 80% 이상으로 소화율이 높아진다.

무기질로 칼슘과 요오드, 알긴산을 많이 가지고 있어 신진대사를 촉진하고 혈액을 정화한다.

해삼을 다른 어류와 함께 기르면 다른 어류가 죽고 마는데 이는 해삼에 들어 있는 사포닌의 한 가지인 호르톡신 성분이 어류의 아가미를 통해 혈관에 들어가 용해 작용을 하여 혈구를 파괴하기 때문이다. 사람은 소화관을 경유해서 체외로 배출되기에 혈관에 들어갈 일이 없으므로 피해를 받지 않는다.

해삼을 볏짚이나 볏짚으로 만든 바구니에 넣으면 흐물흐물해지거나 녹아 없어져 버리고 만다. 따라서 단단한 재료나 육질을 연하게 만드는 데 이 원리를 응용한다.

중국에서는 건해삼이 전복, 삭스핀과 함께 3대 요리로 애용되고 있고, 이탈리아 요리에도 건해삼을 이용한 수프가 있다. 일본에서는 해삼 내장젓을 '고노와타'라고 하여 고급 술안주로 쓰고 있다.

해삼은 수온이 25℃ 이상이 되면 단식을 하고 여름잠을 잔다. 뻘과 모래에 들어 있는 유기물을 섭취하는데 입 주위에 있는 20여 개의 촉수로 뻘을 빨아들여 영양분을 소화 흡수하고 나머지는 배출한다. 50g의 해삼이 연간 섭취하는 모래와 뻘은 3.5kg에 이른다고 한다.

해삼을 절단하면 3개월 만에 절단 부분이 재생된다. 재생률은 홍해삼이 90%, 청해삼이 107%이다. 해삼이 가지고 있는 이러한 특성 때문에 수산물 가운데서는 가장 뛰어난 식품으로 취급된다.

육지에서 나는 인삼과 바다에서 나는 해삼을 결합시킨 양삼탕이 귀한 대접을 받는 것은 당연한 일이다.

마와 조기

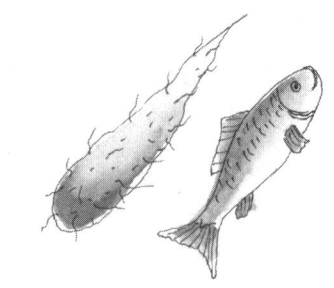

　정력 쇠약의 치료용 한방 요리로 알려진 것이 조기와 마를 재료로 한 산약찌개다. 마는 서여(薯蕷) 또는 산우(山芋)라고도 하는데 감자처럼 생긴 뿌리를 말린 것을 산약(山藥)이라 하여 약용에 쓴다.
　산야에서 5~8년간 자생한 것을 좋은 것으로 치지만 공급이 달리기 때문에 지금은 대부분 재배해서 쓰고 있다. 날 것을 갈아서 즙을 내어 약용하거나 먹어도 좋고, 달걀과 초 등을 섞어 밥에 비벼 먹기도 한다.
　날 것은 강정 식품으로서 옛날부터 전래되어 왔지만 건조시킨 산약과는 약효가 조금 다르다. 수분을 건조시키면 성분에도 약간의 변화가 생기는데 이는 다른 생약에서도 흔히 볼 수 있는 현상이다. 건조시킨 것을 끓이는 동안 비로소 약으로써의 성분이 추출되는 일이 많다. 산약도 이런 면에서 날 것과는 달리 유정(遺精)·도한(盜汗)·몽설(夢泄)·설사·대하·요통 등에 약효가 인정되고, 자강익정(滋强益精)이라는 점에서는 양편이 모두 효과가 있다고 한다.
　당질이 가장 많은데 대부분이 감자나 고구마와 마찬가지로 녹말질이다. 마가 갖는 끈끈한 성분은 단백질(글로블린)과 당질(만난)이 약하게 결합한 것이다. 마는 단백질이 우수하고 칼슘·칼륨 등이 들어 있는 알칼리성 식품이다. 중국에서는 어린이에게 먹이면 뇌가 좋아진다고 하여 고기와 함께 끓여서 그 국물을 마시게 한다.

산약찌개의 재료로 쓰이는 조기는 우리 나라 사람들이 제일 좋아하는 고급 생선이다. 제사상에 올라가는 생선이기도 한데 가시가 억세어 잘못 먹다 목에 걸려 목숨을 잃은 사람도 많아 그런 조상의 제사상에는 조기가 올라가지 않았다.

민어과에 속하는 생선으로 한명은 석수어(石首魚) 또는 석어(石魚)다. 머리뼈 속에 돌처럼 단단한 2개의 은황색 뼈가 있다는 데서 붙여진 이름이다.

조기는 종류도 많은데 가장 맛있는 것은 노란색이 도는 참조기다. 조기(助氣)란 사람에게 기운을 북돋우어 주는 효험이 있다는 데서 붙여진 이름으로, 맛도 좋고 영양도 풍부하다. 소화를 돕는 식품으로 알려져 왔는데 어린이의 발육과 원기 회복에도 좋다.

산약찌개의 재료(5인분)와 조리법은 다음과 같다.

조기 400g, 산약 20g, 두릅 중간 크기 2개, 두부 1모, 마늘 5쪽, 파 1뿌리, 고추장과 된장 각각 75g.

산약은 막대기처럼 생긴 것과 감자처럼 둥근 것이 있는데, 이들을 모두 되도록 잘게 부서서 쓴다. 조기는 비늘을 긁어내고 5cm 정도의 크기로 자른다. 두릅은 껍질을 벗기고 1cm 정도로 썰어 둔다. 4컵의 물에 고추장과 된장을 모두 타서 펄펄 끓으면 거품을 떠내 버리고 산약과 파를 먼저 넣는다. 다시 끓기 시작하면 조기를 넣고 조금 뒤에 두릅을 넣는다. 모두 익었을 때 두부를 썰어 넣고 마늘을 다져서 양념한다.

이 요리는 체력 증강을 할 수 있는 양질의 단백질성 식품 조기에 마늘을 배합하여 두 성분이 상승 효과를 발휘함으로써 정력 회복 효과가 뛰어나다.

산약에 산약과 적설초(積雪草)라는 약제를 쓴 한방 요리는 혈압 강하와 강장 효과가 있다. 당뇨병 환자·허약 체질자·신경쇠약환자 등에게도 좋다.

적설초는 쓴맛이 있어 맛을 위주로 하는 미식가들에게는 그다지 환영받지 못한다. 이 약은 꿀풀과에 속하는 다년생 덩굴풀로서 잎과 줄기에는 향기가 있다. 봄에 홍자색의 꽃이 피는데, 꽃이 피어 있을 때 전체를 베어서 말린 것을 적설초라 하여 약용으로 쓴다.

약 성분으로 가운데 코르틴은 부신피질에서 분비되는 호르몬이다. 적설초는 감기·당뇨병·강장제로 쓰이며 연전초(連錢草)라고도 한다.

육류의 음식궁합

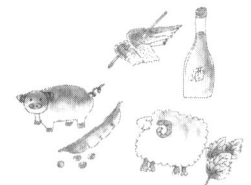

녹용과 술

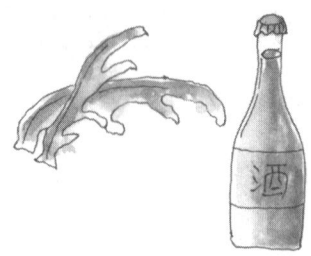

　러시아에서 녹용의 알코올 추출액을 약용으로 상품화한 판토크린이라는 약이 있다. 일반 허약증에 좋고 강정 효과가 있는데 성분상의 근거는 제시하지 않고 있다.
　동물 실험을 통해 녹용에는 부교감신경을 흥분시키는 작용이 있다는 사실이 밝혀졌는데, 부교감신경의 흥분이 성기의 혈관 확대와 관계가 있으므로, 부교감신경과 강정 효과를 서로 결부시키는 것이 타당하다면 녹용이 강장제라고 할 수 있다.
　녹용에 적혈구의 신생을 촉진하는 작용이 있다는 사실이 동물 실험에서 밝혀진 바 있다. 동물의 각질을 가수분해시킨 성분 가운데 생리 활성이 있는 물질이 발견되었다는 연구도 있으나 단백질 계통의 연구가 어렵다 보니 단정을 내리기는 쉽지 않은 듯하다.
　녹용의 효과는 다음과 같이 강조되어 왔다.
　'몽설(夢泄)과 설정(泄精)을 그치게 하며, 근육과 뼈를 장하게 하고, 노인으로 하여금 새로 치아가 나게 하고, 흔들리는 이를 단단하게 하며, 여자의 하혈과 적백대하증을 고치며, 신허를 보하고 허리와 음부의 냉한 것을 다스린다.'
　사슴은 머리 끝에서 꼬리 끝에 이르기까지 모두 약용으로 사용되어 왔는데 피·살·꼬리·태아·힘줄·성기와 정액까지도 귀물로 다루어져 왔다. 옛날 중국 궁중에서 가장 귀하게 애용된 강정 강장제의 재료가 사슴 계통이었던 것은 흥미 있는 일이다.

우리 나라 음식으로 족탕·꼬리곰탕·도가니탕 등 뼈를 주원료로 하는 것이 있는데 교질·콘드로이친 등 성분이 많아 생정(生精)·보수(補髓)·강근(强筋)·건골(健骨)의 효력이 있어 여름 스태미나식으로 애용된다. 녹각을 고아서 만든 녹각교(鹿角膠)라는 것도 녹용만은 못하지만 강장제로 사용되고 있다.

녹용을 이용하여 술을 만들 수 있는데 소주 1ℓ, 녹용 10g, 산약 30g, 꿀 100g을 병에 담아 약 1개월 보관한 뒤에 마신다.

어느 나라나 국민 소득의 향상과 비례하여 보건약의 소비도 높아지게 마련이므로 각자의 체질에 맞는 보건약을 가용(家用)으로 만들어 보는 것도 생활의 즐거움이 될 수 있겠다.

독일에서도 야거마이스타(jägermeister)라는 녹용주가 판매되고 있다. 35%의 알코올을 갖는 리큐르로 녹용이 주재료이며, 56종의 허브(향초 생약)가 들어 있어 건강 장수에 좋다고 선전하고 있다.

쇠고기 두릅산적

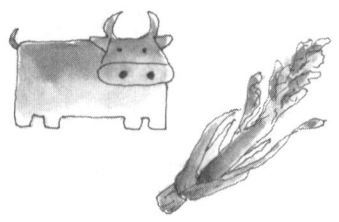

 쇠고기는 맛이 좋고 영양가가 높아 많은 사람들이 좋아하는 고기다. 그러나 콜레스테롤 때문에 먹기를 꺼려하는 사람이 많아졌다. 쇠고기에는 15~20%의 단백질이 들어 있고 필수아미노산이 골고루 들어 있어 영양가가 매우 높으나 고급 포화지방산이 많아 소화 흡수가 좋지 못하다. 비타민의 함량이 고르지 않기 때문에 쇠고기를 먹을 때에는 비타민과 무기질의 균형이 잡히도록 신경을 써서 먹어야 한다. 그래서 채소와 곁들여 먹는 것이 바람직하다. 비만한 사람이라도 기름기를 피하고 순살코기만을 먹는다면 콜레스테롤의 피해를 줄이고 스태미나를 위해 좋다.
 영양 균형과 맛의 조화를 갖춘 대표적인 육류 요리가 쇠고기두릅산적이다. 두릅을 데쳐서 길이로 쪼개 양념을 한 것과, 다진 쇠고기를 대꼬챙이에 꿰어 조리한 것으로, '목두채적(木頭菜炙)'이라고도 하는데 한국식 바베큐인 셈이다.
 두릅은 두릅나무의 어린 순이다. 두릅나무 껍질은 당뇨병과 신장병의 약재로 쓰여 왔고, 잎과 뿌리 그리고 과실은 건위제로 이용되어 왔다. 어린잎은 오래 전부터 식용되어 왔다.
 두릅은 단백질과 무기질이 많고 비타민A의 모체와 비타민C도 많으며 풍미가 있어 산채의 대표격이라 할 만하다.
 풋나물이나 산나물은 그 나물 특유의 향미가 있어 입맛을 돋구어 주고 다른 재료와도 잘 어울린다.
 동물성 식품과 식물성 식품을 잘 조화시킨 음식으로 영양 균형도 이룰 수 있고 맛도 돋구어 주므로 궁합이 잘 맞는다.

돼지고기와 비지(돼비지찌개)

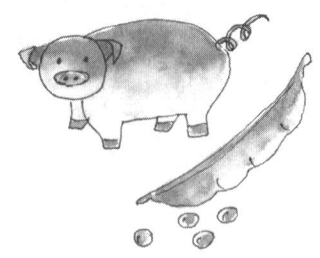

　감옥살이를 빗대서 '콩밥 먹는다'고 해 왔다. 이것은 죄수에게 콩밥을 먹여 왔기 때문에 생긴 말이었는데, 건강을 잃기 쉬운 그들에게 가장 효율적으로 영양 공급을 할 수 있었기 때문이었다.
　콩은 맨처음 고대 중국에서 재배되기 시작하였고, 우리 나라에서도 된장, 간장, 두부 등 콩을 원료로 한 여러 가지 전통 식품이 식생활에서 중요한 자리를 차지하고 있다. 지금은 주객이 전도되어 미국과 브라질 등에서 많이 재배하고 있다.
　콩은 밭에서 나는 고기라고 말할 정도로 단백질(40%)과 지방(20%)이 풍부하다. 농작물 가운데 단백질의 질과 양이 으뜸이다. 검정콩은 노란콩과 성분이 비슷하나 밤콩은 단백질이 26%, 지방이 15% 가량으로 조금 떨어진다. 콩에 들어 있는 불포화지방산은 동물성 지방의 과잉 섭취에서 오는 콜레스테롤을 씻어 내는 역할을 하는 것으로 알려져 있다. 비타민E도 많으며 심장병, 동맥경화, 고혈압 등을 일으키지 않는 식품으로, 미국 등지에서도 콩을 대대적으로 이용하기에 이르렀다.
　콩에는 비타민B군이 특히 많고 A와 D도 들어 있으나 비타민C는 없다. 날것으로 먹으면 거의 소화가 안 되며 익혀 먹어도 65% 가량

밖에는 소화가 되지 않는다. 그러나 된장은 80% 이상, 두부는 95%가 소화된다.

날콩은 거품 성분인 사포닌이 조금 들어 있고 비린내가 날 뿐만 아니라 특수 성분으로 혈구 응집 작용이 있는 소인과 소화 효소 트립신의 작용을 방해하는 트립신인히비터가 있다. 이러한 유해 물질은 다행히도 열에 매우 약하기 때문에 익혀 먹으면 별 문제가 없다. 조리가 번거롭다면 콩비지 요리를 해 먹는 것도 좋다.

돼비지찌개 만드는 요령은 다음과 같다.

재료로 흰콩 1½컵, 돼지갈비 400g, 배추잎 4장, 굵은파 1뿌리, 육수 1컵, 소금 조금, 양념장(간장 4큰술, 송송 썬 파 4큰술, 다진마늘 1큰술, 고춧가루 1큰술, 깨소금 참기름 조금씩)을 준비한다.

씻은 콩을 물에 담가 하룻밤 불려 손으로 비비면서 껍질을 벗긴다. 통통하게 불린 콩을 믹서에 넣고 물 3컵을 조금씩 부어 가며 되직할 정도로 갈아 콩비지를 만든다. 토막낸 돼지갈비살에 칼집을 낸다. 굵은 파는 어슷 썰고 씻어서 물기를 뺀 배춧잎은 큼직하게 썬다. 돼지갈비는 깨끗하게 씻어 끓는 물에 데친 뒤 찬물에 헹구어 건진다. 데쳐 낸 돼지갈비는 물을 자작하게 부어 20분 정도 끓인 뒤 건지고, 육수는 거즈에 받쳐 거른다. 냄비에 갈아 놓은 콩비지와 삶은 돼지갈비를 넣고 육수 1컵을 부어 한소끔 끓인다. 끓어 오르면 배춧잎과 굵은 파를 넣고 뚜껑을 연 채로 끓인다. 채소가 익으면 소금으로 간을 한다. 양념장을 넣어 먹으면 된다.

이렇게 만든 돼지찌개는 콩의 불포화지방산과 레시틴, 비타민E 등으로 콜레스테롤을 제거하고 혈관을 유연하게 해주는 특성을 가지게 된다. 레시틴은 콜레스테롤을 선별해 몸에 이로운 종류는 증가시키고 해로운 종류는 배출시키는 작용이 있어 동맥경화 예방에도 한 몫을 한다. 그래서 콩비지에는 돼지갈비가 어울리는 것이다.

무화과와 오리고기

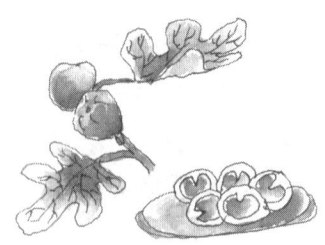

　미식가들의 입에 자주 오르는 것이 페킹 덕(Peking duck) 또는 베이징 덕(Beijing duck)이라는 요리다. 중국에서는 베이징 카오야 즈라고 하는, 구운 오리를 가리키는 말이다.
　긴 꼬챙이 끝에 털을 뽑은 오리를 매달고 불로 그을린다. 대추나무를 태우면 화력 조절이 잘되어 좋다고 한다. 불에 그을려 가면서 구워 황금색 광택을 띠게 되면 주문한 손님에게 보이고 나서 칼로 잘라 낸다. 칼로 자른 고기는 만두피보다 조금 더 큰 밀가루피로 싸서 양념장과 얇게 썬 파를 함께 넣어 먹는다.
　식도락가들은 고기는 먹지 않고 이 오리 껍질만을 싸서 먹는다. 독특한 향기와 고소한 맛은 다른 어느 것에 비할 수가 없다고 한다.
　그런데 이 요리를 만들기 1주일 전부터 오리를 햇빛이 비치지 않는 암실에 가두고 먹이를 억지로 먹인다고 한다. 그래서 강제로 살찌운 북경 오리를 '베이징 티엔야(北京塡鴨)'라고 한다. 주입식 교육을 빗대는 말로 쓰인다.
　청나라 말기의 여걸 서태후는 유명한 미식가이자 정력이 대단하였는데, 오리 고기를 즐겨 먹었다고 한다.

오리의 일반 성분은 단백질 16~20%, 지질 8~28%, 회분 1%, 칼륨 300mg, 비타민A 500IU 등이다. 지질을 구성하는 지방산이 다른 육류와는 크게 다르다. 포화지방산이 20% 정도인데 불포화지방산이 70% 이상으로 매우 높다. 닭고기는 포화지방산이 36%, 불포화지방산이 60% 정도임을 볼 때 오리 고기의 불포화지방산이 매우 높다는 것을 알 수 있다. P/S비율(불포화지방산 함량을 포화지방산 함량으로 나눈 값)을 보면 오리의 경우 3.4이며 닭고기의 경우 1.6으로 차이가 크다. 포화지방산 가운데 순환기 질환에 가장 나쁜 영향을 끼친다고 하는 포화지방산 팔미트산 함량이 다른 육류에 비해 매우 적다. 또 콜레스테롤 양도 적은 편이다. 100g 가운데 콜레스테롤이 닭고기는 92.5mg인데 오리 고기는 70.5mg이다. 이러한 것을 종합해 볼 때 오리 고기가 중풍이나 고혈압에 좋은 식품으로 전래되는 이유를 알 수 있다.

예로부터 오리 고기는 내장의 열을 없애고, 위를 보하며, 부기를 내리게 하는 효능이 있는 것으로 전해져 왔다. 우리 나라에서는 탕이나 로스 구이로 많이 먹는데 서양에서는 꿀을 발라 구운 로스트 요리가 유명하다. 서양에서는 복숭아, 포도, 오렌지 등을 첨가하여 달게 먹는 특징이 있다. 조리할 때에는 다른 육류보다 조리 시간을 길게 해야 쫄깃쫄깃한 맛을 낼 수 있다.

프랑스 요리에는 조림, 튀김, 로스트 등이 있는데 다리 살이나 날개 살은 단단하므로 두들겨서 둥글게 만들어 국 등에 이용한다. 조리할 때 프라이팬에 기름을 쓰지 않아야 제 맛이 난다. 프랑스 요리에서는 주로 가슴살 부위를 많이 이용하는데, 가슴살 구이와 무화과 또는 포도 소스 요리가 가장 대표적이다.

오리 고기와 무화과는 특히 궁합이 잘 맞는 것으로 알려져 왔다. 흔히 무화과는 꽃이 없어서 무화과라고 불러 왔는데 실은 화낭 속에 꽃이 들어 있어 보이지 않을 뿐이다. 같은 과에 속하는 뽕나무 열매를 뒤집어 놓은 것과 비슷한 모양이다.

무화과는 색다른 식물이라 여러 가지 에피소드가 많다. 성서에도 무화과나무 그늘이 짙어서 여름 더위를 피할 수 있으므로 풍부하고 평화로운 생활의 영속으로 비유하고 있다.

지중해 연안 · 소아시아 · 아랍 · 팔레스타인이 원산인데 우리 나라 남부와 제주도 · 일본 · 중국에도 분포한다. 과실은 단맛이 있어 생식을 많이 하나 말리거나 잼 또는 통조림으로 가공하기도 한다.

당분은 대부분이 과당과 포도당으로 약 10%이며, 유기산이 0.2% 가량 들어 있다. 무화과에는 단백질 분해 효소인 휘신이라는 성분이 들어 있어 고기를 연하게 하는 연육제로 활용되고 있다. 고기에 재워 두면 단백질 분해가 일어나 연해지고 맛도 좋아지는데, 효소는 열에 의해 무력화되므로 불에 고기를 올려놓고 섞으면 별로 효과가 없다. 따라서 미리 재워 두는 것이 필수적이다.

무화과는 육식을 한 다음 후식으로도 많이 이용된다. 펙틴 성분이 4~8%나 되어 잼이 잘 만들어지고 정장 효과도 크다.

질긴 오리 가슴 고기에 무화과를 재워 두면 고기가 부드럽고 맛이 좋아지며 풍미가 향상되므로 오리 고기와 무화과는 궁합이 썩 잘 맞는 것이다.

음양곽(淫羊藿)과 간

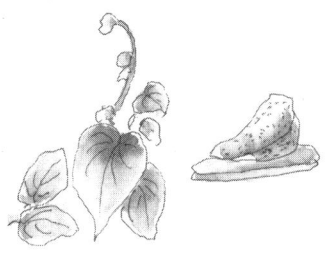

　한방에서 최음(催淫) 강장 효과가 있는 것으로 손꼽히는 것이 음양곽이다. 음양곽을 삼지구엽초(三枝九葉草)라고도 하는데 그 잎을 말린 것이다. 한 대에 가지가 셋으로 갈라지고 한 가지에 3개의 엽병(葉柄)이 갈라져 났기 때문에 그렇게 부른다. 다년초로 산야에 흔히 난다.
　중국 사천 북부 산지 초원에 양을 치는 목동이 있었다. 그가 거느린 양 무리 가운데 특히 몇 마리 수컷이 성력이 강해서 많은 암컷을 거느리는 것을 이상하게 여겨 오던 가운데 성력이 강한 수컷 몇 마리가 산골짜기를 즐겨 찾는 것을 알게 되었다. 흥미를 갖고 뒤따라 보니 그 수컷들이 특별한 풀을 열심히 뜯어먹는 것이었다. 그리고는 이 숫양들이 눈에 핏기를 세우고 암컷들을 향해 돌진하는 것이 아닌가. 교미는 한 번에 그치지 않고 놀라우리만큼 강한 힘을 발휘하는 것이었다. 그래서 목동도 풀을 가지고 와서 먹어 보니 그 또한 성력이 왕성해지더라는 것이다. 그 뒤로 이 풀의 이름을 음양곽이라고 부르게 되었다고 한다.
　다른 유래로 다음과 같은 것이 있다.
　옛날 한 노인이 산에 나무하러 갔다가 이 약초를 먹고, 짚고 다니던 지팡이를 내던지고 부랴부랴 집으로 달려와 할머니를 애무했다는 기적 같은 이야기가 전해지기도 한다. 그래서 이 음양곽을 지팡이 던지는 풀이라고 하여 방장초(放杖草) 혹은 기장초(棄杖草)라고 부르기도 한다. 노인의 노망증, 중년의 건망증 등에 좋으며, 기력을 나게 하고 근골을 굳세게 하며, 일명 '선령비(仙靈脾)'라고도 한다.

일본의 미야사키 박사는 이 풀의 엑기스를 동물에게 경구 투여하고 실험한 바 교미력이 증가된 것을 입증했다. 남성 호르몬과 비슷한 작용이 있는 에피미딘이라는 성분이 있어, 정액 분비를 증가시키는 것으로 알려져 있다. 그 메커니즘은 지각 신경자극으로 정낭을 충만케 하므로 성욕이 증진되며, 여성의 월경 장애와 욕념(欲念)이 담백할 때 효과가 있다고 한다.

요리에도 쓰일 수 있는데, 약용으로 하고 싶을 때에는 1일 8g의 양을 2컵의 물에 넣어서 약한 불로 물이 1컵 정도로 줄 때까지 끓여 3회에 나누어 마신다. 강장 효과를 보려면 소 간과 함께 요리해서 먹으면 상승 효과를 거둘 수 있어 좋다.

5인분의 재료로 소 간 400g, 두부 1모, 배추 조금, 시금치 1단, 다시마 길이 10cm의 것 3장, 파 1개, 생강 1개. 양념(후추, 고추, 겨자, 참깨, 식초)과 청주 조금, 음양곽 10g(음양곽을 3컵의 물에 넣어 약한 불로 1시간 이상 끓이다가, 물이 1컵 정도로 줄면 베에 받쳐 약물을 받아 두고 찌꺼기는 버린다).

간을 2cm 정도로 네모 나게 작게 썰고 이것을 그릇에 담아 약 30분 가량 청주에 재워 둔다. 이것을 끓는 물에 살짝 넣었다 건지고 접시에 담아 놓는다. 배추와 시금치도 데쳐서 함께 썰어 둔다. 다시마는 썰어서 냄비 밑에 깔고 간장 국물을 3컵 정도 넣는다. 미리 준비한 음양곽과 약물을 함께 넣고 따로 작은 접시에는 양념장(간장에 식초, 겨자, 고춧가루, 참깨를 섞은 것)을 만들어 둔다. 국이 다 끓으면 잘게 썬 파를 그 위에 뿌리고 저은 다음 냄비를 불에서 내리고 양념장에 찍어 먹는다.

간은 옛날부터 강장제로 알려져 온 대표적인 식품이다. 조혈 성분인 철과 동 등 미네랄을 고루 가지고 있고, 비타민과 양질의 단백질을 모두 갖추고 있어 빈혈이나 스태미나 증강에 탁월한 효과가 있다. 간을 먹게 되면 창고에 쌓여 있는 영양소를 그대로 이용하게 되는 셈이다. 그런데 간은 독특한 냄새가 있어 싫어하는 사람이 많다. 그래서 요리할 때 적당한 향신료를 쓰든지 우유에 한동안 담갔다 조리하면 냄새가 잘 가신다. 포도주나 막걸리에 담갔다 조리해도 좋다.

메밀과 돼지고기

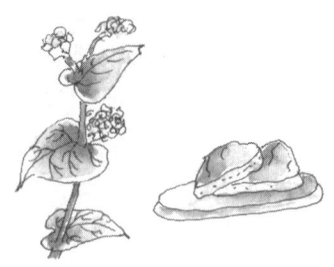

　제주도 향토 음식의 하나로 메밀 총떡이 유명하다. 이것은 메밀가루와 돼지고기 그리고 통배추김치가 주재료이다. 메밀가루와 돼지는 제주도의 지리적 특성으로 중요한 음식 재료가 되어 왔는데, 이것들을 잘 배합하여 맛이 독특하고 영양 균형을 잡는 궁합 식품으로 탄생한 것이 메밀 총떡이다.
　세계적 장수촌으로 이름을 날리고 있는 일본 오키나와 지방에서는 일반 상식과는 달리 육식을 많이 하며, 특히 돼지고기 소비가 많다는 것이 알려져 있다.
　오키나와에서는 부식이 되는 반찬의 대표적인 조리법으로 찬푸르, 은부시, 이리치를 들 수 있다.
　찬푸르는 육류, 두부, 야채 등의 재료를 혼합해서 기름에 지진 음식으로 가장 일반적인 반찬인데 두부 찬푸르가 가장 대표적이다. 나가사키에는 짬뽕이라는 요리가 있는데 쇠고기, 야채, 새우 등을 많이 넣은 중화풍의 우동이다. 오키나와에선 찬푸르를 반찬으로 그대로 먹고, 나가사키에서는 우동과 함께 먹는다. 이 두 가지는 먹는 방법에 차이가 있지만 재료를 섞어 기름에 지지는 조리법은 비슷하다.
　오키나와 나가사키는 모두 중국의 영향을 많이 받았다. 오키나와의 식문화를 한마디로 표현하면 찬푸르 식문화라고 말할 수 있다.

은부시는 된장을 많이 이용한 찜요리다.

이리치는 찬푸르와 같은 기름 지짐이 아니라 찜이다.

오키나와 식문화는 만들고자 하는 의식이 없는 식문화라고 표현되기도 하는데, 이 말은 집에 가지고 있는 재료를 그대로 만들어 버리는 것으로 특별히 메뉴를 생각해서 조리하는 것이 아니라는 뜻이다.

더운 지방이기 때문에 다꾸앙 등 보존 식품은 별로 만들지 않고 무의 경우에도 무말랭이가 고작이다. 야채와 약초들을 1년 내내 얻을 수 있어 김치류를 담글 필요가 없었기 때문에 염분 섭취량이 1일 10g 이하로 바람직한 식생활이 된 것이다.

돼지는 1392년 중국에서 도입되어 급속도로 보급되었다. 오키나와에서는 돼지를 '우와'라고 하며, 돼지 잡는 것을 '우와구루시'라고 한다. 얼마 전까지만 하더라도 집집마다 돼지를 잡는 일이 흔했다고 한다. 일본 전국의 평균 육류 소비량이 1인당 1일 70g인데 비해 오키나와는 90g이나 된다. 그 가운데서도 돼지고기가 단연 으뜸이다.

오키나와의 돼지는 재래종의 검은 섬돼지로, 다 커도 100kg 정도밖에 되지 않는다. 이것은 우리 나라 제주도의 재래 돼지와 비슷하다. 오키나와 주민들은 육류뿐만 아니라 콩과 두부, 다시마, 녹황색 야채, 표고 등의 소비도 일본 제일이라고 한다. 이러한 것이 바로 장수식의 바탕이 되고 있는데 제주도의 환경과 식생활이 매우 비슷하다.

메밀은 단백질이 12%나 되어 쌀보다 많고, 필수아미노산 트립토판·드레오닌·라이신 등을 많이 갖고 있으며 글로블린이 많다. 비타민B_1, B_2는 쌀의 3배, 비타민B·인산 등이 많은 것이 특징이다. 또 모세혈관을 튼튼하게 하는 비타민P의 한 종류인 루틴이 많다. 루틴은 고혈압·동맥경화증·폐출혈·궤양성 질환·동상·치질·감기 치료 등에 효과가 인정되어 임상에도 이용되고 있다.

메밀가루에는 배아가 뒤섞여 있어 여러 가지 효소가 많아 소화성이 좋다. 따라서 신경을 쓰는 사람들이 큰 부담 없이 먹을 수 있는 성인병 예방 식품이라고 할 수 있다.

메밀 총떡 만드는 법은 다음과 같다.

먼저 메밀가루 5컵, 돼지고기 150g, 통배추 김치 150g, 파(다진 것) 2큰술, 마늘 1큰술, 참기름 1큰술, 후춧가루 1/4작은술, 들기름 1/3컵을 준비한다.

껍질을 벗긴 하얀 메밀 녹쌀을 물에 5시간쯤 불렸다가 물을 주면서 곱게 갈아 체에 밭쳐 앙금을 가라앉힌다. 돼지고기는 따로 다져서 양념한다. 배추김치는 송송 잘게 썰어서 물기를 짠다. 돼지고기와 김치를 함께 섞고 참기름을 넣어 소를 만든다. 메밀 앙금에 물을 걸쭉할 정도로 타서 잘 휘저어 끈기가 나도록 한다. 번철에 기름을 넉넉히 두른 다음 메밀 앙금을 국자로 떠 붓는다. 메밀 전병 한쪽에 소를 가지런히 길이로 놓고 돌돌 말아서 끝을 꼭 눌러 마무려서 지져 낸다. 어슷어슷하게 썰어 그릇에 가지런히 담고 초간장을 곁들여 찍어 먹는다.

또다른 메밀 음식으로 제주도 빙떡이 있다. 이것은 메밀총떡과 같은 방법으로 볼 수가 있는데 무채를 삶아서 참기름·소금·깨소금으로 양념해서 소를 만들어 넣는다.

파와 육류

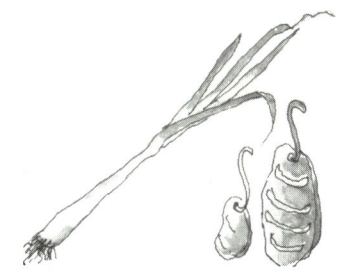

파만큼 향신료로 많이 활용되는 재료도 드물다. 육류, 어류의 비린내를 제거하거나 국, 찌개, 무침, 볶음, 꼬치구이, 김치, 전 등 많은 요리에 이용된다. 그러나 미역국에만은 파를 넣지 않는다.

서양 대파는 우리 나라 대파보다 연하며, 생선 요리 등의 가르니로 많이 사용된다. 잘게 썰어 기름에 튀겨 사용하기도 한다. 중국 요리에서는 볶음이나, 찜, 탕 등의 기초 향신 재료로 많이 쓰고, 대파의 끝부분은 고추 기름을 빼는 데 쓰기도 한다.

중국 서부가 원산지로, 우리 나라에는 고려시대 이전에 들어온 것으로 생각된다. 우리 나라에서는 진도가 가장 대표적인 산지이고 김해, 남해, 아산, 남양주 등 대도시 근교에서 많이 재배된다. 사계절 연중 출하되는데, 가을 파는 8월부터 다음해 1월까지, 김해산은 10~3월, 진도 남해산은 12월 이후, 경기산은 4월 중순 이후, 아산 서산산은 움 저장했다가 4월 이후에 출하된다.

파는 경채류과 채소로, 잎은 녹색이며 줄기는 백색이다. 품종은 다양하다. 지하의 짧은 줄기에서 여러 장의 원통상 잎이 나고, 밑쪽지는 백색의 칼집상으로(M) 흰 잎꼭지 부분을 보통 백근이라고 한다. 보통 파는 여름에는 생장하지만 겨울에는 생장을 멈춰 잎이 마르고 휴면 상태로 지내는 것이 일반적이다. 그런데 전라남도 진도의 파는 기후와 해풍 등의 영향으로 겨울철에도 싱싱하게 자라는 특징을 가지고 있어 가히 대파 왕국이라고 할 만하다.

녹색 부분은 끝까지 파랗고, 뿌리 부분은 희고 단단하여 윤기가 있는 것이 좋다. 상온 5℃ 정도에서 보관하는 것이 좋다.

대파의 일반 성분은 다음과 같다.

녹색파 : 수분 92%, 단백질 1.7%, 지질 0.2%, 당질 4.6%, 섬유 0.8%, 회분 0.7%, 칼슘 80mg%, 인 38mg%, 철 1mg%, 나트륨 1mg%, 칼륨 200mg%, 비타민A 480IU, B_1 0.06mg%, B_2 0.1mg%, 비타민C 33mg%.

그리고 성분표에는 나와 있지 않지만 당질 중에는 펙틴이 많고 리그닌과 끈끈한 점질 물질인 뮤신도 들어 있다. 파의 독특한 향미를 내는 유황 화합물은 알리신과 설파이드이다. 알리신은 체내에서 비타민B의 흡수를 도와주는 생리적 기능을 하는, 지속성 활성비타민B_1을 구성하는 특별한 물질이다.

파는 몸을 따뜻하게 해주고 위장의 기능을 강화한다. 감기 기운을 악화시키는 예방 효과가 옛날부터 알려져 왔다. 파의 지하경에 많은 수염뿌리는 백발과 비슷해서 백년해로의 표현으로 '검은 머리 파뿌리 되도록 살라'는 말이 있다. 그런데 확실히 파를 잘 먹으면 검은 머리가 파뿌리 될 때까지 해로하는 확률이 높아진다.

잠이 오지 않거나 흥분이 가라앉지 않을 때는 파를 고아서 마시거나 생파를 된장에 찍어 먹으면 효과가 좋다. 얇은 속껍질을 창상에 붙이면 지혈 효과가 있다. 감기에 걸렸을 때 파 8뿌리(흰 부분만)에 생강 5개를 함께 끓여 마시면 몸이 따뜻해지는데 하룻밤 땀을 내면 거뜬해진다. 감기는 체온 조절을 제대로 하지 못해서 걸리는 경우가 많으므로 몸을 덥게 하는 성분을 가진 식품을 먹으면 좋은 것이다.

이러한 정유 성분이 있기 때문에 육류를 조리하거나 먹을 때 곁들이면 고기의 좋지 못한 냄새를 중화시켜 맛있게 먹을 수 있다.

요즘 고기를 주 메뉴로 하는 음식점에 가게 되면 대파를 세로로 가늘게 채 썰어 고기를 구워 먹을 때 함께 먹는 광경을 흔하게 보게 된다. 이것은 고기 특유의 냄새를 없앨 뿐만 아니라 위액 분비를 촉진시켜 육류 소화를 도와주는 작용을 하므로 매우 좋은 궁합이 되는 것이다.

파의 생리 활성을 정리해 보면 다음과 같다.

① 스태미나 강화, 냉증 치료 작용

② 불면증, 감기, 해열 작용

③ 항균 작용

④ 이뇨 작용

⑤ 류머티스 진통 작용(파 560g, 겨자 분말, 보리 등을 포대에 넣고 물 1.8l와 함께 끓여 1.2l가 될 때까지 졸이고 그 즙으로 온습부를 한다.)

⑥ 동상 치료 작용(환부를 파 삶은 물에 담그면 효과가 있다.)

⑦ 비타민B_1의 활동 상승 작용

⑧ 진정 작용

닭고기와 국수

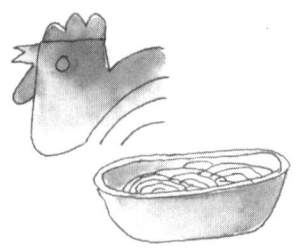

국수 즉 면류의 발상지는 중국으로 알려져 있다. 면의 재료가 되는 것은 밀가루와 쌀가루 그리고 메밀가루다. 국수는 가닥이 길기 때문에 장수를 뜻하는 식품이었고, 예로부터 잔칫상에 올리는 귀한 음식이기도 하였다.

중국의 여러 가지 요리를 차례로 먹는 정찬 즉 정탁 요리를 먹게 되면 마지막 코스로 면류가 나온다. 그때 분량이 적고 맛이 담백한 면류로 사랑 받고 있는 것이 기스면(鷄絲麵)이다. 기스의 뜻은 국수 가닥이 가는 데서 연유된 것이다. 어느 국수나 국물은 육수가 쓰이는데 기스면의 국물은 닭고기가 주재료다.

기스면의 재료를 보면, 소면 400g, 닭국물 6컵, 소금 1큰술, 후춧가루 1작은술, 생표고버섯 4장, 양파 1개, 다진 마늘 1작은술, 중파 두 뿌리, 참기름 1작은술, 녹말물 1큰술이다.

닭국물을 냄비에 붓고 팔팔 끓이다가 소금을 넣어 간을 맞춘 다음 체에 받친다. 생표고버섯은 흐르는 물에 살살 흔들어 씻어서 밑동을 떼어내 얇게 편으로 썰고, 양파는 반으로 갈라 곱게 채 썬다. 중파는 손질하여 3cm 길이로 썬다. 달구어진 냄비에 참기름을 두르고, 앞에서 준비한 표고, 양파, 중파를 넣어 달달 볶다가 닭국물을 붓고 팔팔 끓인다. 이어서 소면을 삶는다. 닭국물에 소면을 넣어 한소끔 끓어오르면 불에서 내려 그릇에 담아 따뜻하게 낸다.

여기서 닭국물은 매우 중요한 구실을 하는 것으로, 닭고기만큼 요리법이 다양한 육류도 드물다. 프랑스의 유명한 미식가이자 식품 평론가인 브리야 사브랑은, 닭고기에 대하여, '캔버스가 화가의 필수품인 것처럼 닭고기는 조리사에게 없어서는 안 되는 귀중한 재료다.'라고 말한 바 있다.

닭고기는 쇠고기, 돼지고기 등의 육류보다 섬유가 가늘고 연한 것이 특징이다. 또한 쇠고기처럼 지질이 근육 속에 섞여 있지 않기 때문에 맛이 담백하고 소화 흡수가 잘되며, 쇠고기보다 메치오닌 등 필수아미노산이 더 많이 들어 있다. 메치오닌의 경우, 쇠고기는 100g 가운데 0.43g인데 닭고기는 0.64g이며, 나이아신은 쇠고기 1.76g이고 닭고기는 1.95g이다. 메치오닌은 식물성 곡류에는 그리 많이 들어 있지 않다. 이것은 사람의 내장 특히 간장과 밀접한 관계를 가지고 있는데, 메치오닌이 많은 식품을 먹게 되면 섭취하는 단백질의 양이 적어도 되는 체단백질의 절약 효과가 있다.

닭고기는 쇠고기나 돼지고기보다 지방질의 함량이 적고(쇠고기 18%, 닭고기 10%) 맛이 담백한 고단백 식품이다. 서양에서는 감기에 걸리면 닭을 푹 고아서 만든 닭고기 수프를 최상의 치료식으로 여겨 왔다. 우리 나라에서도 영계백숙은 여름철 몸을 보하기 위한 대표적 보신 식품이었다.

닭고기 단백질은 질이 좋아 소화 흡수도 잘되기 때문에 보신 효과가 크지만, 최근 닭고기 수프는 거담제로서의 우수한 효과가 입증되었다. 감기에 걸린 사람들에게 찬물, 더운물, 닭고기 수프를 섭취시킨 다음에 비간 내의 점질 물질이 제거되는 속도를 측정한 결과, 코와 목을 막고 있는 가래를 제거하는 데 닭고기 수프가 가장 우수한 것으로 나타났다. 또한 닭고기 수프에는 어느 정도의 항세균 효과도 있기 때문에 호흡기 감염을 치유하는 데 효과가 있다.

중국의 대표적인 면류 음식 가운데 하나가 닭살청경채우동이다. 재료는 생면 400g, 우동 국물 12컵, 닭가슴살 2쪽, 양파 1개, 청경채 4포기, 애느타리버섯 1팩, 대파 1대, 소금·후춧가루 조금씩이다.

우리 나라의 닭칼국수도 대표적인 면류 음식인데 재료는 다음과 같다. 칼국수 400g, 닭 1마리, 양파 1개, 대파 잎 1대 분량, 마늘 5쪽, 통후추·소금 조금씩, 물 12컵, 감자 2개, 애호박 1/4개, 양파 1/2개, 양념장(고춧가루·다진 파 2큰술씩, 간장 3큰술, 다진 마늘 1큰술, 참기름 1/2큰술, 소금·후춧가루 조금씩), 겨자 초장(겨자 갠 것 1큰술, 식초 5큰술, 설탕 2큰술, 간장 1/2큰술, 소금 2/3 작은술).

날이 흐리고 몸이 으슬으슬한 날이면 닭칼국수집을 찾는 사람이 많다고 한다. 닭 육수에 푹 익혀서 나온 살코기를 겨자 초장에 열심히 찍어 먹다 보면 한기가 가시고 속이 뜻뜻해진다. 고기를 건져먹고 남은 국물에 칼국수를 삶아서 김치를 곁들여 먹으면 식욕을 잃었을 때 보양식으로 매우 좋다.

베트남 음식 가운데 우리에게도 친근한 것이 쌀국수다. 닭 쌀국수의 재료는 다음과 같다.

쌀국수 320g, 닭뼈 1마리 분량(양파 1개, 대파 잎 2대, 통후추 1작은술, 마늘 4쪽, 생강 1쪽, 무 1토막), 닭가슴살 2쪽, 국간장 2큰술, 소금 약간, 설탕 1/2 큰술, 숙주나물 120g, 양파 1/2개(레몬즙 2큰술, 설탕 1작은술, 소금 약간), 시금치 100g, 실파 송송 썬 것 1/2컵, 붉은 고추 1개, 민트 4줄기, 레몬 또는 라임 4쪽.

위에서 본 바와 같이 밀국수나 쌀국수는 닭고기와 어울렸을 때 그 고유한 맛이 살아나 영양이 균형을 이룰 뿐 아니라 맛의 조화까지 이루므로 궁합이 잘 맞는 한 쌍이라 할 수 있다.

닭날개와 술

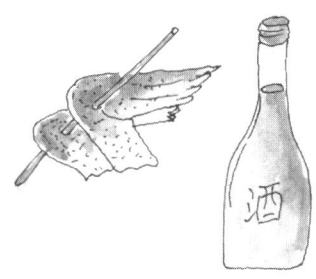

　세계 3대 미녀의 한 사람으로 전해지는 사람이 중국의 양귀비다. 지금부터 1,300년 전의 인물로, 당시 황제 현종의 총애를 한몸에 받았다고 한다. 매우 총명해서 자신의 아름다움을 유지하기 위해 일상의 식생활에 큰 배려를 한 것은 물론이다. 과일은 특히 신선한 것을 좋아했는데, 여지(리찌)가 나는 계절이 되면 남쪽에서만 나는 이 과일을 먹기 위해 수많은 말과 사람을 동원시켜 운반해 왔다고 한다.
　먼 거리를 한 번에 달려올 수는 없기 때문에 마치 육상 선수들의 계주 경기처럼 말들의 릴레이가 이어졌다고 한다. 그녀에게 깊이 빠진 황제이기 때문에 그녀를 위해 이런 정도의 일을 하는 것은 별로 신경을 쓰지 않은 듯하다. 그러나 이러한 것이 화근이 되어 안녹산에게 경호의 허점을 찔려 그녀도 죽음을 당하고 말았다. 그때의 양귀비 나이가 38세였다고 한다. 그런데 양귀비가 과일 말고 좋아했던 음식이 닭날개찜 요리라고 한다. 닭날개를 흐물흐물해질 때까지 찐 것을 매일같이 먹었다고 한다.
　닭고기는 우리가 아는 것처럼 육류 가운데서 맛이 담백하고 부위에 따라 색깔과 맛이 다르다. 특히 다리 부분의 사람들이 가장 좋아

한다. 중국 사람들은 닭을 철두철미하게 활용해서 버리는 것이 하나도 없다고 한다. 심지어 발톱까지도 활용을 해서 발톱이 달린 닭발 요리가 명물이 되기도 하다. 이 요리의 이름은 그럴 듯하게도 봉족(鳳足) 요리. 볼품없이 생긴 닭발을 가리켜 전설적인 새 봉황의 다리라고 표현하니 이해가 가지 않는다. 그런데 이것이 중국 사람들의 특징이기도 하다. 볼품없고 천한 것을 가리킬 때 아주 귀한 이름을 가져다 붙이는 것이다. 그런데 우리는 정반대로 볼품없고 천한 것들의 이름에는 으레 '개' 자를 붙인다.

닭날개는 가슴이나 다리 부분과는 달리 살코기가 별로 없고 연골이 많다. 또 지방도 알맞게 들어 있어 별미로 꼽힌다. 이것을 오랫동안 익히게 되면 연골 가운데 아교 즉 젤라틴 성분이 가수분해되어 콘드로이친 성분으로 바뀐다. 이 콘드로이친 성분은 사람들의 피부를 구성하는 성분으로, 탄력 있는 피부일수록 이것의 함량이 높다. 젊은 사람들의 피부가 노인에 비해 윤택하고 탄력이 있는 것은 바로 이 콘드로이친 덕분이라고 할 수 있다. 피부 미용 효과가 뛰어난 닭날개찜을 양귀비가 좋아했다는 것은 결코 우연이 아니다.

그뿐 아니라 닭고기는 글루탐산과 메치오닌 등 필수아미노산을 많이 가지고 있는 고단백 식품이다. 비타민B_2와 아연 등도 많이 가지고 있으므로 체력 보강과 젊음을 유지하는 데 적격이다. ≪신농본초경≫에도 '피를 늘리고 기를 젊게 유지하고 많이 먹어도 좋은 식품'이라고 하여 좋은 식품으로 거론되고 있다.

양귀비는 현대 미인과는 다른 풍만한 육체를 가졌던 것으로 전해진다. 오늘날 중국의 서안에 가 보면 양귀비의 거처였던 화청지(華淸池)에 풍만한 자태를 하고 있는 양귀비의 석상이 있다. 그림을 통해 보아도 그 당시의 미인들은 지금처럼 날씬하지는 않았다는 것을 알 수 있다.

양귀비는 신선한 계절의 과일을 먹고, 닭고기를 애용하였고 술도 적당량 즐겼다고 한다. 특히 금목서(金木犀)로 만든 계화침주(桂花

沈酒)라는 술을 좋아했다고 한다. 술은 적당량을 마시면 '백약지장'이 된다. ≪기네스북≫에도 올랐던 일본 제일의 장수자로 알려졌던 이즈미(泉) 씨는 120세까지 건강하게 살았는데 매일 소주 1홉을 마셨다고 한다. 술은 혈액 순환을 돕고 기분을 좋게 하므로 스트레스 해소 효과도 크다.

닭고기나 생선 등 고단백식품과 함께 먹게 되면 술에 의한 간장의 피해를 막을 수 있다. 동물 실험에 의하면, 시스틴이라는 아미노산을 가진 식품을 쥐에게 주고 동시에 알코올을 주었더니 간에 지방이 축적되지 않았다고 한다. 시스틴은 육류, 치즈, 두부, 어패류 등에 많이 들어 있다. 동물의 간이나 닭고기에는 보간 작용을 하는 메치오닌이라는 아미노산이 많다. 그러므로 이들 식품을 적당량의 술과 함께 먹으면 몸에 좋은 효과를 줄 뿐만 아니라 건강한 음주문화를 이루게 될 것이다.

닭날개는 곱고 아름다운 몸을 만드는 데도 좋지만 뇌의 작용을 좋게 하는 양질의 단백질을 많이 가지고 있었기 때문에 양귀비의 두뇌 또한 명석했다는 것이 수긍이 간다.

양고기와 박하

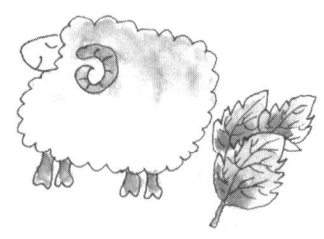

　양고기는 양털을 얻기 위해 기르는 양의 고기인데 근래에 그 수요가 증가하고 있다. 한 살 미만인 어린 양고기를 램(lamb), 더 자라서 잡은 것이 머튼(mutton)이다. 머튼은 수컷을 거세(mutilation)하는 데서 그 말이 유래된 것이다.
　식용으로 가장 오랜 역사를 지닌 양고기는 쇠고기나 돼지고기에 비해 지방 함량이 많다. 일반 성분을 보면 다음과 같다.(100g당 g수)
　램 : 수분 65, 단백질 18, 지질 16, 당질 0.1, 회분 0.9, 인 100mg, 철 1.5mg, 칼륨 270mg, 비타민B 복합체, 콜레스테롤 65mg
　머튼 : 수분 64.2, 단백질 17.9, 지질 17, 당질 0.1, 회분 0.8, 인 120mg, 철 2.3mg, 칼륨 220mg, 비타민A 40IU, 비타민B복합체
　성분에서 보는 것처럼 고단백 고지질 식품으로, 100g을 섭취하면 230kcal의 열량이 나온다. 머튼은 진한 홍색이지만 램은 연한 붉은 색으로, 성분과 맛은 쇠고기와 비슷하나 노린내가 나며, 수분이 적고 지방이 많다. 양의 지방은 소나 돼지 지방보다 단단하고 산화되기 쉽기 때문에 소화 흡수가 잘 되지 않는 편이다.
　양고기는 뜨겁게 먹어야 지방이 굳는 것을 방지할 수 있고 요리할 때 녹는 점이 낮은 돼지기름과 섞어 쓰면 육질이 부드러워져 먹

기에 좋다.

양의 지질은 지방산이 고급포화의 것이 많아 녹는 점이 44~55℃이다. 조그만 식어도 기름이 굳어진다.

노린내가 심한 양고기는 조리할 때 포도주를 이용하거나 민트나 로즈마리, 타임, 세이지 등 허브를 이용하면 좋다. 레몬 주스를 가미해도 냄새 제거 효과가 있다.

우리 나라에서는 주로 마늘을 많이 사용하며, 향신료를 발라 구운 양갈비 로스트는 국내에서 인기가 높다. 요리할 때는 갈비뼈 주위의 기름막을 잘 제거해야 노린내가 많이 나지 않는다.

양고기는 섬유가 가늘고 조직이 단단하지 않기 때문에 연하고 소화가 잘되며 맛도 있다. 머튼은 특이한 냄새가 있지만 램은 냄새가 거의 없다. 특이한 냄새는 카프릴산, 펠라르곤산 등에 의한 것으로 가공 원료로는 알맞지 않다.

양고기 요리에 쓰이는 향신 조미료는 여러 가지가 있지만 그 가운데서도 궁합이 잘 맞는 것이 박하(薄荷)다.

박하는 나라에 따라 부르는 이름이 다양하다. 영어 mint, 불어 menthe, 독어 pfefferminze, 스페인·이탈리아 menta, 네덜란드 pepermunt. 페퍼민트 또는 스페아민트라고도 불리며 껌 향료로 많이 이용되고 있다.

민트라는 이름은 고대신화에 나오는 어여쁜 소녀 Mint thes의 이름에서 붙여졌다고 하는데 푸르트의 질투와 아내 프로레리피나의 질투를 받아 아무에게나 짓밟힘을 당하는 민트풀이 되었다고 한다.

페파민트는 원래 영국이 원산지였으나 지금은 전세계에서 재배되고 있다. 스페아민트는 녹색박하 또는 화란박하라고도 한다. 스페아민트는 유럽이 원산인데 지금은 미국에서 가장 많이 생산되고 있다. 페파민트의 P는 잎에 엽병(葉柄)이 달려 있는 petioled의 P이고, 스페아민트의 S는 엽병이 없는 sessile의 S이다.

박하는 차조기과의 다년생 초본으로 지중해 연안과 아시아 동부가 원산지다. 향신료로는 주로 잎이 쓰이는데 식물 전체에 정유를 가지고 있어 줄기도 활용된다.

박하의 상쾌한 청량감은 주성분인 멘톨 때문이다. 이 향은 박하잎을 문지르기만 해도 잘 나온다. 진통, 진양(鎭痒), 방부, 살균성, 교취(矯臭) 등의 효과가 있다. 박하잎은 발한, 해열, 건의제로서 활용된다. 헤로도토스에 의하면, 기원전 3733년에 완성된 기제의 피라미트 건설시 노동자들의 식사에 민트가 쓰였다고 한다.

박하유는 방부 효과나 살균 효과가 있어 약용으로도 쓰이고 치약이나 비누 또는 화장품용 향료로도 쓰인다. 유럽에선 요리용으로 민트라면 보통 스페아민트를 지칭하는데 이 향은 풋내가 조금 있어서 동양에서는 그다지 환영을 받지 못하고 있다. 요리에 사용할 때는 잎이나 전체를 그대로 사용하는 것과 정유분을 사용하는 것이 요리 적성이 다르므로 잘 가려서 써야 한다.

유럽이나 중동에선 양고기 요리에 주로 쓰이는데 이때에는 생잎이나 건조한 잎이 가장 좋다고 한다.

양고기 요리를 먹을 때는 손님의 기호에 따라 녹색 젤리 모양의 민트가 제공되기도 한다. 민트는 양고기 냄새 제거와 소화를 도와주는 효과를 얻기 위해 함께 쓰여 온 역사가 오래된 음식궁합인 것이다.

개고기와 들깨

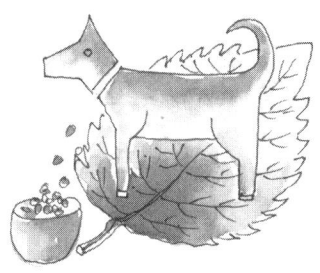

오래된 인류 유적을 보면 짐승뼈가 많이 남아 있다. 그래서 고대인들은 거의 모든 짐승들을 중요한 식품 자원으로 이용해 왔음을 알 수 있다. 기원전 1100년부터 시작되는 중국의 고대국가 주왕조(周王朝) 때가 되면 가축에 대한 식용 기사가 문헌으로 나타나기 시작한다. 시대가 흐르면서 돼지 이외의 가축은 농사용과 모피용으로서 중요시되는데 당초에는 식용과 제물 희생용으로 이용되었다.

주 왕조의 문헌(周禮)에 '6축(六畜)'이라는 말이 나온다. 축(畜)은 집에서 사육되는 것이고 수(獸)는 산야에 사는 것이므로 말, 소, 양, 돼지, 개, 닭은 그 당시의 중요한 가축이었다. 주예가 나온 뒤 200~300년 때의 책 ≪예기(禮記)≫도 유명한 고전인데 여기에 나오는 식용 가축도 소, 말, 닭, 돼지, 양, 개로 되어 있다. 그런데 현재 ≪중국농업연감≫에 나오는 식용 가축·가금은 소, 말, 돼지, 양, 낙타, 닭, 토끼, 오리의 8종이다. 2천 수백 년 전의 6축에서 개가 빠지고 토끼와 오리 그리고 낙타의 3가지가 추가되고 있다.

개고기를 먹는 풍습은 한(漢)나라 때까지는 많았다. ≪예기≫에 의하면, '천자가 삼과 개를 먹는다(孟秋之月, 天子食麻與犬)'라고 기록되어 있다. 그래서 '토사구팽(兎死狗烹)'이라는 유명한 고사성어도 생겨났다. 한 나라의 유방이 항우에게 죽게 되었을 때 그를 구해준 호걸 범회의 원래 직업이 개를 잡는 일이었다고 한다.

명조의 ≪본초강목≫에도 개에 대한 자세한 설명이 나와 있다. 그런데 그 이후에 나온 식품 관계 서적에는 개 요리가 거의 없어졌고 가축의 부류에서 빠져 버렸다.

현재는 동북 지방의 조선족 거주지와 남부의 광동, 광서 지방과 호남, 강서성과 해남도 등 지역에서만 식용하고 있다. 같은 광동성이라도 홍콩은 애견국 영국의 영향을 받아 법률로 식용을 엄하게 금지해 왔다. 그러나 개고기를 즐기는 홍콩의 중국인들은, 원래 개에는 사냥개, 집 지키는 개, 식용개가 있어 처음부터 식용으로 하기 위해 키운 식용견을 먹기 때문에 문제가 되지 않는다는 반론을 제기하고 있다.

개고기를 즐기는 사람들의 중론은 더위를 견디고 기를 돋우며 몸을 보하는 것으로 으뜸가는 것이 개고기라는 것이다. 그래서 여름철 복날과 개고기는 밀접한 관계를 맺게 되었다. 복(伏)이라는 말의 어원은 '사람이 개를 먹는 날'이라는 뜻이라고 한다. 우리 나라의 경우 ≪동국세시기≫ <삼복조>에 "개를 삶아 파를 넣고 푹 끓인 것을 개장이라 한다. 닭이나 죽순을 넣으면 더욱 좋다. 또 개국에 고춧가루를 타고 밥을 말아서 시절 음식으로 먹는다. 그렇게 하여 땀을 흘리면 더위를 물리치고 허한 것을 보충할 수가 있다. 그러므로 시장에서도 이것을 많이 판다. 중국 한 나라 때 ≪사기(史記)≫에도 "진덕공 2년에 비로소 삼복 제사를 지내는데 성안 사대문에서 개를 잡아 충재(蟲災)를 막았다고 했다. 그러므로 개 잡는 일이 곧 복날의 옛 행사요 지금 풍속에도 개장이 삼복 가운데 가장 좋은 보신 음식이 된 것이다."라고 적고 있다.

옛날에 더운 개고기는 양기를 돋우고 허한 것을 보충하며 벽사(酸辟邪)의 기능을 가졌다고도 생각했다. 우리 나라에서는 예로부터 지역에 따라서 개고기를 귀한 음식으로 여기던 풍습이 있었으며, 조선시대 문헌에는 개고기 요리법이 많이 소개되고 있다. 1670년대의 ≪음식디미방≫에 개찜, 개순대, 개장꼬지 누르미 등 여러 가지 개고기 요리가 등장하는 것을 보면 분명히 귀한 음식이었음을 알 수 있다. 다산 정약용은 남도 바닷가로 유배간 형 정약전에게 보내는 편지에서 애꿎게 개고기를 타박하는 사람들의 잘못된 선입견을 지적하며 개고기가 허약한 몸을 보하는 데는 그만이라고 적었다고 한다.

누린내가 많이 나는 개고기를 요리할 때 들깻잎·들깨·방아잎·후추 등 향신료를 많이 쓴다. 그러한 것들은 냄새를 없애고 식욕을 돋구며 소화를 도와주는 간접적인 효과가 클 뿐만 아니라 영양의 균형을 잡아 주어 좋다.

들깨는 우리 나라·중국·일본·이집트 등지에서 재배되어 왔으며 그 기름은 주로 등유(燈油)로 쓰였다. 온돌 장판의 콩땜은 들기름을 이용한 것이다.

한명으로는 임(荏)·소마(蘇麻)·소자(蘇子)로 불린다.

들깨는 꿀풀과에 속하는 일년생 초본으로, 옛날에는 구황(救荒) 식품으로 이용했다. 들깻잎은 장아찌나 쌈으로 많이 애용되는데 영양가가 매우 우수할 뿐 아니라 독특한 향미가 있어 그 개운한 맛을 좋아하는 사람이 많고, 따라서 보신탕 같은 음식의 양념에는 빼놓을 수 없는 것으로 애용되고 있다. 또한 비타민이 골고루 많이 들어 있기 때문에 여름철에 체력이 떨어질 때 기운을 내게 하는 역할을 하는 우수한 식품이다.

들기름은 공기 중에 놓아 두면 산화해서 쉬 굳어 버리므로 건성유(乾性油)라고 한다. 페인트 제조에 쓰이는 이유가 바로 여기에 있는 것이다. 따라서 들기름은 빨리 먹는 것이 좋다.

부피가 많은 식사만을 하게 되면 위장을 혹사하게 되고 위가 확장이 되어 소화불량, 비타민 결핍증을 일으켜 허약한 체질이 되기 쉽다. 그 이유 가운데 하나가 바로 기름을 적게 먹는 데 있다. 세계

보건기구에서 정한 지질 섭취 권장량은 하루에 25g이나, 우리 나라의 현황은 10g 미만에 머물고 있다.

혈관의 노화에 신경을 쓰지 않아도 되는 기름이 식물성 지질인 들기름이다. 백발이 다 된 사람이 들깨를 장복해서 흑발이 되었다는 이야기를 흔히 듣는데 이것은 들깨가 갖는 특성 때문일 것이다.

들깨는 리놀산 뿐 아니라 비타민E와 F가 많이 들어 있으므로 여성의 건강과 미용에는 절대로 필요하다. 특히 다음과 같은 여성에게는 더욱 더 필요하다. 피부가 거칠고 주근깨나 기미가 많으며 햇볕에 탄 뒤 좀처럼 회복이 안 되는 사람, 임신중인 사람, 신경과 두뇌를 많이 쓰는 사람, 머리카락에 윤기가 없는 사람.

비타민E와 F는 하루에 1~5mg이 필요한데 들기름을 큰 숟가락 하나로 먹으면 충분히 공급될 수 있는 양이다.

콜레스테롤 걱정을 하게 되는 개고기를 먹을 때 들깨를 곁들이면 그 걱정을 덜 수 있으므로 궁합이 잘 맞는다.

옛날에는 딸을 시집보낼 때 깻국을 끓여서 먹여 보냈다고 하는데 그것은 들깨가 피부를 곱게 해주는 것으로 알아 왔기 때문이다. 공부하는 선비들은 들깨가 머리를 맑게 한다고 하여 자주 먹었다고도 한다.

변비에는 들깨를 날 것으로 씹어 먹으면 좋다.

머리카락이 빠지거나 흰머리가 생기면 들기름 600g과 마른 뽕잎 300g을 같이 달인 뒤 찌꺼기는 버리고 즙을 아침저녁으로 두피에 바르면 모발이 나고 검어진다는 민간요법도 있다. 흉년이 들어 기아가 심하면 구황 식품으로 들깨만 씹어 먹어도 시장기를 못 느낀다고 일러 왔다.

개고기와 마늘

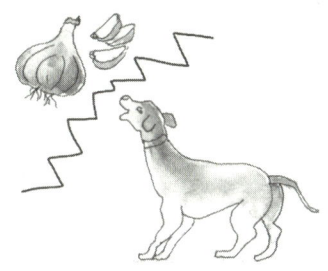

 삼복더위에는 체온이 올라가는 것을 막기 위해 피부 근처에 다른 계절보다 20~30%나 혈액이 더 모인다. 그래서 위장, 근육의 혈액 순환이 부족해지기고, 그렇게 되면 식욕이 떨어지고 만성 피로 등 이른바 여름을 타는 증세가 나타난다.
 더위는 인체에 큰 부담을 주는 스트레스다. 스트레스를 받으면 인체 내의 여러 성분의 변화가 일어나게 된다. 그 가운데서도 단백질과 비타민C의 소모가 많아지므로 단백질의 공급에 신경을 써야 한다. 옛날부터 특수한 효능이 있다거나 몸에 이롭다고 전해져 온 식품들의 대부분이 고단백 식품이라는 것은 매우 흥미 있는 일이다.
 단백질이 부족하면 성호르몬의 분비도 줄어든다. 따라서 단백질이 모자라는 식생활을 하면 스트레스와 섹스에 약해지는 것은 당연하다.
 기를 보하는 음식 중에 여러 가지 전래 식품이 있는데 그 가운데 대표적인 것이 보신탕이다. 보신탕으로 불리는 개고기는 여름철에 가장 큰 인기를 끌어 왔던 고단백 식품이다. 일반 성분은 단백질이 20%, 지방 30%, 당질 0.8%, 비타민B_1 0.27mg%, 비타민B_2 0.1mg%, 나이아신 4.2mg로 쇠고기와 크게 다른 점이 없다.

그런데 보신탕이 좋다고 주장하는 사람들은 보신탕이 좋다는 것을 지방의 차이점으로 설명하기도 한다. 쇠기름은 식으면 잘 굳는 성질을 갖는 포화지방산이 많아 녹는 온도(융점)가 높다. 그러나 개고기의 기름은 뜨거울 때 뿐 아니라 식어도 잘 굳지 않는다. 기름을 구성하고 있는 지방산이 포화지방산보다 불포화지방산의 함량이 많기 때문이다. 포화지방산이 많은 굳기름보다 불포화지방산이 많은 기름의 소화 흡수가 훨씬 높고 상대적으로 콜레스테롤이 적다.

단백질의 영양가를 평가하는 것은 필수 아미노산을 얼마나 가지고 있느냐 하는 것인데, 개고기는 매우 이상적인 분포를 보이고 있다. 개고기는 폐결핵 환자가 애용해 온 식품이기도 하다. 폐결핵 환자는 단백질의 소모가 심해 바짝 마르고 체력이 떨어져 목숨을 잃는 경우가 많다. 그래서 폐결핵을 의학적으로 소모성 질환이라고 한다. 건강한 사람보다 체온이 낮고 소화가 잘 안 되는 폐결핵 환자들에게 보신탕이 인기가 있었던 이유를 알 수 있다. 폐결핵이 아니라도 중병을 앓고 난 뒤 보신탕으로 기운을 되찾게 한 일도 많았다.

이러한 보신탕의 효과를 한방에서는 '허한(虛寒)한 것을 보하고 뱃속을 덥게 하며, 위를 튼튼하게 하고 신장의 기능을 도와 양기를 좋게 한다.'고 말하고 있다. 선천적으로 손발이 차고 안색이 창백하며 소화가 잘 안 되는 사람에게는 둘도 없는 자양 강장제로 꼽혀 왔다.

폐결핵환자나 중병환자는 잠을 잘 때 식은땀을 흘리는 일이 많은데 이것을 허한(虛汗)이라고 한다. 허한은 곧 건강에 이상이 있다는 증거다.

식은땀을 흘리는 폐결핵 환자가 삼복더위에 보니 사람들은 더워서 땀을 뻘뻘 흘리는데 개는 땀 한 방울 흘리지 않는다. 자기는 가만히 누워 있어도 식은땀 때문에 고생을 하는데, 개는 심한 더위에도 땀을 흘리지 않아 신통하게 생각하고 부러워한 것이다. 그래서 개고기를 먹으면 자기도 땀을 흘리지 않게 되지 않을까 하는 심리적 효능을 기대하게 되었던 것이다.

누런 개(黃狗)를 개고기 가운데서는 제일로 치는데 한방에서는 지양(地羊)이라고 해서 이것 3마리가 물개(海狗) 1마리의 양기에 해당한다고 말하고 있다.

개고기를 살구 씨와 함께 먹으면 주독을 풀 수 있지만 너무 많은 마늘과 함께 먹으면 시력이 약해진다고 전해지고 있다.

마늘의 한명은 대산(大蒜)이라고 하는데 유황화합물로 알리신이 있어 자극성을 가지고 있다. 이 알리신은 마늘을 짓찧거나 씹었을 때 알린($C_6H_{11}O_3NS$)이라는 성분에서 생성된다. 그 밖에 마늘의 30% 정도는 탄수화물로, 플락토산, 스코루디닌이라는 암 예방 작용을 가지고 있는 성분이 들어 있다. 또 향기 성분인 정유가 있다.

중국의 가장 오래된 사전 ≪이아(爾雅)≫에는 황제(黃帝)가 독초를 먹고 중독되었을 때 마늘을 먹고 풀었으며, 짐승 고기, 벌레, 물고기 등의 독도 해독시킨다고 적혀 있다.

기원전 4000년경에 거대한 피라미드가 건설되었는데 거기에 동원된 노동자에게 마늘과 양파, 무 등을 먹였는데 소요된 경비가 은화로 1,600달란트나 지불되었다고 피라미드 벽에 기록되어 있다고 한다. 은화 1달란트는 약 2,200달러에 해당한다고 한다. 지친 노동자들에게 그것을 먹여 원기 회복을 시켜서 피라미드를 완성했던 것이다.

인도에서는 술과 함께 강정 작용이 큰 마늘, 양파, 파 같은 훈초(葷草)를 절 안에 들여오지 못하게 했다고 한다. 닭싸움이나 경마에서도 마늘은 정해진 사료였다고 하며, 지금도 경기 전에 마늘을 입에 물리기도 한다고 한다.

17세기에 마르세이유에 큰 유행병이 돌았을 때 마늘로 막을 수 있다고 믿었으며, 19세기 초 런던에 전염병이 만연했을 때 목사들이 많이 쓰러졌으나 마늘을 항상 먹는 프랑스계 목사만은 환자를 돌보아도 감염되지 않았다고 한다.

그러나 마늘에는 자극성이 강한 아릴 겨자유와 비슷한 성분이 배당체로 들어 있어서 소화기를 국부적으로 자극해서 오심(惡心)과 구토의 원인이 된다. 심장과 신장 기능도 손상되고 알부민뇨와 혈뇨가 나타나기도 한다.

 마늘은 알레르기를 자주 일으키기도 한다. 그러므로 날 것을 지나치게 많이 먹는 것은 좋지 않다. 적혈구를 파괴시킬 수도 있고 공복에 먹으면 위벽을 손상시키기도 한다. 마늘즙을 적혈구와 접촉시키면 적혈구가 흑갈색으로 변하며, 고농도에서는 적혈구를 용해시킨다. 마늘 정유는 위액 분비를 억제하고 빈혈을 유발한다. 따라서 소화 기능이 약한 사람이나 위궤양 또는 알레르기를 가지고 있는 사람은 개고기를 먹을 때 생마늘은 먹지 않는 것이 좋다.

칠면조와 크란베리소스

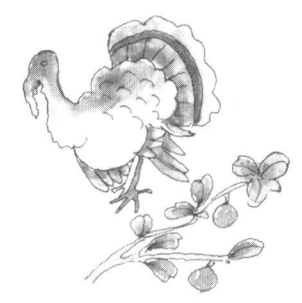

화를 잘 내는 사람이나 언행에 줏대가 없이 이랬다 저랬다 하는 사람을 빗대서 칠면조라고 한다. 칠면조는 머리와 목에 털이 없는데 빛깔이 청, 적, 청백 등 일곱 가지로 변한다고 해서 붙여진 이름이다.

꿩과에 속하는 칠면조는 멕시코와 중부아메리카 지방이 원산지로 알려져 있다. 콜럼부스가 미 대륙을 발견한 뒤 유럽에 전해졌으며, 지금은 전세계에서 많이 사육하고 있다. 칠면조를 영어로 터키(turkey)라고 하기 때문에 칠면조의 원산지가 터키로 아는 사람이 있으나 그렇지 않다.

고기 맛이 좋을 뿐 아니라 생김새도 기이해서 식용과 애완용으로 사랑 받고 있다. 서양에서는 크리스마스나 그 밖의 축제일에 별식으로 애용된다.

암놈보다 수컷이 더 커서 110cm 가량이나 된다. 몸빛은 청동색, 백색, 흑색 등이며 등은 대개 황갈색이다. 깃털에는 넓은 암색의 선이 있다. 발은 굵고 부리는 연한 회색을 띤다.

7~8월에 16~30개의 알을 낳는데 곤충이나 곡식을 잘 먹는다. 닭도 그렇지만 인공 사육하는 것보다 그대로 놓아 먹이는 것이 맛

이 훨씬 좋다.

칠면조는 다른 육류에 비해 단백질 함량이 월등히 많다. 일반 성분을 보면 다음과 같다(100g 가운데 g).

수분 72.9, 단백질 19.6, 지질 6.5, 당질 0.1, 회분 0.9, 인 140mg, 칼륨 190mg, 비타민B 복합체.

식용으로는 생후 7~8개월의 것이 가장 좋다. 겨울이 가까워질수록 육질에 지방이 붙어 맛이 좋고 암컷보다 수컷의 육질이 부드럽다. 지방이 쇠고기처럼 근육 속에 섞여 있지 않기 때문에 맛이 담백하고 소화 흡수가 잘된다. 칠면조 지방은 녹는 점이 31~32℃로 체온보다 낮기 때문에 흡수가 잘된다.

보관할 때에는 냉장 온도로 1주일 안에 사용하는 것이 좋고, 장기간 보존할 때는 통째로 내장을 제거하고 진공 포장하여 냉동·동결 보관하는 것이 좋다.

대표적인 칠면조 요리로는 찜(브레이스), 구이(로스트), 튀김, 숯불구이, 스튜 등이 있다.

팬에 야채를 깔고 버터나 정제 버터를 발라 통째로 오븐에서 약 1시간 정도 알맞게 구워 크란베리소스와 와인을 곁들여 먹으면 잘 어울린다. 이때 쓰이는 크란베리는 덩굴 월귤의 열매인데 유기산을 가지고 있고 비타민C가 있으며 고운 분홍색을 가지고 있다. 적당한 산미를 가지고 있어 위액 분비를 촉진하므로 위에 머무는 시간이 긴 칠면조 고기를 먹을 때 함께 곁들이면 맛도 좋고 소화가 촉진되어 궁합이 잘 맞는다.

햄, 소시지, 베이컨 등 육가공품과 발색제

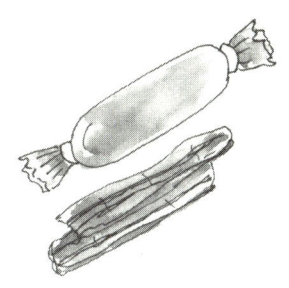

돼지고기를 가공하는 방법이 옛날부터 많이 발전해 왔다. 그 대표적인 것이 돼지 뒷다리를 소금에 절여 훈제하는 것이다.

소시지는 라틴어 '소금에 절인' 뜻의 말에서 생긴 단어라고 한다. 소, 돼지, 그 밖의 고기를 갈아서 염장하고, 조미료와 향신료를 첨가해 잘 섞고 소장이나 대장에 넣어 삶은 것이다. 베이컨은 돼지 갈비살로 햄 제조와 비슷하게 만든다.

이러한 전통 가공 식품들이 가공 저장되는 동안 고기가 갖는 고운 색깔이 변색되는 것을 막기 위해 사람들은 식품 첨가물로 발색제를 사용해 왔다. 그 대표적인 것이 아질산 나트륨이다.

아질산 나트륨은 햄이나 소시지에서는 70PPM(100분지 단위) 이하, 어육햄, 소시지는 50PPM 이하로 사용량이 규정되어 있다. 물고기 특히 이크라나 명란에는 아민이라는 성분이 많이 들어 있기 때문에 허용량이 5PPM으로 엄격하게 규제된다. 건어물에는 고농도의 휘발성 니트로서아민이 검출되고 있다. 가공된 어패류에는 니트로서아민이 많이 들어 있는데 발암성이 문제시되고 있다.

이 니트로서아민은 아질산 나트륨이 고기나 생선의 성분인 아민과 합쳐질 때 식품 안에서 반응을 일으켜 만들어진다. 또 다르게는 야채 중에 들어 있는 질산 이온이 타액 중에서 아질산 이온으로 바뀌고 육류나 어류 중에 함유되는 아민을 함께 먹었을 때 위 안에서 반응을 일으켜 만들어지기도 한다.

식품에서 생성되는 니트로서아민의 경우는 일반 식품을 통해서 입에서 직접 체내에 들어가는 양이 아주 적기 때문에 위험성은 그다지 크지 않다. 문제가 되는 것은 체내에서 아질산 이온과 아민이 반응해서 생성되는 니트로서아민이다.

사람의 위는 강한 산성을 가지고 있어 음식을 먹었을 때 니트로서아민이 생성되기 쉽다. 식품 중에 자연적으로 존재하는 아질산 이온의 양은 그다지 많지는 않으나 샐러리나 시금치, 상추나 무 등 야채류에는 질산이온이 많이 들어 있어 이것이 체중에서 타액 등의 작용으로 쉽게 질산이온으로 바뀌게 된다.

이렇게 위험성이 큰 니트로서아민은 생성을 억제시키거나, 생성된 것을 제독시킬 필요가 있는데, 그러한 생리적 기능을 가지고 있는 것이 비타민C와 E를 비롯해서 야채나 과실에 많이 함유되는 페놀성 화합물이다.

이와 같이 야채에는 질산이온과 함께 니트로서아민의 생성을 억제하는 여러 가지 성분이 많이 함유되므로 햄이나 소시지를 되도록 적게 먹고 야채나 과일을 많이 먹게 되면 니트로서아민에 대한 걱정을 덜 수가 있다.

주류의 음식궁합

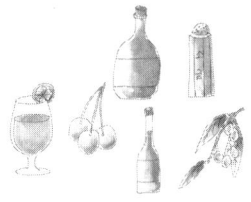

거위간과 포도주

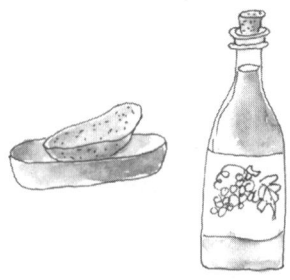

 서양 사람들이 세계에서 가장 귀하고 맛있는 요리로 3가지를 꼽는데 이것을 가리켜 3대 진미라고 말하기도 한다. 그것은 철갑상어알인 캐비어, 송로(松露) 버섯과 거위간이다. 그만큼 거위간은 미식가의 선호하는 대상이 되고 있는데 프랑스 요리 가운데 전체 요리(오드불)의 대표적인 것으로 가장 인기 있는 것이 바로 거위간이다.
 거위간을 후오그라(foie-gras)라고 하는데 이것은 '비대한 간'이란 뜻이다. 거위나 오리간을 비대하게 해서 요리해 먹는 것이 고대 로마 때부터 알려져 왔다고 한다. 거위간을 비대하게 하려면 거위 사육장을 어둡게 하고 운동을 하지 못하도록 다리를 묶어 놓고 강제로 사료를 먹여 간을 크게 만든다. 중국의 북경오리와 유사한 방법이다.
 동물의 간은 신진대사의 중심체이며 큰 화학 공장과 같아서, 분해·합성·저장·해독·중화 등 수백 가지의 작업을 수행하는 만능에 가까운 중요한 기관이다. 살코기보다 간이 영양가로 보면 훨씬 농축된 것임을 알 수 있다.
 50g의 간을 먹게 되면 비타민A는 하루 필요량을 훨씬 넘게 섭취할 수 있고, 양질의 단백질·지질·비타민E·철·구리·코발트·

망간·인·칼슘 등 빈혈이나 스태미나 증강에 필요한 무기질이 놀랄 만큼 풍부하다. 비타민B_{12} 함량도 월등히 높아 악성 빈혈에 효과가 크다. 그러나 간은 특유의 냄새가 있어 싫어하는 사람이 많으므로 요리할 때 신경을 써야 한다. 알맞은 향신료를 쓰고 포도주에 담갔다가 조리하는 것이 프랑스 요리의 비결이다.

거위간은 색과 조직에 의해 질을 평가하는데 하얀 우윳빛 연한 분홍색을 고루 띠면서 탄력이 있어야 양질의 것이다. 프랑스 남부 지방과 알자스 지방에서 생산된 거위간을 최고급으로 친다. 프랑스 이외에 오스트리아, 룩셈부르크, 체코 등지에서도 좋은 제품이 생산되고 있다.

우리 나라에서 유통되는 거위간은 국내산이 없어 대부분 가공·캔 제품이 쓰이고 있다. 가공 포장된 거위간은 유통 기간 내에 냉장 온도에 보관하고, 가공하지 않은 일반 거위간은 진공 밀폐 포장하여 냉동 사용하는 것이 좋다. 모든 간은 각종 효소를 많이 가지고 있어 쉽게 변질되는 특성이 있어 신경을 써야 한다.

전체 요리, 수프 요리, 육류 요리에 첨가하고 별도로 밀가루를 묻혀 냄비에 구워 먹기도 한다.

프랑스 요리로는 블랙베리버섯, 꼬냑, 포트와인, 젤리 등과 각종 향신료를 가미하여 굽거나 찌고 튀기는 방법 등 여러 가지 요리가 있다. 그 가운데서 가장 인기 있는 것이 파테다.

거위간 파테를 멜바 토스트에 얹어 먹으면 담백한 맛을 즐길 수 있어 좋다. 거위간 요리를 먹을 때 잘 어울리는 술은 감미가 있는 스위트 타입이 좋다. 대표적인 것이 보르도 지방의 샤토디캠으로, 소태르느 보르도 특급 와인이다.

이 샤토디캠(Ch. Yquem)은 포도 수확을 늦추어 단맛을 많이 갖게 만든 귀한 술로, 수확된 포도에 곰팡이가 조금 슨 것인데 귀하게 썩은 포도라 하여 귀부(貴腐) 포도라고 부르며 술 또한 귀부 와인이라고도 부른다.

포도주는 원래 요리에 곁들여 마시는 술이다. 일반적으로 단맛을 가진 것은 식전주(食前酒)나 식후주(食後酒)인데 요리와 와인의 조합에는 원칙이 있다. 오드블이나 수프에는 백포도주, 어패류 요리에는 단맛이 없는 백포도주(dry wine), 가금류 요리에는 백포도주나 로제 와인(분홍색), 들새 종류의 요리에는 빛깔이 조금 진한 로제 와인이나 빛깔이 옅은 적포도주, 흰살코기나 양념이 적은 붉은 살코기 요리에는 색깔이 연한 적포도주, 붉은 살코기 요리에는 빛깔이 짙은 적포도주, 치즈에는 일반적으로 적포도주가 잘 맞는 것으로 되어 있다.

이러한 조합은 프랑스 혁명 전 왕 루이16세와 왕비 마리앙뜨와네뜨가 만들어 냈다고 한다. 요리와 포도주 조합은 실제로 먹고 마셔서 찾아낼 수밖에 없었으므로 베르사이유 궁전에서나 가능했던 일이다. 그렇다고 모든 프랑스인들이 꼭 이 격식을 충실하게 따르지는 않는다.

송로버섯과 꼬냑

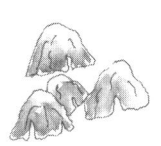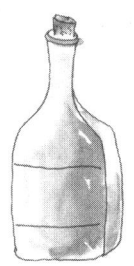

 서양 사람들이 말하는 3대 진미 가운데 하나가 송로버섯이다. 영어는 truffle, 불어로는 truffe인데 흑딸기버섯, 돼지버섯, 서양알버섯과에 속하는 것이다. 주로 유럽 중부의 프랑스, 스페인, 이탈리아 등에서 자생한다.
 이 버섯은 로마의 네로 황제가 장수를 위해 특히 즐기던 것으로 유명하다. 맛과 영양이 워낙 우수하여 네로 황제는 이 버섯을 캐 오는 사람한테는 버섯 무게 만큼의 황금을 주도록 했다고 하여 네로 황제의 또다른 별명이 버섯 황제라고 한다.
 다른 버섯과는 달리 사람들 눈에 띄지 않는 곳에 나기 때문에 채취하기가 매우 힘들다. 땅 속에 묻혀 있기 때문에 흔히 소나무 이슬을 받아먹고 자라는 것이라는 뜻에서 송로버섯이라고 부르게 되었다. 넓이가 1.2~7.5cm 정도이고 색깔은 흑갈색에서 흑 색깔의 여러 가지인데 혹으로 덮여 있다. 속살은 흑색 엽맥으로 얼룩진 무늬가 있고 독특한 향기가 있다. 땅 표층 밑에서 자라는데 보통 낙엽수림의 참나무 밑에 자란다.
 유럽에는 30여 가지의 송로버섯이 있는데 요리 재료로 가치가 높은 것은 페리고드 트러플과 튜버 부르메일이다. 이것들은 껍질이 검고 내부는 흰색의 결을 가진 검은색을 띤다. 검은 트러플 외에 식용으로 쓰이는 종류는 속살이 회색에서 황갈색까지 여러 가지인데 8월~3월 사이에 낙엽 숲속 토양 2.5~15cm 사이에서 자란다. 흰송로버섯은 오리알만큼 크며 샐러드나 오드블에 사용된다.

이 버섯을 따는 방법은 2,000년 전 로마 사람들이 쓰던 방법이나 오늘날이나 별 차이가 없다. 버섯을 따는 시기가 되면 이 버섯의 향을 유난히 좋아하는 돼지를 끌고 산으로 올라가 돼지를 풀어놓는다. 그러면 돼지가 다니면서 버섯 근처의 흙을 헤집는다. 돼지도 이 버섯의 맛을 알기 때문에 찾기가 무섭게 먹어 치우므로 사람들은 가지고 간 사과를 얼른 돼지에게 물리고 이 버섯을 캔다고 한다. 이 버섯의 향기 성분은 알파 안드로 스테롤인데 이 냄새를 암퇘지와 개가 매우 잘 맡는다고 한다.

송로버섯은 생선 요리, 육류 요리에 곁들이는 부재료용으로 이용하며 수프 요리에도 첨가된다. 열을 강하게 사용하면 향미가 달아나기 때문에 조심스럽게 요리하여야 한다.

튜버 마그나텀(이태리산)은 것과 속이 모두 흰색이며 이태리 요리에 많이 쓰인다. 수프, 소스, 샐러드, 오드블, 육류요리 등에 곁들여 이용하고 장식용으로도 이용한다.

우리 나라에서는 생산되지 않아 수입해서 쓰고 있다. 주로 검은 트러플이 이용되는데 값이 매우 비싸 고급 요리에만 쓰인다. 식탁의 다이아몬드로 불릴 만큼 매우 강한 향을 지녀서 다른 재료와 섞어 놓으면 그 재료에 향이 옮겨 간다.

송로버섯은 변질되기 쉽기 때문에 겨울을 제외하고는 병조림, 통조림으로 만들어 가공하거나 보통은 꼬냑과 같은 브랜디에 담가 보존한다.

꼬냑은 프랑스 꼬냑 지방에서 생산되는 브랜디를 지칭하는 것이다. 브랜디는 과일주를 증류한 술인데 지금은 주로 포도주로 만든 것이 가장 많다.

1935년 프랑스에서는 원산지 명칭 통제 법률에 따라 꼬냑의 생산 지역이 한정되었다. 꼬냑 지역에서 생산되는 것만 꼬냑이라는 이름을 붙일 수 있고 나머지는 그냥 브랜디로 부르는 것이다.

브랜디는 소주 내리는 식으로 증류하였기 때문에 색이 없고 투명한데 참나무통에서 오래 저장시키면 참나무통에서 추출되는 성분으로 향기와 색이 잘 어우러져 독특한 갈색을 띠며 향미가 창조되는 것이다. 브랜디나 꼬냑의 알코올 함량은 40~45%이다.

19세기 프랑스 상징파 시인 폴 베르레느는 '꼬냑과 위스키는 신의 쌍둥이, 디오니소스의 관에 박힌 귀중한 보석' 라고 노래하고 있다.

1630년경 꼬냑 시 주변에서 와인이 과잉생산되어 어려움이 많았다. 궁리 끝에 증류를 해 보았는데 뜻하지도 않게 인기를 얻게 된 것이다. 1692년 루이 14세에게 올린 보고서에는 '이 땅에서 만드는 백포도주는 브랜디를 만드는 것이 좋을 것입니다.' 라는 내용이 있었다고 한다.

1만 통의 브랜디를 증류하기 위해서는 15만 통의 백포도주가 필요한 것이므로 그 값이 비싸질 수밖에 없다. 만일 다른 값싼 술로 브랜디가 만들어지면 꼬냑은 망할 수밖에 없을 것이다. 꼬냑을 장래 유망한 정부의 재원으로 하려는 생각을 한 루이 14세는 1713년 포도주 이외의 다른 것으로 증류주를 만드는 것을 금지한다. '이 법을 어긴 자에겐 3,000파운드의 벌금을 과한다.' 라는 법령을 만들어 보호하였다.

오늘날 꼬냑 명품에는 나폴레옹이라는 존칭이 붙기도 하는데 이 것은 나폴레옹이 브랜디를 병사들의 사기를 올리는 것과 추위를 이기기 위한 군용 물자로 채용했기 때문이다. 꼬냑을 보호한 루이 14세야말로 최고품의 명칭에 걸맞은 이름이 될 것이다. 마르텔 사의 메다이언이라는 제품의 라벨에 그 초상화가 그려져 있다.

진과 라임

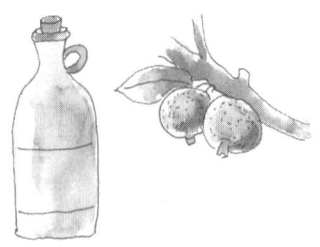

  술 가운데 진이라는 증류주가 있다. '진'은 노간주나무(Juniter)의 프랑스어(Genievre)를 영어로 간략히 표현한 말이다. 진은 노간주나무 열매(杜松實), 감초 등 초근 모피의 엑기스를 추출해서 만들었기 때문에 노간주나무 열매에서 소나무 향이 강하게 난다.
  영국의 윌리엄3세는 1689년 네덜란드에서 영국 왕으로 맞아들여졌는데 프랑스산 포도주나 꼬냑의 관세를 인상하고 진 보급에 앞장섰다. 그 당시의 선 전문구는 '1페니로 취할 수 있고 2페니로 만취할 수 있다.'는 것이었다. 위스키보다 훨씬 쌌기 때문에 서민들에게 인기가 좋을 수밖에 없었다. 얼마나 노동자들에게 사랑을 받았던지 품삯을 진으로 지불하는 업주가 많았다고 한다.
  진 애용가들은 'Royal poverty'라는 별명을 붙였다. 이것은 '왕이 추천한 술'이라는 의미가 아니라, 거지라도 진을 마시고 취하게 되면 천하가 다 제것이고 왕이 된 기분을 맛볼 수 있다는 뜻을 가지고 있었던 것이다. 그런데 인체 실험에 의하면, 진은 여러 가지 술 가운데서 숙취가 가장 적은 술이라고 한다. 더위가 심할 때 대개는 찬 맥주를 찾으나, 장이 약한 사람은 오히려 설사 등의 부작용을 겪는다. 더위를 이기는 술로서는 진이 가장 효과가 크다고 한다. 더위에 시달릴 때 진토닉(유리잔에 얼음 2~3개를 넣고 진 60ml를 따르고 나머지는 토닉 워터로 채움)을 마셔 본 사람만이 그 진가를 알 것이다.

진은 칵테일의 밑술로서 가장 많이 쓰이기도 하는데, 유명한 고든 진의 라벨에는 '진 없이 맛있는 칵테일은 있을 수 없다.'고 표시되어 있다. 그 까닭은 진이 무색이며 다른 술과 잘 조화되기 때문이다. 주정 도수는 40~45°이다.

진은 드라이와 스위트의 두 종류로 나뉜다. 드라이란 '단맛이 없고 담담한'이라는 뜻이다. 네덜란드에서 첫 선을 보인 진이 오늘날에는 런던 진에 완전히 밀린 감이 있다. 네덜란드에서는 아직도 옛날 식으로 도자기에 담겨져 판매되고 있다.

진을 과즙이나 청량 음료에 섞어 마시면 노간주나무의 소나무향이 사라지고 만다. 다른 술로 칵테일을 만들 때 과즙이나 청량음료를 섞는 처방이 많으나, 진에는 결코 이런 것을 섞지 않는다. 진의 특성을 없애 버리기 때문이다.

진을 이용한 칵테일 가운데 진 피즈, 진 라임 등은 여성에게 인기가 높다. 진을 바탕으로 한 칵테일 몇 가지는 다음과 같다. 톰 콜린스, 알렉산더, 브롱크스, 김렛, 마티니, 녹아웃, 밀리언 달러, 파라다이스, 핑크레이디, 화이트레이디, 러시안, 진 리키.

진 피즈(gin fizz)

진 45ml, 레몬 주스 20ml, 설탕 2작은술, 소다수 적당량

진, 레몬 주스, 설탕을 쉐이크하여 글라스에 따르고 얼음 2~3개를 넣는다. 찬 소다로 채우고 가볍게 저어 준다.

김렛(gimlet)

진 3/4, 라임 주스 1/4, 설탕 1작은술

위 재료를 쉐이크하여 차갑게 해 둔 칵테일 글라스에 따른다.

마티니(martiny)

진 3/4, 베르뭇(드라이) 1/4

위의 재료를 휘저어서 미리 차게 해 둔 칵테일 글라스에 따른다. 올리브를 장식하고 레몬 껍질의 작은 조각을 우려 넣기도 한다.

톰 칼린스(tom collins)

진 60ml, 칼린스 믹서 적당량

얼음 2~3개를 넣은 글라스에 진을 따르고 차게 한 칼린스 믹서로 채우고 가볍게 저어 준다. 레몬 슬라이스와 레드 체리를 장식한다.

진과 궁합이 맞는 과실로는 감귤류에 속하는 라임(Lime)이 있다. 라임은 레몬과 비슷하게 생겼는데 레몬은 껍질이 선황색, 라임은 녹색 내지 황녹색이다. 레몬과 마찬가지로 맛이 아주 신데 비타민C 함량이 매우 높다. 30mg으로 100g 중 비타민C는 항산화제 역할을 하여 암 예방 특히 위, 폐, 인후, 소화기 계통의 암 예방에 특효가 인정되고 있다.

레몬과 라임은 칼륨과 칼슘 함량이 많은 알칼리성 식품에 속한다. 신맛을 가지고 있기 때문에 흔히 산성 식품으로 잘못 알고 있는 사람들이 많다. 그러나 맛은 유기산 때문에 산성이지만 체내 대사를 통하여 알칼리성으로 되기 때문에 알칼리성 식품으로 분류하고 있다.

칵테일을 만들 때 라임을 쓰면 혼탁하지 않고 당분이 없으면서 상큼한 맛을 부여하기 때문에 궁합이 잘 맞는다.

진과 올리브

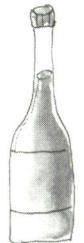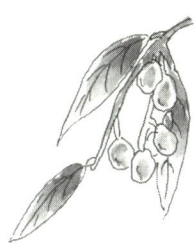

하늘의 별만큼 많은 것이 칵테일이라고 하는데 칵테일의 왕으로 손꼽히고 있는 것이 마티니다. 알코올 42%의 진에다 포도주를 바탕으로, 초근목피를 우려낸 20% 정도의 버무드를 조금 섞어서 올리브 열매 한 개나 레몬 껍질 한 가닥을 넣은 것이 마티니다. 대개 식사 전에 입맛을 돋구는 아페리티프로 애용되고 있다.

이 술을 주문할 때 주문하는 사람이 아마추어인지 식별하는 방법이 하나 있다고 한다. 노련한 바텐더는 으레 "How do you like it?"라고 묻게 마련이다. "I like it."라고 대답하는 사람은 틀림없는 아마추어다. 진과 버무드의 비율을 어떻게 해서 마시겠느냐는 것이 이 질문인데 그냥 보통으로 대답하는 사람은 주객이기는 하나 초보자라는 것이다. "Make it dry."라고 말한 다음 이어서 "Extra dry."라고 덧붙이면 바텐더는 틀림없이 "Yes, sir."라고 대답할 것이다.

보통 아마추어들이 마티니는 진과 버무드의 비율이 3 : 1 정도며 프로의 경지에 이를수록 5 : 1, 10 : 1, 100 : 1로 바뀌게 되어 있다. 익스트라 드라이는 버무드의 양이 적다.

마티니를 만들기 전에 쉐이커와 칵테일 잔에 성애가 끼도록 얼려두어야 하는 것이 바텐더의 기본이다. 쉐이커를 얼려 놓으면 쉐이크

할 때 얼음을 되도록 덜 녹게 해서 술 자체에 물기가 덜 생긴다. 잔을 얼리는 것은 잘 만들어진 내용물의 냉기를 보존하려는 배려다.

올리브는 스페인, 남프랑스, 이탈리아, 미국 캘리포니아 등에서 많이 재배되고 있는데 이탈리아가 특히 유명하다. 과실은 타원형이고 단단한 껍질로 덮여 있는데 쓴맛이 있어 자연 상태로는 먹을 수 없다. 성숙한 과실은 청색이나 자색을 띠고 2~13g인데 껍질의 비중이 15~30%나 된다. 올리브 과실을 그대로 이용하는 방법은 세 가지가 있다.

스페인식은 과실을 따서 알칼리 용액에 담가 쓴맛 성분인 페놀성 배당체 올레우로페인을 제거하고 물로 씻어 다시 소금물에서 유산 발효 시킨 뒤 향신료와 조미료를 넣고 병조림한다.

그리스식은 먼저 10~15% 소금물에 담그고 고미 물질을 제거하여 6개월간 저장하는 동안에 유산 발효시켜 이용한다.

아메리카식은 식염수에 담근 뒤 알칼리 처리를 하고 공기 중에 노출시킨 다음 물로 씻고 브랜칭(자기 효소를 파괴하여 성분 변화를 막기 위해 뜨거운 물이나 수증기로 데치는 것)하여 2~3% 소금물에 숙성시킨다.

올리브 과실에는 35~70%의 지질이 들어 있다. 올리브유는 녹황색을 띠고 독특한 향미가 있는데 다른 기름과는 달리 정제 과정을 거치지 않고 직접 이용한다. 착유할 때 처음 추출되는 최고급품을 '엑스트라 버진'이라고 한다.

올리브 나무는 해걸이를 하기 때문에 생산량에 기복이 많다.

크레타 섬 주민들은 세계에서 지질을 가장 많이 섭취하는 편에 속하는데 필요 칼로리의 45%를 지질에서 얻고 있다. 이 가운데 33%가 올리브유다. 지질 섭취가 많으면 당연히 심장병이 많고 평균 수명도 짧아야 하는데 이들의 심장병 및 암 질환에 의한 사망률은 현저히 낮다. 그래서 그들이 즐겨 먹는 올리브유를 주시, 미네소타 대학에서 올리브유 섭취량과 심장 질환에 의한 사망률이 반비례

함을 밝혀 낸 바 있다.

　연구 결과에 의하면, 올리브유는 혈액의 응고를 막아 주고 인체에 유익한 HDL콜레스테롤을 높여 콜레스테롤이 혈관에 늘어붙는 것을 방지한다. 혈액의 점도를 낮춤으로써 피의 흐름을 용이하게 하며 혈전의 위험도를 낮추는 것이다.

　올리브는 약간 쌉쌀하면서 배당체에서 나오는 성분 때문에 단맛과는 어울리지 않는다. 이것이 마티니 칵테일에서와 같이 드라이 진을 바탕으로 한 술에는 개성을 살려 주는 특별한 효능이 있는데다 올리브의 예쁜 모양과 그 녹색이 칵테일 잔과 잘 어울려 궁합이 잘 맞는 상대가 되는 것이다. 일반적으로 칵테일에서 올리브가 장식되는 술들은 단맛이 적고 쓴맛이 강한 술로 알면 틀림이 없다.

　올리브를 동양에서는 감람나무 열매로 표현하고 있는데 성장 속도가 느리고 수명이 긴 아열대 상록수로서, 지중해와 비슷한 기후 조건을 가진 지역에 분포된다.

맥주와 호프

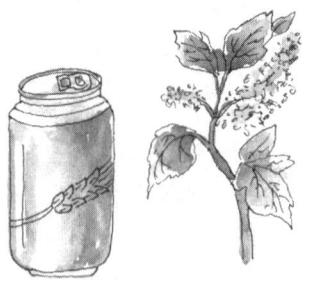

보리를 원료로 하는 술은 기원전 3000년경 메소포타미아의 슈메르인에 의해 만들어졌다고 한다. 맥주를 만들려면 보리의 녹말을 당분으로 변화시켜야 하는데 싹이 난 보리가 녹말을 맥아당으로 바꾸는 힘이 있다는 사실을 알고 맥주 제조에 응용한 것이다.

당시의 바빌로니아의 수도 바빌론에는 맥주홀이 대단히 많았다고 한다. 나폴레옹이 이집트에서 발견한 로제타 돌의 상형 문자에도 피라미드를 건설할 때 맥주를 마시고 힘을 냈다는 기록이 남겨져 있다.

당시의 맥주는 단순히 취하기 위해서가 아니라 소화나 이뇨 효과를 기대하고 마신 흔적이 있다.

고대 이집트에서 맥주를 만드는 방법은 다음과 같다.

먼저 곡식을 발아시킨 맥아를 건조하여 분쇄한 다음 물을 섞고 잘 개어 놓아 두면 부풀어올라 굳어지면서 일종의 빵(beer bread)이 만들어진다. 필요한 때에 이 빵을 부스러뜨려 물을 섞어 가열하면 죽이 된다. 이것을 식힌 다음 걸러 자연 발효시키면 맥주가 되는데, 항아리에 넣고 밀봉한 다음 서늘한 곳에 저장하는 방법을 썼다. 오늘날 맥주를 '액체의 빵'이라고 부르는 이유가 바로 여기에 있다.

당연히 그 당시의 맥주는 지금 맥주와는 성분과 맛이 달랐을 것이다. 요즘 맥주를 처음 입에 대하는 사람들의 첫마디는 '써서 이상하다'는 것이다. 이 쓴맛이 최초의 맥주에는 없었던 것이다. 그런데 이 '이상한 쓴맛'이 없다면 맥주의 매력은 반감하고 말 것이다.

이 쓴맛은 호프라는 독특한 꽃에서 나오는 것이다. 독일에서는 8세기경부터 호프를 써서 쓴 맥주를 만들었다고 한다.

호프는 뽕나무과의 덩굴성 다년인데 암꽃과 수꽃이 서로 다른 나무에서 핀다. 맥주에 쓰이는 것은 암꽃뿐이다. 암꽃도 발육했으되 미수정된 것만 쓰는데, 그 이유는 수정이 되면 향기가 떨어지기 때문이다.

이 호프의 유효 성분은 쓴맛과 좋은 향기를 줄 뿐 아니라 항균성이 있어 잡균 침입을 방지하는 효과가 있어서 저장성을 높이기도 한다. 맥주를 투명하게 만들어 주며, 신경중추에 작용하여 신경을 진정시키고 수면을 촉진시키는 효과도 가지고 있다.

호프의 암꽃은 솔방울 모양을 하고 있는데 맥주와 관련이 깊은 화학 성분은 수지(樹脂), 정유, 타닌 등이다. 수지의 주체는 고미질(苦味質)이어서 맥주 제조 과정에서 복잡한 화학 반응을 일으킨다. 맥주의 쓴맛에 관여하는 화합물은 수백 가지나 된다. 정유 성분은 테르펜계의 미르생, 카리오휘렌, 후므렌 등인데 이들 산화 화합물이 맥주 향기에 좋은 영향을 주게 된다.

호프를 재배하는 남성 가운데는 여성처럼 큰 유방을 갖는 일이 더러 있다고 한다. 사춘기에 여성의 유방이 커지는 것은 난포호르몬인 에스트로젠 활성이 높아지기 때문인데, 이 호르몬은 남성에게도 있다.

에스트로젠은 부신피질이나 고환에서도 생성되는데, 간장은 이 에스트로젠뿐 아니라 남성 호르몬, 부신피질 호르몬 등 스테로이드 호르몬의 불활성화에 크게 관여하고 있다. 그래서 간장에 이상이 생기면 남성의 여성화가 가끔 일어나게 된다. 그러나 여성의 남성화는 거의 없다고 한다. 이 에스트로젠 자극 물질이 맥주에 쓰이는 호프에 들어 있기 때문에 드물지만 남성에게 여성의 유방이 나타난다는 것이다.

호프에는 여성 호르몬 또는 호르몬 활성 물질이 있다는 보고도 있다. 호프를 재배하고 있는 농가의 처녀나 주부들은 호프 수확기가 되면 생리가 활발해지고 빨라지며 더욱 매력적이 된다고 한다. 그래서 맥주에는 다른 술이 가지고 있지 않은 여성미를 돋우는 호르몬 작용이 있다.

오늘날 맥주는 세계 어느 곳에서나 애용되고 있는 대표적인 음료로 알코올 함량이 4% 안팎이다. 다른 술에 비하면 물에 가까운 것이나, 탄산의 시원한 느낌과 호프의 씁쌀한 맛이 매력이다.

김빠진 맥주라는 말도 있듯이, 호프가 빠진 맥주는 밋밋해서 마시기가 어렵다. 그만큼 맥주와 호프는 궁합이 썩 잘 어울리는 한쌍이다.

신경이 날카롭고 잠이 잘 오지 않을 때 한 잔의 맥주는 효과가 크다. 맥주에 들어 있는 비타민 B_6은 신경 장애와 빈혈에 유효하다고 한다. 맥주는 수분의 함량이 많은데다 이뇨 효과가 크기 때문에 신장에 돌이 생기는 신석증 환자에겐 더 없는 치료약이 되기도 한다. 그러나 맥주 한 병에 150kcal의 열량이 있으므로 세 끼의 식사를 꼬박 하고 맥주를 많이 마시게 되면 살이 찔 것은 틀림없다. 맥주를 많이 마시는 독일 여성들에게 비만증이 많은 것도 그러한 이유에서라고 한다.

좋은 맥주인가를 알기 위해선 거품의 질이나 거품의 양 등을 조사하기도 하는데 뮌헨 지방의 특별한 맥주 검사법으로 다음과 같은 것이 있다.

1년에 한 번 새 맥주가 선을 보이기 전에 검사관들은 튼튼한 가죽바지를 입고 술집을 찾아간다. 양조장 주인이 내 온 맥주를 통나무통의 탁자에 들이붓고 그 위에 걸터앉는다. 걸터앉은 채 1시간 동안

300년 전부터 전해지는 맥주 검사가를 소리 높여 부른다. 그 뒤에 '하나, 둘. 셋!' 하고 검사원들이 일어서는데 좋은 맥주일수록 가죽바지가 나무에 들어붙어 잘 떨어지지 않는다는 것이다.

독일 맥주는 원료로 보리와 호프, 물만을 쓰게 되어 있어 엑스분이 많아 이 방법도 하나의 검사법이 된 것이었다.

맥주와 소시지

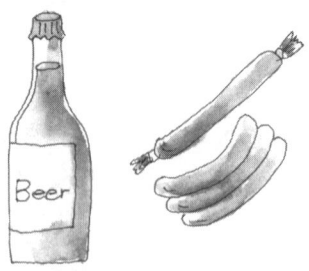

　맥주나 막걸리에는 여러 가지 성분이 들어 있어 위스키, 진, 브랜디, 보트카, 소주와 같은 증류주보다 알코올의 흡수가 천천히 이루어진다. 샴페인이나 위스키 소다, 진토닉 등 탄산가스를 갖는 술은 위에서 장으로 통하는 유문(幽門)을 크게 열기 때문에 알코올의 흡수를 빠르게 해 빨리 취하게 된다. 그래서 어울리는 맛과 알코올의 흡수를 조절해 함께 먹어 좋은 안주와 나쁜 안주가 있는 것이다.

　맥주 안주로는 단맛이 나는 것은 피하고 짭짤하고 기름기가 있는 식품 즉 땅콩, 소시지, 햄, 치즈, 팝콘, 크래커, 신선한 채소 등이 좋다. 우리 나라 사람의 안주로는 두부 요리나 부침류, 튀김 요리가 좋다. 맥주의 나라 독일에선 무를 호박고지처럼 깎아 식초와 소금으로 조미한 것을 즐겨 먹는다. 맥주 안주로 땅콩을 많이 먹는데 먹는 양을 조절하지 못하면 살이 찐다.

　맥주를 세계에서 가장 좋아한다는 독일 사람들은 맥주를 안주 없이 마시기도 하지만 가장 대표적인 안주가 소시지다.

　소시지는 본래 암퇘지(saw) 고기에 세이지(sage : 사르비아의 일종, 향신 식물)를 배합해서 만들었기 때문에 지어진 이름이다. 돼지고기나 쇠고기를 다져서 소금 질석(窒石), 설탕, 향신료를 섞어 케이싱에 담아 훈연한 것이다.

케이싱은 원래 돼지 창자를 썼으나 근래에 와서는 인조품을 쓰고 있다. 소시지는 크게 드라이 소시지와 도메스틱 소시지로 나누는데, 드라이 소시지는 건조시켜 저장성을 높인 고급품으로 살라미 소시지를 말한다. 도메스틱 소시지는 수분이 많고 저장성이 적은 것으로서, 포크 · 볼로냐 · 프랑크푸르트 · 비엔나 등이다.

살라미 소시지는 거칠게 썬 돼지고기와 쇠고기에 모나게 썬 돼지기름을 혼합하여 소 창자 또는 거기에 준하는 크기의 케이싱에 다져 넣어 만든 것으로 수분이 35% 이하다. 비엔나 소시지는 수육(30% 미만의 가금육 · 고래고기 · 어육을 혼합할 수도 있다)에 조미료 향신료를 첨가하고 양의 창자 또는 18ml 정도의 작은 케이싱에 다져 넣고 훈연하거나 삶아 익힌 것이다. 흔히 핫도그 소시지라고도 한다. 프랑크푸르트 소시지는 제조법과 원료가 비엔나 소시지와 같으나 돼지 작은 창자 케이싱 또는 그 정도 크기의 인조 케이싱에 넣어서 만든 것이다. 볼로냐 소시지는 원료와 제조법이 비엔나, 프랑크프르트 소시지와 같은데 소창자 케이싱 또는 그 정도 크기의 인조 케이싱에 넣어서 만든 것이다.

소시지는 단백질과 지방을 많이 가지고 있는 식품으로 좀 느끼한 맛을 가지고 있는데 상쾌한 맛을 가지고 있는 맥주 안주로 먹으면 잘 어울려 궁합이 잘 맞는 안주가 된다.

클레오파트라는 파스칼이 그 코가 조금만 낮았더라면 세계 역사가 바뀌었을 것이라고 감탄했다지만, 지금 남아 있는 석상으로 미루어 볼 때 그리 뛰어난 미인은 아니었다. 그런데 시저나 안토니우스 등 로마 제국의 영웅들이 꼼짝 못하고 그녀에게 빠진 것은 뛰어난 재치와 피부의 매끄러운 감촉 때문이었으리라는 것이 역사가의 견해이다. 그것을 입증해 주는 것이 고대 로마의 박물학자 플리니우스가 쓴 《박물지》라는 책이다. 거기에는 다음과 같이 기록되어 있다.

"이집트 여성은 얼굴 미용에 맥주를 이용했다. 맥주의 거품은 일종의 미안료여서 얼굴의 피부를 곱고 젊게 만드는 데 도움을 준다."

맥주는 대개 다음과 같이 분류된다.

① 생맥주(Draught beer, Draft beer)

발효가 끝나서 숙성된 맥주를 살균하지 않고 그대로 통이나 병에 담은 것으로, 신선한 맛을 가지고 있으나 오래 저장하지 못한다.

② 라거맥주(Lager beer)

라거는 창고나 저장을 뜻하는 말이다. 생맥주에 보존성을 주기 위해 병에 담고 저온 살균한 것인데 흔히 맥주라면 이것을 말한다.

③ 흑맥주(Black beer)

원료 보리 맥아의 발아를 중지시킬 때 화력을 강하게 해서 맥아를 그을려 그것을 원료로 발효시키면 색이 짙은 흑맥주가 만들어진다. 최근에는 그을리지 않고 캐러멜 색소로 착색하기도 한다. 밖에 흰눈이 수북히 쌓인 방안에서 분위기 있게 마시는 술로는 이것이 좋다고들 한다. 원료 맥아의 수분이 줄어들었기 때문에 주정 도수가 조금 높은 제품도 있어 알코올이 8%나 되는 것도 있다. 흔히 부활절 이전에 마시는 맥주라고도 한다. 주정도 8% 가량의 흑맥주를 스타우트(Staut)라고도 한다.

④ 포터(Porter)

영국산 흑맥주의 일종으로 스타우트보다 조금 약해서 알코올 도수가 6% 가량이다. 런던 지역의 포터(짐꾼)들이 즐겨 마신 술이었기 때문에 이러한 이름이 붙었다고 한다.

맥주 맛을 음미할 수 있는 가장 좋은 온도는 여름 6~8℃, 겨울 10~12℃, 봄·가을 7~10℃이다. 맥주가 미지근하면 거품이 너무 많고 쓴맛이 남는다. 지나치게 차면 거품이 잘 일지 않고 제 맛을 음미하기 어렵다. 우리 나라에서는 지나치게 차게 마시는 경향이 있다.

테킬라와 소금

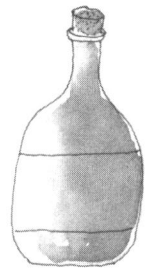 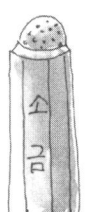

 용설란의 즙액으로 만들어지는 멕시코의 술이 테킬라다. 1차 발효된 술은 알코올이 4~5%이므로 이것을 증류시켜 소주처럼 만든다. 용설란의 잎은 다육질로 1m 이상이나 쉽게 자라며 잎 가장자리에는 가시가 있다.
 새로 돋아나는 심을 뽑으면 즙이 모이게 되어 그것을 모아서 술을 만든다. 용설란 잎은 원래 사이자루라는 섬유질을 얻기 위해 재배된 것이다.
 옛날 어느 농가의 딸이 보니 용설란의 심을 쥐가 갉아먹어 구멍이 나 있는데 즙이 흥건했다. 맛을 보니 달짝지근하고 색달라서 아버지에게 말하니 딸을 시켜 왕에게 헌상했다. 왕이 그 맛에 반해 인물 좋은 그 딸을 후궁으로 맞아들였다고 한다.
 지금은 술을 만들기 위해서 재배하고 심을 뽑은 다음 나오는 액을 흡입 펌프로 모아서 발효시킨다. 이렇게 만든 테킬라는 소금을 핥아 가면서 마시는 습관이 있어 테킬라 병에는 작은 소금 1봉지가 묶여져 판매되기도 한다. 강렬한 햇볕을 받으며 독한 테킬라를 마시고 술에 취해 잠들면 땀을 많이 흘려 산초스들이 실신하고 목숨을 잃는 경우가 많았다. 그래서 소금을 안주 삼아 마시는 습관이 생겼다고 한다. 테킬라가 기주로 되어 있는 칵테일 잔에는 가장자리에 하얀 소금이 데코레이션용으로 묻혀져 있다. 술을 묻히기 전에 잔을 뒤집어서 물을 조금 묻힌 뒤 소금 접시에 묻히면 소금이 하얗게 장식된다. 그 술잔을 바로 세워 놓고 술을 따른다.

이 술을 마시려면 누구나 소금을 안주로 할 수밖에 없다. 테킬라를 마실 때 체력 손실을 예방하기 위한 방법으로 소금을 핥았는데 말하자면 테킬라와 소금이 궁합이 맞는 것이다.

또 테킬라 술병에는 애벌레 한 마리가 들어 있는 것이 있다. 강장 효과를 노리는 것이라고 하나 처음 대하는 사람들은 술 생각이 없어져 버리는 경우가 많다.

미국 서부에서 일을 저지른 무법자들이 미국 법망을 피해서 건너가는 강이 리오그란데 강이다. 이 강은 우기에는 범람해서 큰 물줄기를 이루지만 건조기가 되면 물이 바짝 말라 말을 타고도 건널 수가 있다. 그 강을 건너는 데 성공한 무법자들이 주막에 들려 술잔을 기울이게 된다. 영화를 보면 테킬라 병째로 나팔을 불고 오만상을 찌푸리면서 소금 한 줌을 입 속에 털어 넣는 장면이 자주 나온다. 소금을 대개 손가락으로 쥐어 입에 털어 넣는 것이 보통인데 그들은 소금을 오른손 손등에다 얹었다가 혀 끝으로 핥는 것이 특징이다.

레몬 한 개를 통째로 쥐고 한쪽 끝을 이빨로 물어뜯은 다음 레몬 즙을 손으로 쥐어짜서 입안에 떨어뜨리는 것이 멕시코인들의 음주 습관이다. 이들이 즐겨 마시는 술은 풀캐(pulque)다. 1년이면 6개월 이상 비 한 방울 내리지 않는 멕시코 사막에 자생하는 카크다스 사보텐의 즙을 발효시킨 막걸리 같은 술이다. 고약한 냄새와 아니꼬운 맛을 가지고 있어서 그대로 마시기는 매우 어렵다. 바로 이 풀캐를 증류한 것이 주정도수 43°의 데킬라다. 이 테킬라는 풀캐보다 악취는 덜하지만 역시 소금이나 레몬 안주 없이는 마시기 힘들다.

테킬라를 바탕으로 하는 칵테일에 보편적인 것이 2가지 있다.

첫 번째가 TNT다. 테킬라의 T와 토닉워터의 T를 따 온 것이다.

이름난 들으면 혹시 마시자마자 뱃속이 바로 터져 버리지나 않을까 여려가 되겠지만, 실은 진토닉이나 별로 다르지 않는 순한 것이다. 더위를 폭파시켜 날려 버리는 술로 이해하면 되는 것이다.

　TNT와 같은 살벌한 이름과는 대조적으로 낭만적인 분위기를 갖는 칵테일이 마르가리타다. 마가릿트라는 영어의 여성명을 스페인 말로 그렇게 부른다고 한다. 테킬라를 바탕으로 해서 라임 주스나 레몬 주스를 섞어 만든 술이다. 이 역시 칵테일 잔 입구에 소금을 바른다. 술잔을 물기 없이 닦은 다음 윗부분만 2~3cm 정도 물에 적셨다가 소금 그릇에 도장 찍듯 하면 물기 있는 곳에만 소금이 묻는다. 쉐이크한 술을 조용히 따르면 마르가리타가 된다.

　그들의 우스갯소리에 의하면, 그 짜릿한 맛이 키스할 때 신사의 콧수염이 숙녀의 입술에 주는 감각과도 같다는 것이다. 멕시코 신사들이 노소를 가리지 않고 머스타쉬라는 콧수염을 기르고 있는 까닭을 그것과 결부시키는 해석도 있다.

럼과 넛 매그

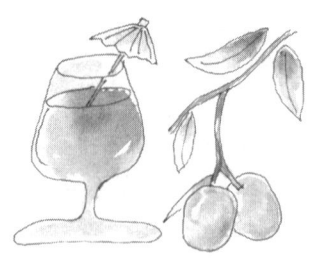

　럼을 '넬슨 블러드'라고도 한다. '넬슨의 피'라는 이야기인데 럼주 본래의 색은 무색이다.
　나무통에서 숙성을 시켜도 기껏 몇 년밖에 되지 않으므로 빛깔이 진하게 되지는 않는다. 캬라멜의 색소를 넣어서 갈색으로 하는 풍습이 있어 약간의 색깔이 난다. 그렇더라도 그 색깔에서 피를 연상하는 사람은 없을 것이다. 럼주를 '넬슨의 피'라고 한 것은 빛깔 때문이 아니라 넬슨이 전사했을 때의 이야기에서 비롯된 것이다. 1805년 영국의 넬슨 제독이 트라팔가에서 프랑스, 이스파니아의 연안 함대를 격파하고 그 자리에서 전사했을 때 유체가 부패하는 것을 방지하기 위해 럼주에 담갔던 것이다. 연합 함대를 무찔러 승리에 취해 있는 본국으로 럼주에 담긴 넬슨이 말없이 돌아왔다. 영국 사람들은 그의 위대함을 되새기기 위해 그 럼을 마셨다고 한다. 넬슨 제독을 숭배하고 사모하는 사람들에 의해 그 럼은 '넬슨 블러드'라고 부르게 되었다고 한다.
　영국 해적선이 카리브 해를 지나는 무역선들을 약탈하던 시절부터 해적들이 럼을 마셔 왔다. 그런데 아무리 무법자인 해적들이지만 그들에게도 엄한 규율이 있었다. 낮술은 엄금되었던 것이다. 그들이 럼주를 배급받은 것은 해가 범선의 돛대 맨 꼭대기 가로목 아래로 떨어지는 때였다. 그 가로목의 이름이 야드 암(yard arm)인데 망을 보던 자가 야드 암을 지켜보다가 석양이 그 아래로 떨어지면 "야드 암!" 하고 고함을 지른다. 그러면 선창 속에 있던 해적들이 그릇을 들고 나와 큰 럼 통에서 배급을 받았다고 한다.

럼의 원료는 사탕수수의 부산물인 당밀과 착즙 안에 생기는 거품(skimming)이다. AD 800년 이전에 이미 Arack이란 이름으로 럼과 비슷한 것이 만들어졌다고 한다. 럼주는 콜럼부스가 푸에토리코를 발견하고 사탕수수를 심은 1492년에 뿌리를 박기 시작했다. 3세기에 인도에서 유럽과 스페인에 보급되었다. 럼이란 이름은 사탕수수의 라틴어 사카룸의 어미인 rum으로부터 유래했다고 한다.

럼주의 향은 원래 원주민들이 원시적인 방법으로 이상 발효시켜 생성된 낙산에스테르의 향기인데 그 향을 좋아하는 사람이 별로 없다. 그런데 럼주가 술꾼이 아닌 단맛의 과자를 좋아하는 여성들에게 더 판매가 되고 있다. 스펀지 케이크를 만들 때 럼주를 희석하고 설탕을 탄 것을 이용하면 럼주의 풍미가 케이크에 잘 퍼져 질 좋은 제품이 만들어진다.

사탕수수를 압착한 즙액에 효모를 넣어 발효시키고 증류한다. 이 증류주는 독특하며 강한 향을 갖는데 Sherry술의 빈통에 담아 수년간 저장한다. 미국에선 증류 뒤 4년간 통 저장을 해야만 제품으로 인정하고 있다.

럼의 주정도는 50% 가량이며 서인도제도의 것이 품질이 좋다. 특히 자마이카럼은 품질이 좋은 것으로 평판이 높다. 기아나의 데메라라럼은 알코올이 75%나 된다.

럼은 크게 3가지로 나뉜다.
- Heavy rum(dark rum) : 색이 짙은 갈색이고 자마이카산이 많다.
- Medium rum(gold rum) : 중간색의 것으로, 기아나나 아르치니크산이 이에 속하며 색은 반투명이다.

• Light rum(white rum) : 담색의 것으로 트리니다트, 바르바도스, 쿠바, 프에트리코산이 이에 속하는데 거의 색이 없는 투명체다.

럼주는 알코올 도수가 아닌 맛이나 향의 강약으로 헤비, 미디엄, 라이트의 3가지 타입으로 나뉘는데 이것은 당밀을 발효시킬 때의 방법에 따라 차이가 난다.

럼주는 1930년대에 미국에서 칵테일 재료로 쓰이면서부터 칵테일로 명성을 얻게 되었다.

럼주를 주체로 하는 칵테일로는 에그 노그, 오비트·쿠바리바, 다이큐리 칵테일, 바카디 칵테일 등이 있다. 이 가운데 에그 노그는 크리스마스 때 마시는 음료로서 달걀과 우유를 이용하여 자양이 풍부하다. 지금은 4계절 아무때나 이용되고 있다.

재료는 달걀 1개, 설탕 3작은술, 브랜디 1.5리큘잔, 럼주 1/2리큘잔, 우유다.

우유로 잔을 채운 뒤에 이들 재료를 얼음과 함께 쉐이크한 다음 큰 잔에 옮기고 넛 메그 가루를 뿌려서 마신다. 넛 메그는 향신료의 한 가지인데 영명은 Nut meg(Mace), 불어는 Muscade, 한명은 육두구(肉荳蔲)이다. 육두구과의 상록수인데 동인도제도와 마라카제도가 원산지로 알려져 있고 서인도제도와 시론 등에서도 생산되고 있다.

높이 16m나 되는 직립수로 가지는 밑에서부터 여러 개로 갈라져 외관상 원추상으로 자란다. 자웅이주이고 액과(液果)는 서양배 모양인데 익으면 두꺼운 육질이 2쪽으로 갈라져 씨앗이 보인다. 과실 길이는 약 5cm이다. 씨앗은 1개인데 빨간 종피(mace)로 싸여 있다. 씨앗 속의 인(仁)은 주름이 잡혀 있다. 과실을 쪼개 종피를 제거하고 2주일간 햇볕에 말린다. 흑갈색 깍지를 4~8주간 건조한 다음 나무 망치로 깨면 갈색의 씨앗 육두구가 나온다.

육두구의 주성분은 지방과 정유인데 육두구유는 무색 또는 담황색 액체로, 물에는 녹지 않으나 알코올에는 녹는다. 향기 성분은 피넨과 칸텐 등이다. 달착지근한 향과 고유한 향미가 있다. 섬세한 향으로 표현되고 있는데 불쾌한 냄새를 감싸는 데 아주 효과적이다. 양배추를 가열 조리할 때 생기는 좋지 못한 유황 냄새를 제거하는 데 매우 효과적이다. 식육 가공, 제과, 베이커리, 소스, 케첩, 카레 등에 널리 이용된다.

칵테일 에그 노그에 육두구 가루를 조금 뿌리면 럼주의 좋지 못한 향미가 제거되면서 독특한 향미를 생성하게 되어 궁합이 썩 잘 어울린다.

중국의 《본초강목》에서는 육두구에 대해, 꽃과 열매 모두 두구(荳蔲)와 흡사한데 핵이 없기 때문에 육두구라고 이름 붙였다고 설명하고 있다.

샴페인과 캐비어

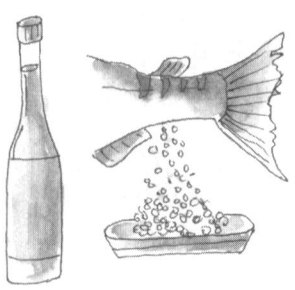

축하연이나 선박 진수식에 빠져서는 안 되는 술이 샴페인이다. 와인의 역사가 오래인 것에 비해 같은 포도로 빚어지는 술이지만 샴페인은 200여 년의 짧은 역사를 가지고 있을 뿐이다. 역사는 우연히 이어지는 운동이라고 말한 사람도 있으나 술의 역사를 보아도 그러한 것에 해당하는 것이 많다.

1668년 프랑스 샴파뉴 지방의 오비레 수도원으로 부임한 돈 뻬리뇽(Don Perignon)이라는 신부가 그곳 술 창고와 회계직을 맡게 되었다고 한다. 부임한 지 15년이 지난 어느 날 어두침침한 지하 술 창고를 돌아보다가, 발효가 다 끝나지 않은 미숙 포도주 병을 코르크 마개로 봉해 두었다는 것이다. 그런데 며칠 뒤 그 포도병이 요란한 소리를 내며 폭발하고 말았다. 그 소리에 놀라 달려온 뻬리뇽은 깨어진 유리 조각으로 그 황금색의 술맛을 보고는 다음과 같이 소리쳤다. "아아, 나는 행복을 마시고 있다!"

포도주가 발효되는 동안 발생한 거품(탄산가스)이 코르크 마개 때문에 도망치지 못하고 압력이 생겨나 따르면 거품이 많이 나고 시원한 발포성 포도주(sparkling wine)가 탄생한 것이다.

그 이전까지 술병 마개는 대마실을 여러 겹 엮은 것을 납(양초)으로 굳혀 사용해 왔었다. 돈 뻬리뇽이 코르크를 최초로 썼다고 한다.
　돈 뻬리뇽은 장님이었기 때문에 보통 사람보다 미각이 매우 발달해서 원료 포도의 선택에서부터 와인을 혼합하는 이른바 브랜드 방법의 확립, 거품을 유지하기 위한 코르크 마개의 개량을 이룩해서 오늘날의 샴페인이 탄생되도록 공헌하였다.
　그런데 발포성 포도주를 무조건 샴페인이라고 하는 것은 잘못이다. 발포성 포도주에는 샴페인, 아르마냑 등 여러 가지 명사가 있는데 그것들은 바로 그것이 생산되는 지명에서 생긴 것이다. 샴파뉴 지방에서 만든 것에만 샴페인이란 이름을 쓸 수가 있다. 좋은 술을 만드는 포도원의 이익을 보호하고 그 품질을 보증하기 위해 프랑스에 일찍이 제정한, '아펠라시온 도리지느 콘트롤레' 라는 원산지 통제 호칭법에 의해서이다.
　생일 잔치나 축하 행사 때 터뜨리는 술로 알려진 샴페인은 펑 하는 소리와 함께 기분 내는 술이다. 그래서 와인의 꽃, 마력의 술로 불리기도 한다.
　샴페인은 와인과는 달리 술병을 밀봉하기 때문에 산소의 공급이 중단되고 압력이 생겨나게 된다. 그 사이에 퓨젤이라는 성분이 더 만들어져 독특한 향기를 주게 되나 숙취나 악취의 원인이 되기도 한다. 그렇기 때문에 샴페인은 대개 첫 잔으로 그치는 일이 많다. 맛있는 술일수록 조심해야 한다.
　다음은 샴페인을 터뜨리고 맛있게 마시는 요령이다.
　① 샴페인은 마시기 전에 식혀야 한다. 30분 전에 얼음통에 넣어 5~8℃ 정도로 식었을 때 마개를 딸 것.
　② 냅킨으로 병을 싼 다음 헝겊 끝을 가볍게 마개를 걸고, 철사를 풀어 마개를 뺀다. 코르크 마개를 펑 하고 날리는 것은 좋지 않으며 마개를 빼는 앞쪽에 사람이 없는 것을 확인할 것.
　③ 술잔 가득 따르지 말고 잔의 6할 가량만 따를 것.
　④ 병을 되도록 진동시키지 말 것. 거품이 지나치게 많이 나면 우

선 조금만 따르고 잠시 뒤에 따를 것.

　⑤ 술잔에 얼음을 띄우지 말 것.

　⑥ 병 상부에 있는 라벨은 절대로 떼어 내지 말 것. 손님에게 그 샴페인의 종류를 알려야 한다.

　⑦ 샴페인을 보관할 때엔 포도주의 경우와 마찬가지로 병 입구를 조금 아래로 뉘어 둘 것.

　이 샴페인에는 가장 알맞은 안주로 알려져 있는 것이 캐비어(caviar)이다. 캐비어는 러시아, 유럽, 이란, 흑해, 카스피 해 등에 분포하는 칠갑상어(sturgeon)의 알이다. 이 알을 소금에 절여 만든 알젓으로, 식도락가들이 이름만 들어도 군침을 흘리는 식품이다. 3대 진미의 하나로 값이 매우 비싸서 대중적인 식품은 결코 아니다. 세익스피어의 햄릿에도 캐비어가 묘사되고 있다.

　칠갑상어로 유명한 카스피 해는 이름은 바다 '해' 자가 붙어 있지만 동남유럽과 서남아시아의 중간에 위치하는 짠물 호수다. 그 수면이 해면보다도 26m나 낮다. 이란도 그 카스피해 연안에 접해 있다.

　상어를 잡자마자 알을 꺼내 알 가장자리의 막을 제거하고 소금에 절인다. 빨리 부패하므로 채취된 알은 냉동하거나 통조림병으로 만들어 냉장고에 보관했다가 사용한다. 100g당 단백질 30%, 지질 20% 등이 들어 있어 340kcal의 열량을 갖는 고영양식품이다. 흑색의 것과 적색의 것이 있는데 알에서 물을 빼고 여름철에는 소금을 10%, 가을에는 8% 가량 섞고 용기에 밀봉해서 숙성시킨다.

　캐비어는 다음과 같은 종류가 있다.

- beluga 캐비어 : 철갑상어 가운데 가장 큰 종류로 350파운드 가량의 알을 갖는다. 은빛 회색, 굵은 편으로 일등급이다.
- schip 캐비어 : 몸무게가 175파운드 정도로 2등급이고, 알은 25파운드 정도 생산한다.
- osetrova 캐비어 : 몸무게가 440파운드 정도로 45파운드의 알을

생산하며 노란색의 회색빛이다. 이란과 러시아에서 생산된다.
- seruga 캐비어 : 가장 작은 철갑상어의 일종으로 무게가 25~120 파운드이다. 알은 2~12파운드 정도 생산되며 알의 조직이 섬세하고 좋은 맛을 가지고 있다.

일반적으로 알의 크기가 크고 은회색 빛깔이 연하면 연할수록 질이 좋다. 크기와 색깔이 고르고 윤기가 나며, 둥근 면이 곱고 건조 상태가 좋아야 한다. 짠맛과 쓴맛이 없고 연하고 순한 맛을 가져야 상품이다.

캐비어는 얼음 위에 놓아서 오드블로 차려지며, 까나페(canape)처럼 토스트에 올려 안주용과 전체 요리로 이용한다. 여러 가지 소스에 넣어 쓰기도 하며 생선에 곁들여 요리하기도 한다.

위스키와 체리

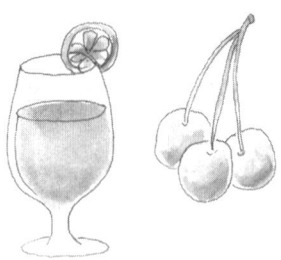

위스키가 세계인의 사랑을 받게 된 것은 유럽인의 생활 필수품이었던 포도주가 수난을 겪게 된 데서 비롯되었다. 1870년, 벌레 때문에 포도나무가 전멸하자 포도주 대신의 음료를 찾은 것이 맹물에 몇 방울의 위스키를 타서 마시는 것이었다. 애당초에는 음료수의 소독용이었던 것이 이내 여러 사람의 사랑을 받게 되었다.

지금 전세계에는 여러 타입의 위스키가 있는데 스코틀랜드산의 스카치가 대표적이다. 아이리쉬 위스키는 그다지 유명하지 않은데 역사는 스카치와 맞먹으며, 이들은 모두 최소한 3년간은 나무통에서 저장 숙성시켜야 제품이 된다.

스카치 위스키는 맥아의 효소 아밀라아제를 이용해서 당화한 곡류의 덧을 증류해서 얻어진 증류주다. 이 증류주는 배합하는 방법에 따라 다음과 같이 크게 나눈다.

① 몰트 위스키(malt whisky : 발아시킨 보리만으로 만든 것)
② 그레인 위스키(grain whisky : 호밀, 귀리, 밀, 옥수수 등 곡류에 보리의 맥아를 전체의 20% 가량 넣어 당화 발효시킨 덧으로 만든 것)
③ 브랜디드 위스키(blended whisky : ①과 ②를 배합 혼합한 것)

1700년 아일랜드와 스코틀랜드가 연합하면서 정부에서 세금을 많이 부과하자 세리의 눈을 피하기 위해 맥아를 실내에서 몰래 이탄(泥炭 : peat)으로 건조하게 되었다. 이것이 위스키에 고유한 풍미를 주는 계기가 되었고, 질이 좋은 이탄이 많이 생산되는 곳이 스코틀랜드였던 것이다.

증류한 위스키는 65~70%의 알코올을 갖는데 이것은 맛이 거칠고 무색 투명하다. 참나무통에 저장하는 동안 숙성되어 고유한 갈색을 띠게 되고 향이 생성된다. 이 위스키를 바탕으로 한 칵테일이 많은데 칵테일의 여왕으로 꼽히는 것이 맨하탄 칵테일이다.

위스키 1/3, 이태리안 버무드 1/3, 앙고스튤라 비터 1방울을 잘 섞어 칵테일 잔에 부은 뒤 체리를 하나 넣어 장식한다. 맨하탄은 뉴욕시에 있는 섬 이름에서 유래된 칵테일이다.

미국은 원래 인디언들의 땅이었다. 50종족이나 되는 미국 인디언 가운데서 잘 알려져 있는 것이 아파치와 샤이안이다. 미국 땅은 백인이 발을 들이기 전에는 그들의 낙원이었다. 미국 땅에 들어온 백인 가운데는 서부극에서 보는 것처럼 악당들이 많아 순진한 인디언들에게 위스키를 마시게 한 다음 토지 계약서에 서명을 하게 해 토지를 강탈하는 자가 많았다고 한다.

1609년 네덜란드의 하프 문이란 배를 타고 미 대륙에 건너온 헨리 한슨이 있었다. 마침 인디언에게 체포되어 사형을 당하게 되었을 때 가지고 있던 위스키로 추장 딸의 열병을 낫게 하여 그 덕에 목숨을 구했다고 한다. 처음 술을 마시고 취해서 흥이 난 그들은 "맨하탄!"이라고 소리쳤는데 그 뜻은 '취했다' 라는 인디언 말이었으므로 헨리는 그 곳을 맨하탄이라고 이름을 붙였다. 14년 뒤에 네덜란드에서 온 총독이 헨리의 말을 듣고 위스키로 인디언을 속여 그 토지를 24달러로 사들이고 그 술 칵테일을 맨하탄이라고 이름지었다고 한다.

이 맨하탄 칵테일에 쓰이는 체리는 대개 인공적으로 새빨갛게 착색되어 있다. 원래 체리는 빨간색을 가지고 있기는 하나 병조림 등 가공을 하게 되면 색깔이 퇴색되어 볼품이 없어지고 만다. 그래서 가공할 때에는 식용 색소로 물들인 것을 저장해서 사용한다.

 우리 나라에서 흔히 볼 수 있는 벚꽃의 버찌는 알이 작아 이런 용도로는 쓰이지 못한다. 최근에는 서양종이 도입되어 재배 생산되고 있다. 원래 이 체리는 프랑스의 산림 지대에서 많이 생산되고 있었다. 이 체리를 보존하기 위해서는 알코올에 담그는데 그것이 칵테일이나 케이크 장식용으로 쓰인다. 빨간색과 녹색의 두 종류가 있는데 마라스키노 체리는 빨간 색으로, 이탈리아 술에 담근 것이다. 박하술에 담근 녹색의 것은 민트 체리다.

위스키와 비터즈

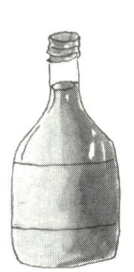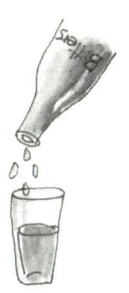

비터즈(bitters)는 쓴맛이 있는 음료로 식욕 증진 효과가 크다. 이전부터 건위제로도 사용되어 왔다. 식전이나 식사 1시간 전쯤에 마시는 것이 좋다고 하는데 양이 지나치면 도리어 위장을 약화시킬 염려도 있다. 또 비터즈는 식욕 증진뿐 아니라 악취나 숙취 때에 마시면 좋다고 알려져 있다.

원래 비터즈는 쓴맛이 강한 술이므로 그것만은 많이 마실 수 없다. 여름철에 식욕이 떨질 경우 우리 나라에서도 익모초(益母草)즙을 마셔 왔던 것과 매이 비슷한 것이다.

칵테일의 경우 대체적으로 비터즈를 1~2방울 사용하는데 대표적인 비터즈는 앙고스튤라 비터즈와 오렌지 비터즈다. 비터즈 병 끝에는 한 번 기울였을 때 1~2방울이 흘러나오도록 스포이드 모양의 것이 달려 있다.

앙고스튤라 비터즈는 남미의 트리니타드 섬의 시가트 회사 제품이 유명하다. 이 비터즈는 일반적으로 여러 칵테일에 많이 쓰인다. 올드 패션, 맨하튼, 진 비터 등에 이용된다.

또 하나는 오렌지 비터즈로, 스페인 세비야의 쓴 밀감으로 만들어진 것이다. 세비야의 가로수는 전부가 밀감나무여서, 밀감이 익을 무렵에는 주먹 만한 밀감들이 소담스럽게 익은 것을 볼 수 있다. 이것이 다 익어서 길가에 떨어져도 사람들은 거들떠보지 않는다. 보기에는 아름답지만 사람들이 도저히 먹기 어려운 쓴맛을 가지고 있기 때문이다.

그런데 이 쓴 밀감에서 만들어진 오렌지 비터즈는 큐라소 향이나 오렌지 향을 줄 때에는 귀중한 재료가 된다. 마티니, 브랜디 칵테일이나 진 칵테일에 쓰이는 것은 이 종류이다.

칵테일 중에 라이 위스키를 이용한 칵테일에 올드 패션 칵테일이 있다. 이것을 만들 때에 앙고스튤라 비터즈가 꼭 필요하다. 재료는 라이 위스키(1.5리큘잔), 설탕(1/2작은술), 앙고스튤라 비터즈(2~3방울)이다.

올드 패션 글라스에 설탕 1/2작은술을 넣고 앙고스튤라 비터즈 2~3방울을 넣고 녹인다. 거기에 라이 위스키를 리큘잔 1잔 반을 섞는다. 가늘게 부순 얼음을 거의 채우고 슬라이스 한 오렌지, 체리를 장식하여 마시는 것인데 기호에 따라 탄산수나 물을 섞기도 한다.

미국에서 금주령이 해금되자 라이 위스키를 양조하게 되었다. 이 라이 위스키를 판매 촉진하기 위해서 고안된 칵테일이 바로 올드 패션 칵테일이다. 스코틀랜드나 아일랜드산의 위스키보다 질이 좀 떨어지는 미국 라이 위스키를 판매하는 일은 매우 힘든 일이었다. 그래서 색다른 방법을 찾아낸 것이 이 칵테일이다. 라이 위스키에는 이 앙고스튤라비터즈가 강렬한 술 냄새를 억제하면서 식욕을 돋구는 효과를 가져올 수 있어 궁합이 잘 맞는 것으로 환영을 받게 되었다.

금주령을 내려 가장 큰 실패를 한 경험이 있는 것이 미국이다. 1919년 7월 1일부터 시행되었는데 6월 30일 밤 12시까지 술을 마실 수 있는 시간이어서 갖가지 일이 벌어졌다고 한다. 그런데 술꾼들은 금주령이 내려져도 술을 입수할 수 있었다. 밀수, 밀조, 밀매가 대대적으로 행해졌고, 경관과 쫓고 쫓기는 소동이 벌어졌으며,

기관총까지 등장하는 소동이 벌어졌다. 그 덕에 돈벌이를 톡톡히 한 것이 알 카포네였다. 1931년 6월 5일, 알 카포네는 68명의 부하들과 정식으로 고발당했지만, 밀조와 밀수는 큰 사업으로서 계속 번창해 갔다.

금주법에는 '마시기 위해 취하는 음료를 제조, 판매, 운반 또는 외국에서 수입하거나 미국에서 수출하는 것을 금지한다.' 라고 규정하였다. 취하는 음료 즉 술은 몇 %의 알코올을 가지고 있는가가 문제가 되었다. 청량 음료나 조미료에도 맛을 좋게 하고 보존성을 향상시키기 위해 알코올을 조금 첨가하지만 이것은 취하기 위해서 마시는 것이 아니므로 술이 아니다. 술에 약한 사람은 알코올 1%가 든 주스에도 취하지만, 술꾼들에겐 맥주 정도는 술에 끼지도 못한다. 위스키도 조금 마시면 취하지 않으므로 취하는 음료가 아니라고 이의를 제기하는 사람이 있는 등 주마다 그 해석이 제각기 달랐다.

그래서 정부에선 5/1,000 이상의 알코올을 갖는 음료가 취할 수 있는 음료라고 최종 결정을 내렸다. 그러자 맥주나 포도주 등은 취하기 위해서 마시는 것인데 위스키나 진 등은 인사불성이 되기 위해 마시는 것이므로 술이 아니라는 이상한 반론도 등장했다. 약용으로 마신 것이 취하는 기분이 되었다고 법적으로 저촉되지는 않는다는 것이다. 46%나 되는 술을 마신 사람에게 무죄 판결을 내린 일도 있다. 배심원 가운데 술꾼이 많으면 약용으로 되거나 무죄로 판결되었다.

10년간 금주령이 시행되는 동안 밀수전으로 사망한 업자가 1,400명 이상, 경찰 400명 이상이었다고 한다. 금주의 이상은 좋았으나 시행하고 보니 여러 가지 부작용이 생겨 사회가 더욱 어지러워지자 드디어 금주법이 폐지되기에 이르렀다. 의외로 종교 단체나 부인 단체에서 법 폐지에 대한 반대도 없었다고 한다.

보드카와 오렌지 주스

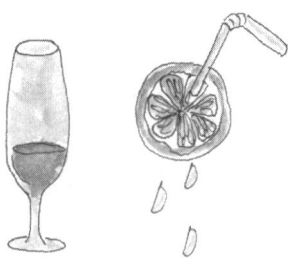

　보드카(vodka)는 러시아의 국민적 음료다. 호밀이나 귀리를 맥아로 당화시킨 것을 발효한 뒤 증류한 술이다. 호밀 대신에 감자나 옥수수, 보리 등도 쓰인다. 이 술의 특징은 자작나무 숯이 든 여과통에서 여러 번 거르는 것이다. 그래서 다른 종류의 술이 갖는 특색이 없는 것이 특징이다.

　어원은 러시아어의 물에서 비롯되었다고 한다. 10세기경에는 꿀을 주원료로 제조하였으나 뒤에 곡류를 사용하게 되었다. 숯으로 여과해서 적당히 희석한 보드카를 다시 자작나무 숯을 채운 몇 개의 원통형 여과통을 통과시키고, 마지막에 모래의 여과통을 거쳐서 완성시킨다. 보통 것은 10개량의 여과통을, 고급품은 40개의 여과통을 통과시킨다. 여과를 많이 거칠수록 냄새와 자극성이 적어지고 무미 무취한 보드카가 만들어진다.

　구소련에서는 혁명 뒤 보드카 판매가 한때 금지되기도 하였고 국민 보건상 작은 포장병을 제한하여 판매한 경우도 있으나 도리어 역효과를 낸 에피소드가 남아 있다.

　미국에서는 러시아 혁명으로 망명한 백계 러시아인에 의해 그 제법이 전해졌는데 지금은 대단히 많은 보드카가 제조되고 있다.

보드카는 매우 독한 술로 알려져 있는데 50% 정도의 알코올을 갖게 물을 타서 제품으로 하고 있다. 한때 소련에서는 레스토랑에서 한 사람에게 100g 이상을 판매하지 않았다고 한다.

러시아인들은 그대로 단숨에 마시고 캐비어를 안주로 하나 미국인들은 보드카를 주스에 타서 마시는 법을 알아냈다. 무색 투명, 무미, 무취에 가까운 술이므로 칵테일을 만드는 밑술로 가장 알맞아 대량 소비하게 된 것이다.

1952년 6.25전쟁이 한창일 때의 일이다. 치열한 공방전을 벌이고 있던 가운데 미국 사령부에서 고지 탈환의 명령이 내려졌다. 병사들이 치열한 백병전을 벌여 며칠 만에 고지 탈환에 성공하였다. 그런데 밤이 되자 낮과는 달리 추위가 엄습해 와 모두 덜덜 떨었다. 적의 목표가 되므로 불을 피지도 못하고 애를 태우던 가운데 한 병사가 참호 속에서 중공군이 놓고 간 보드카를 한 모금씩 마셨으나 너무 독해서 그대로 마시기가 어려웠다. 그래서 마침 가지고 있던 오렌지 주스에 섞어 맛을 보니 천하일미라 전우들과 함께 마시면서 승리의 기쁨을 나누었다고 한다. 피로와 공복감으로 그 술은 오장육부에 배어들었으므로 술꾼은 이것을 대환영, 술 이름을 스크류 드라이버(나사 조이개)라 부르게 되었다.

본국에 돌아간 그들이 오랜만에 바에 들러 칵테일 족보에 없는 이 술(보드카+오렌지 주스)을 주문하고 술집에 있던 다른 사람에게도 맛보게 한 것이 새로운 칵테일의 탄생이었다. 맛을 보면 마치 오렌지 주스 같으나 맛과 향기가 없는 보드카가 잘 어울려 여성도 쉽게 마실 수 있다. 그래서 술에 약한 여성들은 조심해야 할 칵테일로 되어 있다. 마실 때는 순하지만 이내 취기가 속에서 나사 조이듯 강렬하게 솟구친다는 뜻이다.

위에서 본 스크류 드라이버의 유래와 같이 우연한 기회에 만들어진 칵테일이 매우 많다. 칵테일의 종류가 하늘의 별만큼이나 많다고 하는데 칵테일 발생지는 미국이다.

메이플라워 호를 타고 신대륙을 찾아간 사람들이 만들 수 있는 술은 버본 위스키가 고작이었다. 이 술은 옥수수를 원료로 하는 알코올이었고 목구멍을 넘기기가 하도 어려워 궁리해 낸 것이 칵테일인지도 모른다. 칵테일은 2가지 이상의 술을 섞어서 마시기 때문에 믹스 드링크에 해당하는 것이나 믹스 드링크라고 말하지는 않는다. 1891년 《뉴욕월드》라는 신문에 처음 등장하는 말이다.

양주를 마시는 방식에 따라 롱 드링크와 쇼트 드링크로 나눈다. 롱 드링크는 여러 가지 양주를 탄산수로 희석하는 식으로 양이 많아진 음료다. 하이볼이나 진피즈 등이 대표적이다. 알코올분이 희석되어 있기 때문에 배부를 때보다는 공복감이 느껴질 때 마시게 된다.

희석하는 비율은 보통 기주의 분량을 싱글과 더블로 나눈다. 원 핑거, 투 핑거라는 표현을 쓰기도 한다. 이것은 손가락을 옆으로 뉘었을 때 유리잔에 갖다 대면 그 높이가 싱글에 해당하는 것이다. 대개 싱글은 30ml이다. 하이볼의 경우 20ml의 유리잔을 쓰고 더블로 해서 43도의 위스키가 약 4배로 희석되므로 마실 때는 11% 가량의 주정도를 갖는다. 양이 많으므로 롱 드링크는 마시는 데 시간이 걸리게 마련이다.

이에 비해 쇼트 드링크는 스트레이트나 칵테일의 경우처럼 양주를 거의 희석하지 않고 그대로 마신다. 쇼트 드링크는 식후에 알맞은 술인 셈이다. 위스키나 브랜디 등을 스트레이트로 마시는 경우 쇼트 드링크라도 빨리 마실 필요는 없다. 그러나 칵테일은 대부분 차게 식힌 것이 많으므로 되도록 빨리 마셔야 한다. '칵테일은 잔이 울기 전에 마셔야 한다.'는 말이 있다. 칵테일 잔은 손잡이가 학 다리 모양으로 길다. 차게 만들어진 칵테일을 잔에 따르면 방 안 온도와의 차이 때문에 시간이 흐르면 잔 바깥쪽에 물방울이 맺힌다. 이것을 눈물로 비유해서 칵테일 잔이 울기 전에 마셔야 한다는 것이다. 그래서 칵테일을 마실 때는 손잡이를 들고 마셔야 제격이다.

보드카와 토마토 주스

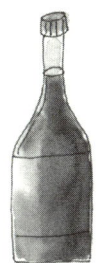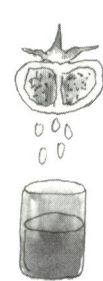

　술꾼들이 과음을 하고 난 다음날 속을 풀기 위해 마시는 음식을 해장이라고 한다. 술로 뒤틀린 창자를 술로 푼다는 뜻으로 생각하여 '해장(解腸)'이라고 흔히 쓰지만 이것은 와전된 말이다. 우리말 사전에 해장은 '解酲'으로 표기되어 있다. '酲'란 명정(酩酊)의 '정'자로, 술 때문에 걸린 병이란 뜻이다. 술 때문에 생긴 병은 술로 풀어야 한다는 생각에서 '해장'이라는 말이 생겼을 것이다.

　술 때문에 생긴 증상 즉 정을 영어로는 행 오버(hang-over)라고 한다. 이 뜻은 전날 마신 주기가 다음날까지 이어진다는 뜻에서 비롯되었다. 그것을 치료하는 서양인들의 처방 역시 동양과 마찬가지여서, 다시 술을 마시는 방법이 가장 대표적인 것이었다. 이 행 오버를 없애는 해장술을 그들은 아이 오프너(eye-opener)라고 한다. 눈을 뜨게 해주는 술 즉 개안주(開眼酒)가 해장술이란 뜻이 되었다.

　해장술에 또 다른 영어 표현이 있는데 'hair of the dog(개털)'이라는 말이다. 개털이 어째서 해장술이 되었겠는가. 서양에서는 개에게 물렸을 때 그 개의 털을 조금 깎아서 그것을 물린 상처에 바르면 치료된다는 속설이 있기 때문이다. 숙취란 술 때문에 위장이 아파서 생기는 현상이다. 그래서 개털을 조금 발라 주면 낫듯이 해장술을 개털이라고 부른다는 것이다. 그 날 일수가 사납지 않으려거든 해장술을 들지 말라는 우리 말이 있다. 이 말은 술꾼에게 해장술이 얼마나 필수적인 것인가를 강조하는 말이다.

그런데 일본 사람들은 해장술을 무카에사케(迎酒)라고 생각한다. 숙취의 원인이 전날 마신 술이 뱃속에서 화를 내어 요동을 부리는 것이므로 해장술 몇 잔으로 환영 사절을 보내면 노기가 사그러져 없어진다고 생각하는 것이다.

서양 사람들이 이 무카에사케에 해당하는 해장술로 애용하고 있는 것이 블러디 매리(bloody mary)이다. 이 칵테일은 보드카 30~45ml에 토마토 주스를 적당량 섞은 것이다. 먼저 얼음 2~3개를 넣은 유리잔에 보드카를 따르고, 차게 한 토마토 주스를 2~3배로 채워 가볍게 휘저어 준다. 여기에 레몬 1/6~1/8쪽을 장식하고 샐러리를 곁들이기도 한다. 마실 때에는 레몬을 짜 넣거나 좋아하는 향신료(타바스코, 소금, 후추, 샐러리 솔트, 우스타 소스) 등을 섞어서 마신다.

이 술의 바탕은 러시아의 보드카인데 영어 이름인 매리가 되기 이전에는 러시아에서 카츄샤 또는 바타샤라고 불렸다고 한다.

보드카는 수많은 러시아 문학작품에 거의 등장할 정도로 그들에게는 뗄 수 없는 음료다. 레닌이 한때 보드카의 생산과 판매 그리고 음용을 금지한 일이 있었으나 얼마 가지 않아서 해지하고 말았다.

원래 보드카는 '생명의 물'이라는 뜻에서 생긴 말이라고 한다. 흔히 무색·무미·무취로 개성이 없는 것으로 알려져 있지만, 거기에 배합하는 재료에 따라 다양한 맛을 창조할 수 있기 때문에 그 소비가 급진적으로 늘어나게 되었다. 술은 원래 소량의 불순물이 함유되므로 보통 참나무통 등의 자연 향료로 냄새를 없애는데 보드카는 활성탄으로 여과시켜 냄새를 없앤다. 그만큼 불순물이 적어서 해장용 술로 적당한지도 모른다.

이 보드카에 토마토 주스를 다른 칵테일보다는 훨씬 많은 양을 넣어서 마시는 것이 블러드 매리다. 사실 이 음료의 주성분은 토마토인 셈이다.

토마토를 프랑스에선 '사랑의 사과'라고 하며 이탈리아에서는 황금의 사과라고 부른다. 그만큼 정력 식품으로 대접받는 이유는 그 영양 성분에 있다. 몸의 기능을 조절하는 비타민C, 지방 대사를 도와주는 비타민B_6, 모세혈관을 강화하는 비타민P, 고혈압 개선에 도움이 되는 루틴, 두뇌활동을 활성화하는 아미노산, 혈액을 구성하는 철분, 칼륨 등 비타민과 미네랄이 매우 풍부하다.

이러한 영양소를 섭취한다면 컨디션은 물론 당연히 정력도 증강될 것이다. 영국에서는 '러브 애플'로, 미국에서는 '울프 애플'이라고 하는 것도 토마토가 가진 정력제 효과를 표현하고 있는 말이다.

토마토는 이러한 정력제 효과뿐 아니라 피로 회복에도 빠르게 작용한다. 토마토는 노화 현상을 일으키는 프리라디칼을 없애는 힘도 가지고 있다는 것이 밝혀졌다. 토마토에는 비타민A, B, C 그리고 E가 들어 있어 면역력의 저하, 노인성 치매, 암을 예방하는 효과도 기대된다.

술 마신 뒤에 토마토 주스를 마시는 것은 매우 유익한 일이다. 토마토 주스를 마시면 숙취는 물론 불쾌한 입 냄새까지 제거된다. 이것은 토마토가 가지고 있는 독특한 냄새 작용 때문이다. 토마토의 풋내로 느껴지는 특수한 향기 성분은 숙취나 구취를 없앨 뿐 아니라 여러 가지 악취를 제거해 준다. 그래서 육류와 생선, 여러 가지 야채 요리에 토마토를 곁들이는 것도 저마다 재료가 가진 독특한 냄새를 없애 주기 위함이다.

토마토는 날 걸로 먹는 것이 보다 효과적이다. 비타민B군 특히 비타민B_6는 단백질이나 지질의 소화를 촉진시키는 효과가 있기 때문에 위를 편하게 해주는 식품으로 알려져 있다. 토마토에는 변비 예방 효과가 있는 식물성 섬유 펙틴도 많이 들어 있다.

청주와 은행

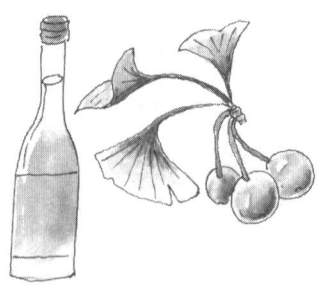

일본을 대표하는 술로 알려진 것이 청주다. 청주는 쌀을 원료로 하여 누룩 대신에 코오지(麴)를 만들어 넣어 빚은 술로, 알코올 도수가 16% 선이다. 그런데 이 술을 대부분의 사람들이 정종(正宗)이라고 잘못 부르고 있다.

일본 ≪고사기(古事記)≫에 따르면, 응신천황(A.D 270~312) 때 백제의 인번(仁番)이라는 사람이 새로운 방법으로 맛좋은 술을 빚었기 때문에 그를 주신(酒神)이라고 불렀다고 한다.

≪성씨록(姓氏錄)≫이라는 책에는, '한국인 증증보리(曾曾保里, 須須保理) 형제가 술 만드는 재주가 뛰어나 왕이 마시는 술을 만들게 하였다.'고 기록하고 있다.

요즘 청주는 사케(酒, sake)라는 이름으로 일본을 대표하는 술이 되었다. 사케란 말의 어원에 대해서 다음과 같은 흥미 있는 이야기가 있다. 일본 교토 스스키 다나베조에 자리한 사가 신사(佐牙神社)에 술의 신이 봉헌되고 있다. '사까', '사가'가 '사케'의 고어이며 '사가'라는 말은 한국어의 '삭았다(발효되었다)'라는 말에 해당하므로 이 신사의 이름을 납득하게 한다. 일본 각지에 술과 관계된 신사가 많은데 그 가운데는 사가(佐加), 사가(佐香)라는 이름이 붙는 것이 많다.

다나베쬬의 사가신사에 전해지는 <연희식내좌아신사본원기(延喜式內佐牙神社本源紀)>에는 증증보리(曾曾保理, 《古事記》의 須須許理)에 관한 기록이 남아 있다. 따지고 보면 일본식 청주의 한자 그대로 풀이하면 '맑은 술'로서, 탁주인 흐린 술과 구별짓는다.

우리의 전통 청주(약주)는 곡류(멥쌀, 찹쌀, 가장 등)와 누룩을 이용하여 빚는데 누룩은 밀기울을 원료로 만든다. 누룩에는 당화 효소를 분비하는 곰팡이류와 알코올 발효를 할 수 있는 효모류가 함께 자라고 있다. 그래서 호화(糊化)시킨 곡류와 누룩을 함께 독에 넣어서 빚으면 당화와 발효가 동시에 일어난다. 또 발효가 진행중인 술에 곡류를 더 첨가하는 이른바 덧술법을 사용하여 알코올 농도를 높여 주고 술의 품질 향상을 꾀하였다.

일본식 청주는 코오지라고 하는 국(麴)을 제조하는 것이 다를 뿐 우리의 전통 청주와 제조법의 맥락이 같다.

코오지는 찐쌀에 곰팡이류를 인위적으로 배양한 것으로, 결국 당화용 효소를 얻는다는 점이 누룩과 같은 원리다. 단지 곰팡이균을 분리하여 배양한 것이 다르다.

우리 나라가 일본의 침략을 받게 되자 1883년 1월 후구다라는 일본인이 부산에 최초로 청주 공장을 세웠다. 이어 여러 곳에 일본식 청주 양조장이 만들어져 여러 가지 상표를 갖는 제품이 만들어졌다. 그 상표 가운데 하나가 정종(正宗)이었고 일본식 발음이 마사무네였다. 이것이 많이 팔리면서 우리 나라 사람들에게 일본식 청주의 대명사로 잘못 쓰여 왔다. 청주를 정종이라고 하는 것은 크게 잘못된 것이다.

일본 청주의 명산지로 '나다'가 손꼽히고 있는데 고베에 있는 육갑산(六甲山)에서 나오는 미야미즈(宮水)로 빚어진다. 술을 빚는 데 가장 중요한 것이 물이라는 것은 부인할 수 없을 것이다. 수백 년 전부터 이곳에서 술이 만들어진 이유는, 주 소비지가 에도(지금의 동경)로, 배로 실어 가기에 알맞은 항구였기 때문이다. 전국의 술 생산량 가운데 약 10%(60만석)가 이곳에서 생산된다고 한다.

일본 사람들이 청주를 마실 때 가장 좋은 안주로 손꼽는 것이 은행이다. 은행의 원산지인 중국에서는 은행나무를 '공손수(公孫樹)'라고 한다.

열매가 맺기까지 수십 년이 걸리기 때문에 할아버지가 심으면 손자가 그 열매를 먹게 된다는 뜻에서 붙여진 이름이다. 중국을 비롯하여 한국과 일본 등지에 주로 분포되어 있는데, 잎이 부채꼴 모양이고 오리발 같기도 하여 압각수(鴨脚樹)라고도 한다.

열매는 고약한 냄새가 나는 외종피(外種皮)에 싸여 있고 속에 단단한 껍질이 있다. 그 껍질 때문에 오래 저장할 수 있는데 식용하는 부분은 그 안의 배유(胚乳)다.

사람에 따라서는 은행 열매의 외종피가 피부에 닿으면 옻이 오르기도 한다. 일종의 알레르기 증세다.

은행은 당질이 특히 많은데 대부분이 전분이고 자당분이 소량으로 섞여 있다. 신경 조직의 성분이 되는 레시틴과 비타민D의 모체가 되는 에르고스테린도 들어 있다. 단백질도 질이 우수한 편이지만 은행의 특색은 아무래도 그 고유한 풍미에 있다.

고유한 풍미를 이루는 성분은 청산(靑酸) 배당체(配糖體)이다.

은행은 계절적으로 청산 화합물이 생성되기 때문에 때로는 중독 사건이 일어난다. 그러나 100g 가운데 청산이 50mg 미만인 것은 별로 지장이 없다. 특히 덜 익은 열매는 그 피해가 더 심하다고 한다.

은행 열매는 밤에 오줌을 싸는 어린이들의 치료에 좋은 효과가 있어서 잠들기 3~4시간 전에 구운 은행 열매 5~6개를 먹이면 가벼운 증세는 며칠 안에 완치된다고 한다.

옛날 중국에서는 가마 타고 시집가는 신부에게 떠나기 전 구운 은행 열매 10여 개를 먹이면 무사했다고 한다.

은행은 굽거나 가열해서 익히면 독성이 줄고 독특한 풍미가 나기 때문에 날 것으로는 먹지 않는다.

은행은 음식에서 구미를 돋구어 주어 식욕이 나게 한다. 뿐만 아니라 은행잎에는 혈액 순환을 원활히 하는 성분이 있어 이용되고 있는데 한국산이 가장 좋다고 알려져 있다.

청주를 마실 때 군 은행을 안주로 먹으면 쌉쌀한 맛이 청주 맛을 돋구어 주어 좋고, 주독을 푸는 효과까지 있어 궁합이 맞는다.

곡류의 음식궁합

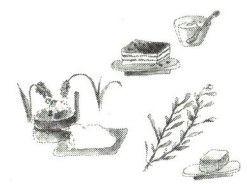

참깨와 콩과 대추

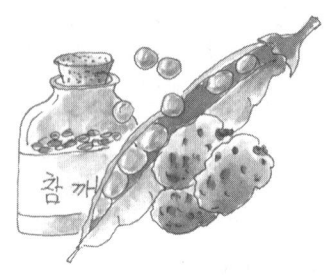

　선식(禪食)은 선인들이 먹은 음식으로 소문나 있다. 문헌에 의하면, 선식 만드는 방법을 다음과 같이 말하고 있다.
　胡麻大豆大棗同九蒸九曝作團食延年斷穀 : 참깨·콩·대추 3가지를 함께 아홉 번 쪄 말려서 찧어 경단을 만들어 먹으면 밥을 먹지 않고도 장수할 수 있다
　선술(仙術)의 대표적인 책으로 볼 수 있는 ≪포박자(抱朴子)≫에 보면 胡麻一名方莖 服餌不老 仙家所食, 즉 '참깨를 먹으면 늙지 않고 선인들이 먹는 식품'이라고 말하고 있다. '白蜜一升 巨勝一升 合之名曰靜神丸 又服法胡麻 九蒸九曝炒香杵末蜜丸彈子大酒下一丸' '깨를 복용하는 방법으로 꿀 1되와 깨 1되를 찧어 반죽해 만드는 정신환(靜神丸)이 있는데, 깨를 구증구포(九蒸九曝 : 약을 만들 때 찌고 말리기를 아홉 번 한다는 뜻이나 아홉 번이라는 숫자에 구애될 필요는 없다)하여 절구로 찧고 이를 꿀로 환약을 만들어서 술로 삼킨다는 것인데 술 없이 그냥 먹어도 좋다'.
　참깨 품종은 빛깔에 따라 검정깨, 흰깨, 누런깨 등으로 구별하는데 한방에서는 흑임자 즉 검정깨가 변비 치료와 영양 강장제로 쓰여 왔다.

참깨의 단백질은 주로 글로블린인데, 그 구성 아미노산으로 보아 동물성 단백질에 비해서 뒤지지 않는 가장 우수한 것에 속한다. 참깨를 볶을 때 나오는 고소한 향기의 일부는 바로 아미노산의 한 가지인 시스틴 등이다. 그 우수한 성분 때문에 깨죽은 정력제나 병후의 회복 음식으로 이용되어 왔다. 참깨가 든 음식은 일반 서민용이 아닌 귀중한 것이었음을 알 수 있다.

참기름은 우리 가정에서 가장 많이 쓰는 기름이다. 그런데 이들 기름은 동물성 지질에 비하면 매우 안정적이어서 오랫동안 변하지 않고 두고 먹을 수 있는 장점이 있다. 기름이 변질하는 것을 산패(酸敗)라고 한다. 동물성 지질에 비해 참기름이 잘 산패되지 않는 이유는 기름의 산화를 막아 주는 비타민E와 세사몰과 세사미놀 등이 들어 있기 때문이다. 이들 성분은 기름을 덜 정제했을 때 많이 섞이게 된다.

참깨는 볶아서 기름을 짜야만 고소한 향미가 난다. 참기름을 구성하고 있는 지방산은 올레산·리놀산·아라키돈산 등인데 특수 성분으로 리그난 등이 있어 몸에 좋다.

참깨의 일반 성분은 수분 3.8~7%, 단백질 19.4%, 지질 50%, 당질 11~14%, 섬유 2.9%(흰깨)~11%(검정깨), 무기질 4.3~5.3%, 칼슘과 인이 많은데 검정깨에는 칼슘이 1,100mg%나 된다. 참깨는 비타민E와 세사몰이라는 물질과 리그난을 가지고 있어 산화 안정도가 매우 높다.

콩은 고대 중국에서 최초로 재배되기 시작하였고 우리 나라에도 간장·된장·두부 등 여러 가지 전통 식품으로 식생활과 밀착해 온 식품이다.

검정콩은 노란콩과 성분이 대동소이하나 밤콩은 단백질이 26%, 지질이 15% 가량으로 떨어지고 있다. 그러나 콩은 '밭에서 나는 고기'라고 말할 정도로 단백질과 지질이 풍부한 식품이다. 콩에 들어 있는 단백질의 양은 농작물 가운데서 최고이며, 구성 아미노산의 종류도 육류에 비해 뒤지지 않는다.

　콩의 지질은 약 50%가 리놀산이고 리놀렌산이 6%나 들어 있다. 콩기름 중에는 비타민E가 100mg% 가량이나 들어 있어 미용과 노화 방지의 효과가 있다. 심장병·동맥경화·고혈압 등을 일으키지 않는 식품으로 인정받아 미국 등 선진국에서는 콩을 대대적으로 이용하기에 이르렀다. 콩에는 비타민B군이 특히 많고 A와 D도 들어 있으나 비타민C만은 거의 없다.

　콩에는 배당체(配糖體)로 사포닌이 소량으로 들어 있는데 용혈작용이 거의 없다. 콩은 특히 정력 강화에 필요한 단백질이 들어 있다. 즉 정자의 생성을 촉진시키는 라이신과 알기닌, 글루탐산 등이 풍부하다.

　대추는 수천 년 동안 한방에서 사용되었으며, 노화를 방지하는 효과가 있는 신비로운 생약 또는 식품으로 취급되어 왔다.

　한약에서는 대추를 완화 강장제로 쓴다. 잘 익은 대추를 쪄서 말렸다가 달여 먹으면 열을 내리게 하고 변을 묽게 하여 변비를 없애며 기침도 멎게 하는 것으로 전래되어 왔다. 산후에 허리가 아플 때는 진하게 달여 먹고, 임신으로 몸이 허약해졌을 때에는 창호지에 싸서 불에 구워 여러 번 계속 먹으면 기운을 차리게 된다고 한다.

　이와 같이 대추는 요긴한 식품이면서도 중요한 한방 생약의 하나이다. 간장·강정의 효과가 있고 쇠약한 내장을 회복시키며 이뇨 효과도 있다고 한다.

　비상 식량으로써는 이러한 고단백·고지방 식품이 아주 간편하고 좋은 것이었으나 여러 번 가열을 하게 되면 단백질 변성과 지방의 산패를 가져와 식품 영양적인 측면에서는 권장할 만한 것이 못 된다.

찹쌀과 엿기름(노치)

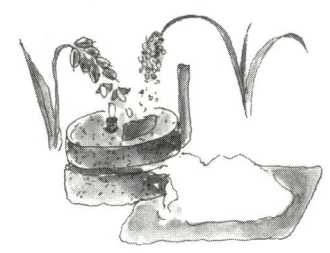

평안도 지방의 고유한 전통식의 하나가 노치다. 주로 명절 때 만들어 음식상에 차리는 고유한 떡이다. 맛이 달고 향기로우며 오래 두고 먹어도 변하지 않는 장점을 가지고 있다. 노치는 찹쌀이나 기장쌀, 조찹쌀가루를 익반죽(뜨거운 물로 반죽)하여 엿기름 가루를 넣고 삭혀 지진 떡이다. 맛이 달면서도 새큼해서 쫄깃쫄깃하고 먹으면 끈기가 있다. 기름 종이에 싸서 보관하면 오래 두고 먹을 수 있다. 노치의 반죽을 삭힐 때 자주 치대어 엿기름이 잘 섞이게 해야 딱딱한 망울이 생기지 않는다.

노치를 만들려면 찹쌀 1kg, 엿기름 가루 100g, 기름 200g을 준비한다.

먼저 찹쌀로 가루를 내어 아주 익을 정도로 끓는 물로 익반죽한다. 송편 반죽 정도로 말랑말랑하게 반죽한 것을 오래 이기면서 엿기름 가루를 섞어 5등분하여 반대기(얄팍하고 넓적한 조각)를 지어 그릇에 담아 뚜껑을 덮고 따뜻한 곳에 둔다. 약 30분 지난 다음 떡반대기를 하나씩 꺼내서 다시 치대면서 엿기름 가루가 고루 섞이게 한다. 이렇게 반죽을 하면 먼저 치댄 떡 반대기가 밑에 놓이도록 포개 놓으면 5등분해 놓은 반대기의 온도가 고르게 된다. 맨 위의 떡

반대기 위에 엿기름 가루를 솔솔 덧뿌려서 겉이 마르지 않게 하고 꼭꼭 누른 뒤 하룻밤쯤 따뜻한 데서 잘 삭인다. 떡 반대기가 잘 삭으면 한데 합쳐서 고루 치댄다. 이렇게 하여 아주 누그러진 떡 반죽을 기름 두른 지짐판에 직경 5cm, 두께 0.2cm의 크기로 얇게 펴서 지진다. 잘 삭은 떡 반죽은 냉장고에 두었다가 지지는 것이 좋다. 세지 않는 불에서 천천히 오래 지져 속까지 잘 익게 해야 한다. 다 지진 노치는 밑바닥이 평평한 그릇에 담아 모양을 바로 잡아 둔다.

찹쌀이 귀한 곳에서는 옥수수 가루 700g에 찹쌀가루 300g과 엿기름 가루 250g, 기름 100g으로 만들기도 한다. 찹쌀이나 옥수수 가루 대신 기장쌀이나 조찹쌀 가루를 이용하기도 하는데 노치는 찰곡식에다 엿기름 가루를 배합하여 따뜻하게 보온 유지함으로써 전분질을 자연스럽게 가수분해하여 맥아당을 형성하는 가공법이다. 말하자면 찹쌀엿이 되는 과정을 거치는 셈인데, 물기를 많이 주지 않음으로써 독특한 지짐이가 만들어지는 것이다.

그 과정에서 당화도 되지만 당화된 당분이 공기 가운데 유산균의 작용을 받아 신맛을 갖는 유산도 형성이 되어서 맛이 달고도 새큼하다. 다른 것과 달리 독특한 향기가 있고 오래 두고 먹어도 변하지 않는 이유가 바로 유산균의 작용 때문이다.

노치는 찹쌀과 엿기름 가루를 조화시켜 만든 우리 나라 고유 음식이다.

멥쌀은 반투명한데 찹쌀은 유백색을 띤다. 비중은 찹쌀 1.08, 멥쌀 1.13으로 찹쌀이 조금 가볍다. 성분상에는 큰 차이가 없으나 전분의 성질이 달라서 찹쌀 전분은 아밀로펙틴이 많고 아밀로오스가 적어 끈기가 강하다. 그런데 멥쌀은 아밀로오스가 상대적으로 많아서 끈기가 약하다. 전분의 호화(익는 상태) 온도는 찹쌀이 70℃ 이상, 멥쌀 65℃이다. 전분에 요오드 용액을 반응시키면 멥쌀은 청자색을 띠는데 찹쌀은 적갈색을 띤다.

찹쌀의 일반 성분은 다음과 같다(100g 가운데 g).

열량 344kcal, 수분 13.2, 단백질 8.7, 지질 1.2, 당질 74.7, 섬유 1.0, 회분 1.0, 칼슘 42mg, 인 250mg, 철 1.3mg, 비타민B_1 0.3mg, 비타민B_2 0.15mg, 나이아신 5.0mg.

엿기름은 용도에 따라 틔운 싹이 보리 알갱이의 1.5배 가량 자라게 만든 것(장맥아)과 틔운 싹이 보리 알갱이보다 짧게 자라게 한 것(단맥아) 2가지로 나눈다. 장맥아는 보리 알갱이 속에 당화 효소가 많이 생성되어서 식혜나 엿 등을 만들 때 알맞다. 단맥아는 보리 알갱이 속의 전분질이 많이 남아 있고 효소의 힘이 강하지 않기 때문에 맥주 제조에 알맞은 재료다.

노치를 만들 때는 단맥아보다 장맥아를 이용해야 잘 삭고 맛있게 된다.

수수와 콩

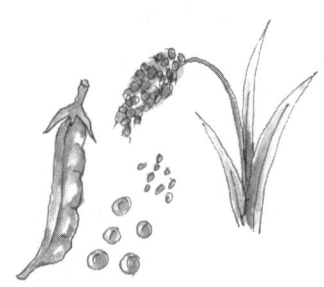

우리 나라 향토 음식의 하나로 경기도 지방에서 전래되는 수수도가니가 있다.

이것의 재료가 되는 수수는 열대 아프리카와 인도가 원산지이나 오늘날은 중국, 중앙아시아를 비롯해 세계 각국에서 생산되고 있다. 우리 나라의 경우 인가 근처의 밭둑 등에 재배하고 있다. 가을에 씨가 여물면 이삭을 말린 뒤 털어서 수확한다. 한명은 고량(高粱), 촉서(蜀黍) 또는 당서(唐黍)라고도 한다.

씨앗은 식용 또는 사료로 이용되었으며 수수대로 빗자루를 만들어 이용하기도 하였다.

점도에 따라 차수수와 메수수로 분류한다.

성분은 조와 비슷하다.

일반 성분을 보면 다음과 같다.(100g 가운데 g) 단백질 10.6, 지질 1.7, 당질 71.7, 섬유 0.8, 회분 1.2, 칼슘 11mg, 인 240mg, 철 1.8mg, 칼륨 180mg, 비타민B 복합체.

떫은 맛 성분 타닌을 가지고 있어 조금 맛이 뜹뜨름하다. 찰수수는 떡이나 술, 엿을 만드는 데 이용되고, 메수수는 밥과 죽 등으로 이용하고 있다. 수수밥, 수수죽 외에 수수경단, 수수부꾸미, 수수

엿, 수수소주, 수수고추장 등을 만들기도 한다.

우리 나라에선 돌잔치 때 돌상에 꼭 올린 것이 수수경단이었다. 아이가 수수경단을 먹어야 잘 넘어지지 않고 잘 자란다는 속설이 있었다. 일부 지방에서는 백일부터 9세까지의 생일날에 수수경단을 해주면 액을 면할 수 있다는 풍속도 있다.

수수가 귀한 대접을 받는 곳으로는 장수촌으로 유명한 코카서스 지방이 있다. 필자가 코카서스를 방문했을 때 한 농가에 초대받아 갔더니 특별히 수수 찐 것을 손님인 내 앞에만 갖다 주는 것이었다. 알고 보니 몸에 좋은 것이어서 귀한 손님이 왔을 때 대접한다고 하였다.

수수경단은 찰수수를 더운물에 2시간 정도 담가 박박 문질러 붉은 물을 우려내야 떫은맛이 덜하다. 이것을 가루로 곱게 빻아 뜨거운 물에 반죽하여 새알 모양으로 만들어 끓는 물에 삶아 떠오르면 건져내 찬물에 헹구어 식힌 다음 팥고물에 쏟아 굴리면 된다.

수수엿은 수수밥이나 죽을 엿기름에 삭혀서 고운 체에 내려 걸쭉하게 졸여서 굳힌다.

수수는 몸을 따뜻하게 해주며 위장을 보호하고 소화불량에 좋은 효과를 보인다고 전해졌다. 수수의 뿌리를 삶아 그 진액을 마시면 이뇨 작용과 신진 대사에 좋고, 해독 작용이 있어 주독이나 약물 중독증 치료 효과도 있다.

새의 먹이로도 이용되는데 잎과 줄기를 사료로 이용해 왔다. 수수를 사료로 사용할 때에는 완전히 익은 것을 써야 한다. 미숙한 수수에는 유독 화합물이 함유되어 있어 중독될 염려가 있기 때문이다. 중국에서는 수수 술을 담가 증류해서 고량주를 만들고 있다.

경기도 지방의 향토 음식 수수 도가니는 다음과 같이 만들고 있다.

먼저 햇수수 5컵, 풋콩 2컵, 풋팥 1컵, 소금 1큰술, 설탕을 조금 준비한다.

햇수수를 씻어서 붉은 물이 빠지도록 여러 번 헹궈 건져 놓는다.

콩과 팥은 깍지를 벗겨 알만 준비한다. 수수 가루를 빻아서 고운 체에 친 다음 끓는 물에 말랑하게 밑반죽한다. 큰 솥에 사발을 놓고 물을 부은 다음 채반을 얹고 콩과 팥을 늘어놓는다. 수수 반죽을 주먹만한 크기로 둥글 납작하게 빚어 채반에 앉히고 팥고물을 얹고 단번에 김이 오르게 찐다. 찐 떡은 채반에 떨어진 고물을 골고루 더 묻히고 뜨거울 때 설탕과 곁들여 놓는다.

　수수는 햇곡식 가운데 제일 먼저 여무는 것으로, 수수도가니와 같은 음식은 농촌의 간식으로 요긴한 것이었다. 수수는 씻어서 바로 쓰면 떫은 맛이 나므로 여러 번 헹구어서 붉은 물을 빼고 써야 한다.

　수수도가니는 수수 성분으로 부족되는 지질과 단백질을 보완하는 재료로, 풋콩과 풋팥을 잘 활용함으로써 양질의 지질과 단백질이 보완된 음식이다. 따라서 수수와 콩 그리고 팥은 영양 균형을 잘 맞춘, 궁합이 썩 잘 어울리는 식품으로 평가할 수 있다.

　수수를 가지고 만드는 음식에 수수 전병이 있다. 찰수수 가루에 소금을 넣고 물에 개어 밀전병 부치듯 얇게 부친다. 고기를 채 썰어 양념하고 채소도 양념해서 함께 섞어 소를 만들어 전병에 싸서 지져 낸다. 껍질을 벗긴 녹두나 팥을 소로 넣어도 된다.

쌀과 콩

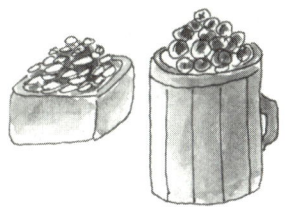

쌀만큼 훌륭한 곡류를 찾아보기는 어렵다. 명 나라 때의 시인은 쌀을 다음과 같이 노래하고 있다.

"곡식 가운데 곡식, 서리처럼 신선하고 즐거운 눈부신 보석, 이 보석을 어디에 비길 수 있으랴."

쌀의 많은 이점을 가장 먼저 깨달은 사람은 검소한 아시아 사람들이었다. 약 450g의 쌀로 밥을 지으면 그 부피가 3배로 불어나서 14인분의 밥이 된다. 같은 양의 감자는 6인분의 양에 지나지 않는다. 쌀은 별다른 저장법을 필요로 하지 않는다. 낟알이 줄거나 영양가를 잃지도 않고 뒤주에 보관하면 오래 보관할 수도 있다.

나트륨과 지방질이 적은 데다가 콜레스테롤이 들어 있지 않아서 비만을 걱정하는 사람이나 다른 곡물을 먹어 알레르기를 일으키는 사람에게는 하늘이 내린 축복 받은 선물이다.

최근 영양학자들이 복합 탄수화물을 높이 평가하고 있는 점에서 보면 쌀은 가장 뛰어난 곡물이다. 쌀은 지구의 절반 이상의 사람들에게 주식이 되고 있으며, 여러 가지 식품과 잘 어울려 식품의 맛을 훌륭하게 만들어 주고 있다.

쌀과 밥은 우리 나라에서 식사의 대명사였다. "진지 잡수셨습니까?", "밥 먹었니?"하는 말로 안부를 묻는 것을 볼 때 쌀이나 밥이 우리 생활에서 차지하는 비중이 얼마나 컸던가를 알 수 있다.

　밥은 녹말이 주성분이기는 하나 여러 가지 영양소를 갖춘 식품으로, 맛이 있고 계속 먹어도 물리지 않는 장점이 있으며 소화 흡수율도 매우 높다. 그래서 쌀밥을 주식으로 하는 아시아인은 빵을 주식으로 하는 서구인과 달리 쌀에서 열량의 대부분과 단백질, 무기질, 비타민의 일부를 섭취해 왔다. 쌀이 가지고 있는 단백질은 밀이나 보리 등 곡류가 가지고 있는 것보다 우수해서, 부식으로 육류나 채소를 그다지 많이 먹지 않아도 밥으로 건강을 유지할 수 있었다.

　쌀은 생것으로 먹으면 맛이 없고 소화 흡수도 잘 되지 않으므로 예로부터 밥을 지어 먹어 왔다. 밥은 지은 상태에 따라 그 성분이 일정치 않으나 보통 수분 62.5%, 단백질 4.3%, 지방 0.4%, 전분 32%, 무기질 0.2%가 함유되어 있다. 더운밥은 주성분 전분이 소화가 잘되는 알파전분 형태로 되어 있다. 그러나 시간이 지나고 식으면 소화가 잘 안되는 베타전분으로 변해 버린다. 그래서 밥은 식기 전에 먹는 것이 좋다.

　밥을 짓기 위해 쌀을 2회 물로 씻었을 때 비타민류 손실률은 다음과 같다. B_1 90%, B_2 50%, 판톤텐산 60%, 콜린 40%.

　뜨물로 옮겨가는 영양소를 보면 다음과 같다. 지방 32.6%, 단백질 3%, 당질 0.2%, 섬유 3%, 회분 30%.

　밥 지을 때는 미리 쌀을 씻어서 소쿠리에 건져 놓았다가 2~3시간 뒤에 밥을 지으면 좋다. 아무리 바빠도 쌀을 씻어서 30분 정도 지난 뒤에 밥을 지어야 맛이 좋다. 흰밥은 맛이 밋밋하고 영양 균형상에 문제도 있어서 밥 지을 때는 여러 가지 곡식들을 섞어 먹었다. 그 재료 가운데 대표적인 것이 콩이다. 콩은 고대 중국에서 최초로 재배되기 시작하였고 간장 · 된장 · 두부 등 여러 가지 전통 식품으로서 우리의 식생활에 밀착해 온 식품이다. 20세기에 들면서 미국에서 콩을 재배하기 시작했는데 오늘날에는 주객이 전도되어 미국이 콩의 주생산지가 되고 있다.

  콩은 다음과 같은 품종이 있다. 장단백목·금강대립·충북백·충북황일호·부석 등.

  충남지방의 재배종으로 흰종콩·흰밤콩도 있다. 밥에 넣어 먹는 콩으로는 알이 굵고 질이 연한 것이 좋다. 주로 갈색콩·검은콩·얼룩이·아주까리콩 등이 재배되어 왔다.

  콩은 밭에서 나는 고기라고 말할 정도로 단백질과 지질이 풍부한 식품이다. 마른 노란콩의 일반 성분을 보면 다음과 같다.

  단백질 35.3%, 지질 19%, 당질 23.7%, 섬유 4.5%, 회분 5%, 칼슘 240mg, 인 580mg, 철 9.4mg, 나트륨 1mg, 칼륨 1900mg, 비타민B_1 0.83mg, B_2 0.30mg.

  콩에 들어 있는 단백질 양은 농작물 가운데서 최고다. 콩기름 중에는 비타민E가 100mg%나 들어 있어 미용과 노화 방지 효과도 있다. 심장병·동맥경화·고혈압 등을 일으키지 않는 식품으로 미국 등 선진국에서는 대대적으로 이용하고 있다. 콩은 날 것으로 먹으면 거의 소화가 안 되며 익혀 먹어도 65% 가량밖에는 소화가 되지 않는다. 그러나 가공한 된장은 80% 이상, 두부는 95%나 소화가 된다.

  날콩은 비린내가 날뿐 아니라 특수성분으로 혈구 응집 작용이 있는 소인과 소화효소 트립신 작용을 방해하는 성분이 들어 있다. 이들 유해 물질은 열에 아주 약하기 때문에 익혀 먹거나 발효시키면 문제가 되지 않는다.

  쌀에는 단백질로 필수아미노산 라이신이 적고 유황함유 아미노산이 메치오닌은 많은 편인 데 비해 콩에는 단백질과 라이신이 많으나 메치오닌은 적다. 그러므로 쌀과 콩 제품을 합치면 단백질의 영양 효과가 상승해서 좋다. 또 콩은 상대적으로 쌀에 적게 들어 있는 비타민B_1을 많이 가지고 있다. 우리 나라에선 콩을 발효시킨 된장을 밥반찬으로 이용해 왔고 콩밥을 애용해 왔는데 이것은 영양상 궁합이 아주 잘 맞는 것이다.

대두 제품과 파 · 청태

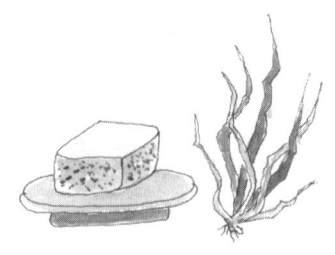

 콩은 단백질이 풍부한 식품으로 옛날부터 힘을 낼 수 있는 식품으로 전래되어 왔다. 스태미나 특히 정력 강화에 단백질, 즉 정자의 생성을 촉진시키는 라이신과 알기닌, 글루탐산 등이 풍부하다.
 비타민류로는 B복합체가 많으나 A는 아주 적고 비타민C는 전혀 들어 있지 않다. 영양 균형을 위해 대두 제품인 두부나 된장 등을 조리해 먹을 때는 비타민A와 C의 보급을 생각해야 한다.
 비타민A와 C를 가지고 있는 궁합 맞는 식품으로는 청하와 청태 그리고 들깻잎을 들 수 있다. 이러한 것과 함께 먹으면 균형 잡힌 영양소 보급이 가능하다.
 청태의 일반 성분을 보면 다음과 같다(마른 것 100g 중).
 수분 7.3%, 단백질 18.1%, 지질 0.3%, 당질 53.9%, 섬유 6.3%, 회분 14.1%(소금 1.3%), 칼슘 840mg, 인 740mg, 철 32mg, 나트륨 530mg, 칼륨 3,200mg, 비타민A 12,000IU, B_1 0.56mg, B_2 1.9mg, 비타민C 40mg
 파래는 파래과에 속하는 해초로 김과 비슷하다. 길이 18cm 가량이고 엽상으로 원형 또는 긴 것, 머리털처럼 가늘고 긴 것 등이 있다. 가장자리는 물결 모양을 이루며 광택 있는 황록색이다. 세포는 한 층이고 두께는 24~30μ 내외이며, 부드럽다. 세포 배열이 불규칙한데 대개 두 쌍을 형성한다. 강어귀의 기수(汽水)에 군생한다. 국에 넣어 먹거나 튀각 · 풀(糊)의 원료로 쓰이고 있다. 한명은 석순(石蓴) 또는 청태(靑苔)다.

청태는 김에 속하는 해조류다. 수많은 해조류 가운데 옛날부터 먹어 온 종류는 그다지 많지 않다. 대표적인 것이 김, 다시마, 미역, 톳, 우뭇가사리 등이다.

해조류는 깊은 바다에 사는 것보다 비교적 낮은 곳에서 얻어지는 것이 더 좋다. 얕을수록 태양 광선을 잘 받기 때문에 엽록소를 많이 가지고 있다.

성분에서 볼 수 있듯이 가장 많은 것이 다당류에 속하는 당질인데 이 가운데는 소화 흡수가 잘 안 되는 성분이 많기는 하나 그것이 콜레스테롤과 유해 성분을 흡착 제거하는 생리적 기능이 있어 건강상 유용하다는 것이 밝혀져 있다. 양질의 단백질이 많은 반면 지질은 아주 적기 때문에 저열량 식품으로 좋은 다이어트 식품이 된다. 대단히 많은 칼슘과 철 그리고 칼륨을 가지고 있는 알칼리성 식품이다.

해조류는 바다에 흘러 들어온 육지의 여러 가지 영양소를 농축한 형태로 흡수하고 있기 때문에 여러 가지 미네랄을 고루 갖추고 있다. 무기질의 하나로 요오드 성분이 많은데 요오드는 기초 대사를 조절하고 심신 발육을 촉진하는 갑상선 호르몬 티록신 생산에 필수적인 성분이다. 이것이 부족하면 갑상선종에 걸리게 된다. 아시아, 아프리카, 유럽, 아메리카 등 바다에서 멀리 떨어진 지방에서는 갑상선종 때문에 고생을 많이 해 왔다. 이렇게 필요한 요오드를 자연스럽게 인체에 흡수시키기 위해 법률로 식염에 요오드를 첨가하는 나라가 있을 정도다.

해조류에는 감칠맛을 내는 글루탐산을 비롯하여 만니톨, 베타인 등이 있고 혈압 강하 작용이 있는 라미닌이 들어 있다. 미끈미끈한 점성이 있는 알긴산 등 식이성 섬유가 풍부하여 먹으면 장벽을 자극하여 변비를 예방해 주므로 그야말로 건강식 재료가 된다. 뿐만 아니라 비타민A는 다른 식품에서 찾아보기 힘들 정도로 많이 들어 있고 B종류와 굴보다도 많은 비타민C를 가지고 있기도 하다. 이렇게 본다면 콩이 가지고 있지 않은 비타민A와 C 그리고 엽록소를 자연스럽게 보강해 주는 궁합이 콩과 청태가 되는 셈이다.

두부를 먹을 때 엽록소 비타민A와 C를 가지고 있는 청파를 곁들이는 것도 좋은 것이다.

톳과 두부

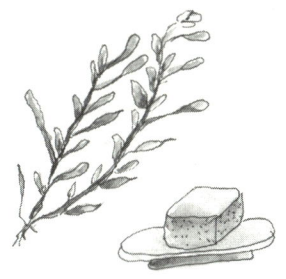

　바닷가에 사는 사람이 아니면 대부분 톳을 모를 것이다. 갈조류에 속하는 해조류로, 뿌리가 나뭇가지 모양이고 줄기는 원주형이다. 잎은 베 짜는 북 또는 방망이 모양인데 곁가지가 엽액(葉腋)에 붙어서 난다. 이른봄에 새싹이 나서 이듬해 여름에 말라죽는데 산 것은 황갈색이고 마른 것은 흑갈색이다. 바닷가 바윗돌에 붙어서 자란다. 부드러운 잎을 식용하는데 흔히 노루 꼬리처럼 생겼다고 해서 녹미채(鹿尾菜)라고도 한다.

　우리 나라 서·남해안과 제주도에 분포하며 3~4월에 걸쳐 채취한다. 떫은맛이 많은 것은 그대로 먹기가 어려우므로 끓는 물에 데쳐서 떫은맛과 색소를 빼고 적당한 길이로 썰어서 햇볕에 말린다. 말린 것은 빛깔이 회흑색이다.

　마른 것의 수분은 13~16%, 단백질 5~10%, 지질 0.8~1.9%, 당질 29~47%, 섬유 9~13%, 회분 18%, 칼슘 1,400mg%, 인 100mg%, 철 55mg%, 나트륨 1,400mg%, 칼륨 4,400mg, 비타민 A 310IU, B_1 0.01mg%, B_2 0.14mg%, 나이아신 1.8mg%.

　무기질과 섬유질이 많고, 칼슘과 인의 비율에 차이가 많아 칼슘 공급 식품으로 매우 우수하다. 철분도 많아 빈혈에 매우 좋으며, 요오드도 40~60mg%나 된다. 단백질 역시 질이 매우 좋아 필수아미노산이 골고루 들어 있으며, 단백가도 52나 되어 시금치 23, 콩 56과 비교하면 상당히 우수하다.

미끈미끈한 점질 다당류는 비구조 물질로 소화되지 않으나, 콜레스테롤이나 당의 흡수를 억제해서 소화되지 않는 성분을 많게 해서 배변량을 증가시키고 유독 물질과 결합하여 체외로 배출시켜 변비를 예방하게 된다. 또 장내 세균의 증식을 도와 대장의 작용을 좋게 하고 비타민B군의 합성을 쉽게 한다.

인체의 혈액이나 임파액 등 체액의 염류 조성은 20억 년 전의 바닷물 성분과 비슷하다고 한다. 지구가 형성될 때 바다에서 증발된 수분이 비가 되어 지구상에 내려 90종류 가량의 육상 미네랄을 바다로 흘려 보내 바닷물은 미네랄의 보고가 된 셈이다. 해산물이 인체 건강과 밀접한 관계를 가지고 있다는 것을 뒷받침하는 근거가 되기도 한다.

이렇듯 영양적인 특성을 가지고 있는 톳이기는 하나 감칠맛이 부족하고 구성 아미노산 가운데 히스티딘, 라이신, 드레오닌 등이 부족한 경향을 띠고 있다. 이러한 단점을 보완시켜 주는 좋은 재료가 두부다.

두부는 소화성이 좋은 고단백 식품으로, 맛이 좋고 부드러우며 톳의 영양 결점을 보완시켜 주는 성분을 충분히 가지고 있다. 또 콩에 부족한 요오드 성분을 톳이 자연스럽게 보완시켜 주기 때문에 상호 보완 효과도 기대된다.

두부는 다른 식품과 조화를 잘 이루기 때문에 친화력이 좋아 다양한 요리를 만들 수 있다. 생두부를 조리할 때는 1% 정도의 소금물에 20~30분 동안 담갔다가 요리하면 두부가 잘 부스러지지 않고 맛과 탄력감이 좋아진다.

두부를 이용한 요리를 보면 두부명란찌개, 두부볶음, 두부새우젓찌개, 두부야채국, 전, 찜, 두부장국, 두부야채덮밥, 두부전골, 두부어묵국, 두부조개탕, 두부조림, 두부짜장, 두부마카로니그라탕, 두부양념바베큐구이 등 다양하다.

두부를 만들 때 순두부는 눌러서 굳히지 않은 상태이기 때문에 부드러운 맛이 있고 수분이 많다. 연한 순두부맛을 살린 순두부찌개는 해장 음식으로 좋다.

두부는 콩을 물에 불려 곱게 갈아 콩의 가용 성분인 글리시닌과 인산칼륨을 더운물로 용출시켜 일단 순두부를 만든다. 여기에 소량의 응고제 황산칼슘이나 염화칼슘 등을 넣고 70℃ 이상 가열하면 단백질 글리시닌이 침전되는데, 이것을 목판에 헝겊을 깔고 그 위에 눌러 굳혀서 만든다.

두부는 대두 단백질의 약 80%를 함유하고 있으며 두부 제조 과정 가운데 응고제로 응고되지 않은 물질은 소실되므로 비타민B 등은 매우 적다. 0℃ 내지 10℃의 냉장 상태에서는 3일 정도 보존이 가능하다. 찬물에 담가 보관할 때는 냉장고에 넣고 3일 내에 사용하는 것이 바람직하다.

톳과 두부를 이용한 궁합 조리법의 하나가 톳두부무침이다. 재료와 조리법은 다음과 같다.

재료(4인분) : 톳 300g, 두부 1모, 다진파·깨소금 2큰술씩, 다진 마늘·참기름 1큰술씩, 후춧가루 1/4작은술, 소금 조금.

톳은 물에 흔들어 씻어 모래와 소금기를 뺀 뒤 끓는 물에 소금을 조금 넣고 살짝 데친다. 데쳐서 물기를 뺀 톳을 한 가닥씩 놓고 4cm 정도로 자른다. 두부는 물에 헹구어 마른 행주에 놓고 물기를 꼭 짠 뒤 칼등으로 눌러 으깬다. 그릇에 톳과 으깬 두부를 담고 다진파·마늘과 깨소금, 참기름, 후춧가루를 넣어 골고루 무친다. 이 톳두부무침은 톳의 색깔과 흰 두부색이 어울려 시각적으로도 궁합이 맞는다.

떡과 식혜

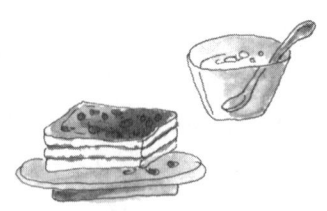

농업이 처음 시작되면서 곡식 음식으로 죽, 지진 떡, 잿불에서 구운 떡, 미숫가루 등을 해먹었던 것으로 추정하고 있다.

청동기 시대에 처음 시루가 등장하였으므로 찐 밥을 해먹었을 것이고, 쌀과 잡곡을 섞어서 또는 잡곡만으로 찐 떡을 만들어 먹었을 것이며, 그것을 다시 절구나 횃돌에서 쳐서 친 떡을 만들었을 것으로 보고 있다. 삼국 시대에 와서는 지진 떡, 찐 떡(설기떡, 시루떡—증병(甑餠)), 친 떡(인절미, 절편—도병(搗餠)), 찐밥(찰밥, 오곡밥 등)을 해먹게 되었다. 이러한 음식은 오늘까지 이어져 오는 음식이다.

≪삼국사기≫ <신라본기> '유리왕편'에 '떡을 물어 잇자국을 시험한즉 유리(儒里)의 잇금이 많은지라 군신들이 유리를 받들어 왕으로 모셨다.'(284년)는 이야기가 있다. 잇자국을 셀 수 있는 떡이라면 절편이나 인절미와 같은 친 떡이었을 것이다.

≪삼국사기≫ <가락국기>에 '법민왕 때 해마다 술, 감주, 떡, 쌀밥, 차, 과(菓)로 제사를 지냈다.'는 이야기가 있다. 떡과 밥은 같이 제물로 쓰였다.

밥을 짓기 이전 시대에는 떡이 일상 음식으로 이용되었다. 밥이 주식 음식으로 정착된 이후 떡은 연회음식, 통과의례음식, 명절음식, 선물용 음식과 같은 의례용의 음식이 되었다. 고려의 숭불 환경에서 육식이 억제되어 떡은 더욱 발전하였다.

지금 흔히 먹는 떡은 쌀을 가루 내어 떡가루로 만든 뒤 수증기로 찌거나 떡메로 쳐서 만들기 때문에 쌀알갱이보다 조직이 더 치밀하고 단위 용적당 얻어지는 열량도 훨씬 더 크다. 그렇기 때문에 밥을 먹는 요량으로 떡을 먹기가 쉽다. 그런데 이것을 소화시키려면 밥에 비해 위의 부담이 훨씬 커진다.

우리 나라에는 명절이나 잔칫날, 생일날 만들어져 입맛을 시원하게 돋구어 준 전통 음청류가 많은데 그 가운데 대표적인 것이 식혜다. 감주 또는 단술이라고도 하지만 알코올을 가지고 있지 않다. 엿기름에 들어 있는 아밀라아제(Amylase, 구명 다이스타아제)를 비롯한 여러 효소의 작용으로 쌀전분이 가수분해된 덱스트린, 맥아당, 포도당의 혼합물을 가열, 농축 또는 냉각, 저장하여 마시는 음료다. ≪시의전서(是議全書)≫를 비롯한 여러 문헌에 식혜 제조법이 소개되고 있다.

대표적인 식혜 만드는 법 몇 가지를 보면 다음과 같다.

재료(20인분) : 멥쌀(또는 찹쌀) 3C, 생강 30g, 꿀(설탕) 2C, 유자 1/4개, 엿기름(길금)가루 5C, 물 30C, 잣 3큰술, 석류알 3큰술.

엿기름 가루를 따뜻한 물에 풀어서 물이 우러나도록 몇 시간 둔다. 밥은 고슬고슬하게 지어 놓고 물에 타 놓은 엿기름은 체에 거르거나 자루에 짜서 앙금을 받아 놓는다.

우선 뜨거운 밥에 질금 물을 부어 밥을 버무려서 50~60℃의 따뜻한 온도로 중탕한다. 5시간쯤 지나면 밥알이 서너 알씩 뜨게 되는데, 계속해서 떠올라 완전히 떠오르면 밥알을 건져 냉수에 말끔히 헹군다. 남은 물은 설탕과 생강 몇 쪽을 저며 넣어서 펄펄 끓여 식힌 다음 가라앉혀 항아리에 담아 두고 쓴다. 화채 그릇에 삭힌 물만 부은 다음 건져 놓은 밥알과 잣 몇 알을 띄운다. 유자청(유자를 설탕에 재워 두면 노란 유자청이 생긴다)을 식혜에 몇 방울 떨어뜨리면 향기가 좋다.

엿기름 가루를 만드는 방법은 다음과 같다.

통통한 겉보리를 까불러 씻어 하룻밤 물에 담가 불려서 소쿠리에 건져 물기를 없앤다. 젖은 보를 위에 덮어 따뜻한 곳에 두면 싹이 조금씩 나오는데, 하루 걸러 한 번씩 씻어 놓는다. 5~6일 뒤에 보리의 싹이 보리 알갱이 길이의 1.5배 정도 자랐을 때 멍석에 펴서 잘 말린다.

증편과 석이

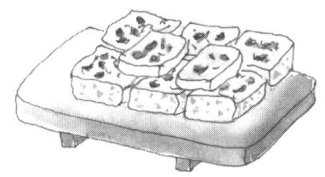

  증편은 '기증병(起蒸餠)', '기주떡'이라고도 하는데 멥쌀 가루를 술로 반죽하여 더운 곳에 두어 부풀어 오르면 증편틀에 보자기를 펴고 반죽을 국자로 떠 담는다. 한 켜 깔고 꿀, 팥, 계피가루 섞은 소를 반만큼씩 떼어 놓고, 소가 덮이게끔 반죽을 다시 또 붓고 위에 잣, 대추, 석이버섯 채를 뿌려 장식한 뒤 찐 떡이다. 반죽에 쓰이는 술은 찬밥에 막걸리를 넣어 항아리에 담아 두었다가 반 술맛이 나면 쓰기도 한다.
  여름에 시루떡이나 인절미는 쉽게 상하므로 쌀가루에 술을 넣어 반죽하여 알맞게 발효시켜 찐 떡으로 쉽게 상하지도 않고 새콤한 맛이 구미를 돋구는 떡이다.
  쌀가루, 밀가루, 옥수수가루 반죽물에 감주를 넣고 삭혀서 만들기도 한다. 서리꽃처럼 희고 아름답다는 뜻으로 상화떡(霜花餠)이라고도 하고 쪄서 만들기 때문에 증편이라고 부른다.
  기주떡은 낟알가루 반죽을 삭혀서 부풀게 만들기 때문에 씹는 맛이 매우 부드럽고 여름철에도 쉬지 않는 것이 특징이다. 반죽물을 삭히는 과정에서 알코올과 유산이 생기는데, 바로 이것이 기주떡 고유의 향기를 낸다. 그러므로 삭히는 과정에 덮개를 열지 말아야 하며 일정한 온도를 보장해야 잘 삭는다. 덮개를 열어 놓으면 고유한 향미 성분이 날아가고 만다.

반죽용 감주는 다음과 같이 만든다. 2~3시간 물에 불린 쌀로 고슬고슬하게 지은 밥을 좀 식힌 다음 엿기름 가루를 고루 섞는다(쌀 1kg에 엿기름 가루 100~200g). 여기에 미지근한 물을 잘박잘박하게 부어 두면 밥이 삭기 시작한다. 이것을 단지에 꼭꼭 눌러 담고 종이로 꼭 봉한 다음 뚜껑을 덮어 35~45℃ 정도로 7~10시간 두면 부글부글 괴어 오르면서 삭는다. 엿기름 외에도 막걸리, 콩물, 누룩 가루 등 여러 가지 재료로 발효시킬 수 있다. 증편은 주로 백중, 추석, 9월 9일에 많이 만든다.

증편은 베보를 깔고 적당한 두께로 부어 고루 펴서 고명을 예쁘게 놓고 찐다. 봉우리처럼 동그랗게 찌는 경우도 있다. 고명은 오이꽃, 맨드라미꽃, 호박꽃, 대추꽃, 잣, 밤채, 흑임자, 석이버섯채 등으로 한다. 맨드라미 가운데 안래홍이라는 잎사귀 맨드라미를 쓰기도 하는데 홍색, 황색 무늬가 아름답다. 증편을 찔 때는 한 번에 한 켜씩만 찔 수밖에 없으므로 시간이 많이 걸린다.

경상도에서는 잔편, 강원도에서는 기전, 충청도에서는 기지떡, 기주떡, 귀주떡 등 부르는 말이 많다. 이북에서는 기지떡이라고 한다.

증편의 장식용으로 쓰는 석이버섯은 다른 버섯과는 다른 모양과 특성을 가지고 있다. 우리 나라산이 유명한데 산의 바위에 분포되어 채취하기가 매우 힘들다. 식물학적으로는 지의류(地衣類)인데 은화식물의 한 종류로 균류와 조류와의 공생체이다. 한명으로는 앙천피(仰天皮) 또는 지의초(地衣草)라고 한다.

석이는 원반형의 평평한 이파리 모양이며 직경이 3~10cm 가량이다. 부드러우나 말리면 가죽 모양(革質)이 된다. 위쪽은 회갈색이며 번들번들하고 안쪽은 검은빛에 검은 가시털이 많다. 안쪽의 중앙부에 있는 실 모양의 돌기로 바위에 붙는다. 포자는 타원형의 단세포다. 깊은 산의 바위 위에 나는데 우리 나라, 중국, 일본 등지에 많이 난다. 향기와 맛이 뛰어나 옛날부터 애용되어 왔다. 일반 성분 가운데 당질에 들어 있는 것이 트레하로오스·만닛 등이어서 버섯 고유의 맛을 내게 된다. 단백질을 구성하는 아미노산으로는 알라닌, 페닐알라닌, 로이신, 글루타민산 등이 많고 특수성분으로 레시틴이 많다. 버섯에는 아직 미지의 성분이 많다.

석이는 향미가 좋아 흔히 초를 쳐서 먹는데 음식을 하기 전에 물에 불려 사용한다. 미지근한 물에 불려서 크게 넓어질 때까지 둔다. 손으로 만져 봐서 부드러워졌으면 주의해서 먼지를 씻는다. 돌에 붙었던 단단한 것이 있으면 잘라 낸다.

석이를 이용한 음식으로 다음과 같은 것이 있다.

석이단자는 찹쌀가루를 반죽해서 손바닥만하게 만든 뒤 물에 삶아 방망이로 저어 된 풀처럼 만들어 꿀에 담가서 석이 가루를 묻힌 것이다. 증편 위에 얹기도 한다. 귀리를 곱게 빻아 석이를 섞어서 꿀물에 반죽하여 놋시루에 찐 석이떡도 별미다.

석이를 삶아서 곱게 만든 다음 고기, 장, 파, 기름, 깨소금을 치고 주무른 뒤에 끓여서 밥 위에 얹어 먹는 석이쌈도 있다. 석이를 물에 데쳐서 부드럽게 하여 소금과 기름에 볶아 낸 다음 잣가루를 뿌린 음식을 석이 나물(石栮菜)이라 한다.

물에 씻은 뒤 썰어서 초무침과 튀김, 무침, 쌈이나 떡 등으로 이용한다. 국수 고명에도 쓰인다. 젖었을 때는 부드럽지만 마르면 부서지기 쉽다. 석이버섯 설기떡도 만들어 먹는다. 돌에 귀처럼 달린 것이라 해서 석이(石栮)라는 이름이 붙었다.

석이를 먹으면 시력과 기력이 좋아지고 피부도 고와진다고 알려져 왔다. 칼륨, 칼슘, 철, 비타민 등이 들어 있으며 섬유질 성분이 많다. 흰 증편 위에 여러 가지 고명이 쓰이지만 흰색에 가장 선명하게 드러나는 것이 석이의 검정이기 때문에 시각적인 효과가 높다. 쌀이 가지고 있는 산성 영양을, 석이의 알칼리성 영양이 작용하여 중화 조절하므로 궁합이 썩 잘 어울린다.

두텁떡과 계피

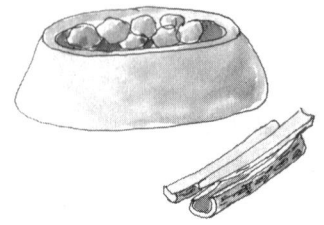

두텁떡은 고려 시대 말기부터 만들어 먹어 온 전통 식품이다. 맛으로 보나 영양가로 보나 떡 가운데서 으뜸가는 것으로 알려져 왔고, 세계적으로도 이름난 고유 민속 음식이다. 찹쌀과 멥쌀가루 반죽에 은행, 잣, 당분으로 만든 소를 넣어 동글동글하게 빚은 떡을 볶은 팥고물 사이사이에 넣고 찐 떡이다. 두텁떡은 떡고물이 많이 든 떡으로써 맛이 달고 고소하다. 두텁떡에 계피 가루를 약간 넣으면 계피 향기가 풍겨 더욱 맛있게 된다.

두텁떡의 맛을 잘 내기 위해서는 볶은 팥고물을 맛있게 만들어야 하며, 떡을 시루에 안칠 때 떡이 보이지 않을 정도로 떡고물을 많이 써야 한다. 볶은 팥고물을 묻힌 두텁떡은 빨리 쉬지 않는다. 상에 낼 때에는 주걱으로 떡을 떠내어 넓고 우묵한 그릇에 담아 낸다. 이 두텁떡은 찹쌀이 들어 있어 찰기가 있으며 은행, 잣, 꿀 등이 들어 있어 맛이 매우 좋다. 단백질과 양질의 식물성 지방 등이 보충된 데다 팥이 어우러져 영양이 풍부하다.

팥은 적두(赤豆), 소두(小豆), 홍두(紅豆)라고 하는데 사포닌과 콜린 색소 등의 특수 성분이 있다. 곡류 가운데서는 비타민B_1이 가장 많고, 4% 가량의 섬유질이 있어 장을 자극하는 작용을 하므로 변비에도 탁월한 효능이 있다. 위장이 약한 사람이 팥을 많이 먹으면 가스가 생기기 쉬워 방귀가 많이 나오게 된다.

두텁떡에 쓰이는 계피는 학명이 육계(肉桂), 옥계(玉桂), 모계(牡桂) 등이다. 녹나무과에 속하는 것으로, 남인도와 스리랑카가 원산지라고 한다. 높이가 9~12m나 되고 가지를 많이 치며, 작은 가지는 녹색이다. 심은 지 2년 만에 첫 수확이 이루어지고, 3년 뒤에 다시 잘라서 쓰게 된다. 나무 껍질을 길쭉하게 칼로 도려내어 24시간 방치해서 발효시킨다. 뒤에 외층에 있는 코르크질을 도려내면 건조되면서 둥글게 말려 관 모양의 수피가 남는다. 처음에는 그늘에 말렸다가 뒤에 햇볕에 말리는 데 3~4일이 소요된다. 영어로는 신나몬이라고 하는데 일반 성분은 다음과 같다.

수분 8~11%, 전분 16~22%, 조섬유 20~35%, 단백질 3~5%, 조지방 1.5~2.5, 회분 3.4~5%, 정유 1~4%.

수피 또는 잎과 잔가지를 수증기 증류해서 정유를 얻는다. 수피에는 1~1.5%의 정유가 들어 있다. 정유의 주성분은 대부분이 신나믹알데히드이고, 오이게놀, 페란드렌, 벤질알데히드, 리나롤, 피넨, 사이멘 등이 소량 들어 있다.

계피는 약간의 매운맛과 단맛을 수반하는 청량감과 독특한 방향성을 가지고 있다. 떫은맛과 수렴성이 적은 것일수록 상품이다.

수증기로 증류된 신나몬유는 가공식품 분야에서 광범위하게 쓰인다. 소스, 카레, 음료, 과자류, 잼, 껌, 특히 콜라에도 많이 이용된다. 식품 향료 외에도 구강 청량제, 치약, 비누 등 화장품 향로에도 많이 쓰인다. 계피 가루는 단맛이 있는 것, 단 향기가 특징인 요리에 사용하면 보다 상승 효과를 나타내므로 설탕이나 꿀을 많이 사용한 케이크, 빵, 쿠키, 푸딩 등에 많이 이용된다.

우리 나라에서 단맛과 여러 가지 재료가 쓰이는 두텁떡에 계피 가루가 쓰인 것은 그런 면으로 보아 궁합이 잘 맞는 것으로 볼 수 있다.

서양의 민간에서는 계피를 내과적 질환에 대한 만능약으로 많이 이용하고 있다. 인도에서는 복통과 설사 치료약으로도 이용되는데 일반적으로는 발열, 오심, 구토에 효과가 있다고 한다.
　계피가 갖는 감미로운 향미는 고대로부터 사랑을 북돋아 주는 애정을 표시하는 것으로 인정되어 왕후나 귀족들의 최고의 선물이었다고 한다. 로마의 네로 황제는 사랑하던 아내를 잃게 되자 자신의 사랑을 표시하는 최고의 선물로 로마에서 쓰는 1년분의 계피를 모두 불태워 애도했다고 한다.

녹두묵과 미나리(탕평채)

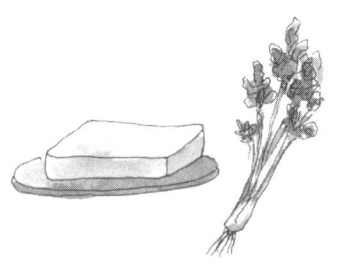

　탕평채는 녹두 녹말로 묵을 쑤어 가늘게 채 썰고 고기볶음, 미나리, 김 등을 섞어 초에 무친 것으로, 봄에 입맛을 돋구는 좋은 음식이다. 칼로리가 낮으므로 다이어트에 신경을 쓰는 사람도 마음놓고 먹을 수 있다.
　탕평채라는 이름은 조선왕조 중엽 당파 싸움이 심했을 때 여러 당파가 서로 잘 협력하자는 탕평책의 격론을 펴는 자리에 녹두묵에 채소를 섞어 무친 음식이 나와서 붙여졌다고 한다.
　녹두, 옥수수, 메밀, 도토리 등을 갈아서 만든 전분을 익혀서 식힌 것이 묵이다. 묵을 쑬 때 물을 가루 양의 2배 가량 넣는다. 가루를 물에 푼 다음 90℃ 정도의 온도에서 저어 주면서 익힌다. 이때 너무 휘저으면 묵의 끈기가 약해진다. 다 익으면 그릇에 퍼내어 식힌 다음 여러 가지 형태로 썰어 양념에 무쳐서 먹는다. 볶음, 냉채, 냉국, 조림 등을 만들기도 한다.
　묵 요리 가운데서 녹두묵이 가장 고급이다. 녹두묵을 쑬 때는 나무 주걱을 쓰는 것이 좋다.
　녹두묵은 수분이 70%이고 지방은 거의 없는 데다 전분질이 25% 정도로 맛이 담백하고 소화가 잘되는 식품이다. 맑고 고운 색을 가지므로 양념에 무쳐 먹으면 맛이 산뜻해서 좋다.
 고기볶음, 미나리, 김 등을 섞으면 비타민과 단백질이 자연스럽게 보완되며, 초에 무쳤으므로 산뜻한 맛을 음미할 수 있어 좋다.

과실류

모과와 유자

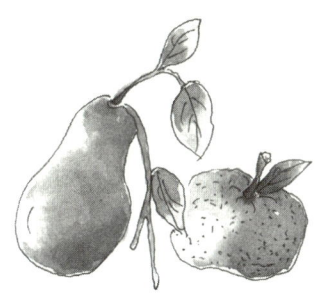

'과일전 망신은 모과가 시킨다.'는 말이 있듯이, 모과는 향기와 빛깔은 좋으나 맛이 시고 떫어서 상을 찡그리게 된다. 향기가 뛰어나기 때문에 옛날부터 식용보다는 약용으로 더 많이 이용해 왔다.

모과는 능금나무과에 속하는 낙엽 활엽 교목인데, 줄기에 비늘 모양의 구름무늬가 있고 잎은 타원형이다. 몸에 담홍색 꽃이 가지 끝에 하나씩 핀다. 열매는 가을에 맺는데 서리가 내리면 노랗게 익고 울퉁불퉁해진다.

중국이 원산지로서 한국과 일본 등지에도 분포한다.

모과는 ① 추피모과(皺皮木瓜) ② 광피모과(光皮木瓜) ③ 일모과(日木瓜) 등 3종이 있는데 우리 나라 것은 광피모과에 해당하는 것이며 본초학상으로는 '명자'라고 한다.

중국의 모과는 것은 추피모과로, 우리의 광피모과와 성질이 비슷하지만 명자는 꼭지 부분이 밋밋하고 중국 것은 젖꼭지 모양으로 생겼다.

대만의 파파야라는 열대 과일을 속칭 모과라고 부르기도 하지만 한방의 모과와는 전혀 다르다. ≪동의보감≫에는 다음과 같은 기록이 있다.

'모과는 토사곽란 뒤에 다리에 쥐가 나는 것을 고치며 음식 소화를 촉진한다. 설사 뒤 갈증나는 것, 가슴 치밀어 오르는 것, 각기·수중다리·구역질 등을 다스리고 담을 삭인다. 근육과 뼈를 튼튼히 하고, 다리 힘이 약한 것을 고치지만 신맛이 많아서 지나치게 많이 먹으면 치아와 뼈가 오히려 약해진다. 쇠그릇과 접촉시키지 말아야 하며 구리칼로 껍질과 씨를 없애고 얇게 저며서 볕에 말려 두었다가 사용한다.'

명자와 모과는 약효가 비슷하며, 주독과, 이에 따르는 메스꺼움이나 속쓰린 데 좋아서 술을 많이 마실 수 있게 하며, 냄새가 향기로우면서도 매워 옷장에 넣어 두면 좀벌레가 죽는다고 한다. 눈으로 보아 예쁘고, 향기가 있어 좋고, 차로 끓여 마시면 주독을 풀어줌으로써 풍류객들의 사랑을 받아 왔다.

수분은 비교적 적어서 74%이고 당질이 21%, 칼슘, 인, 비타민C가 많다. 당분은 3.9%로 과당 포도당 자당 등이 주성분이며 유리아미노산이 12mg% 들어 있다. 떫은맛은 탄닌 성분인데 이 성분은 수렴 작용이 있어 설사에 활용되었던 것이다.

모과를 가장 손쉽게 가공해서 그 향미를 음미할 수 있는 것은 모과차와 모과술이다. 모과 껍질은 끈끈한 것이 향미 성분인 정유이므로, 차나 술로 이용하려면 잘 씻어서 껍질째 써야 좋다.

모과차는 2mm 가량의 두께로 얇게 썰어 말려 두었다가 생강 한 쪽을 같이 넣고 끓이면 홍차 비슷한 색깔이 나는 맛있는 차가 된다. 말리지 않은 모과도 얇게 썰어 살짝 삶아 끓이거나 설탕에 절여 두었다가 끓일 때 유자를 조금 띄우면 그 맛이 더욱 어울린다.

모과의 향미를 더욱 산뜻하게 하는 유자는 다른 감귤류보다 추위에 견디는 힘이 있어 우리 나라에서는 전라남도와 경상남도에 많이 난다. 원산지는 티벳이라고 하는데 중국을 거쳐 우리 나라에 들어온 듯하다.

유자나무 열매로서, 울퉁불퉁하고 담황색 과육은 신맛이 강하다.

다른 감귤류는 껍질이 20% 가량인데 유자는 껍질 비중이 50%에 가깝다. 비타민C가 매우 많아 감기 · 신경통 · 중풍의 치료와 예방에 유효하다고 알려졌고 암에 대한 효과가 크다고 주장하는 사람도 있다.

유자를 저며 꿀에 재어 만든 유자청은 오래 두고 차를 끓여 먹는 데 활용되어 왔다. 유자를 마른 수건으로 깨끗이 닦은 뒤 3mm 가량으로 둥글게 저며 켜켜이 꿀이나 설탕을 잰다. 이때 씨도 함께 절여 꼭 봉해 둔다. 절여 둔 유자와 청을 찻숟갈로 하나 가득 떠서 잔에 담고 끓인 물을 붓는다. 유자를 직접 불에 끓이면 떫은맛이 나고 비타민C가 파괴된다.

유자의 유기산은 과피보다 과육에 더 많다. 유자의 향기 성분은 리모넨, 피넨, 싸이멘 등이다.

전남 고흥 지방에서는 유자차, 유자배추김치, 유자비누 등 지역 특산품이 개발되어 인기가 높다. 유자를 저미지 말고 통째로 송송 구멍을 뚫은 뒤 작은 항아리에 60%쯤 담고 끓인 설탕물(설탕 600g에 물 10컵)을 식혀 부으면 깨끗한 유자청을 얻을 수 있다.

동짓날에 유자 탕에 들어가 목욕을 하면 1년 내내 감기에 한 번도 걸리지 않는다는 말이 있다. 유자의 민간요법 몇 가지를 보면 다음과 같다.

가시가 목에 걸렸을 때나 신경통에는 씨를 빻아서 달여 먹고, 티눈과 사마귀에는 씨를 태운 다음 밥에 버무려 환부에 붙인다. 유산했을 때나 산후 복통에는 유자 껍질을 달여 먹으면 효험을 본다. 소화가 잘 되지 않을 때에는 들기름에 버무린 된장을 양쪽에 채워 놓고 약간 탈 때까지 구워 먹으면 소화가 잘되고 식욕이 돌아온다.

유자와 된장

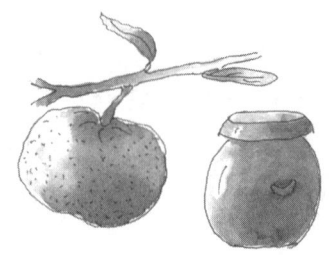

　유자는 다른 감귤류보다 추위에 견디는 힘이 있어 우리 나라에서는 전라남도와 경상남도, 제주도에서 많이 난다. 겉이 울퉁불퉁하고 담황색의 과육은 신맛이 강하다. 쪼개면 짙은 향기를 내는데 속은 몇 개의 씨가 12개의 쪽에 들어 있다. 비타민C가 150mg%나 들어 있어 비타민C가 많다는 레몬과 네이블의 2배 이상이 된다. 유자차가 감기 치료에 좋다는 것도 바로 이 비타민C의 영향이었을 것이다.
　유자 속에는 헤스페레딘이라는 물질이 있는데 모세혈관을 보호하고 강하게 하는 힘을 가지고 있다. 뇌혈관 장애로 일어나는 풍에 유자가 좋다는 것은 근거가 있는 말이다. 비타민B 복합체와 카로틴도 많다. 새큼한 맛을 내는 구연산이 4% 가량이나 들어 있다.
　유자는 소화와 숙취에 좋으며 장과 위의 나쁜 기를 없애고 임신부의 입맛을 돋우는 식품으로 전래되어 왔다. 유자를 꿀에 재워 두었다가 뜨거운 물에 타서 먹는 것이 유자청이고, 껍질과 과육을 졸여 잼을 만들 수도 있다. 뜨거운 장국 속에 유자 껍질을 조금 띄워 먹으면 독특한 향미가 생겨 산뜻한 맛을 주게 된다.
　유자의 민간요법은 여러 가지가 있는데 그 가운데 하나가 유자된장이다. 유자를 둘로 쪼개어 속을 긁어내고 그 속에 들기름으로 버무린 된장을 채워 넣은 다음 2쪽을 합하여 겉껍질이 약간 탈 때까지 굽는다. 집에서 이것을 만들려면 2쪽을 합한 다음 알루미늄 포일에 싸서 불에 얹어 유자 바닥이 탈 정도로 구우면 된다. 이 들기름 된장을 꺼내어 밥에 얹어 먹는데 이것을 유자된장이라고 불렀다. 이것은 식욕을 돋우고 소화를 촉진하여 위염을 개선하는 놀라운 효과가 있다. 일본에선 된장을 만들 때 유자를 섞어 만든 유자된장이 특산품으로 비싸게 팔리고 있다.

바나나와 레몬

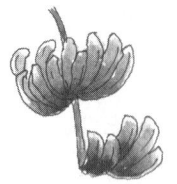
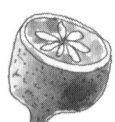

바나나는 인류 최초의 영양 식품이며 재배 식품 가운데 최초의 것이라고 마호메트 교전에 수록되어 있다. 생김새도 특이하며 향과 맛이 좋아 애호를 받고 있다. 인도가 원산으로 알려져 있는데 열대·아열대 지방에 야생하며 과수로도 재배한다. 품종이 매우 많다. 미숙한 것을 수입해 그대로 익게 하거나, 훈증해서 후숙시킨 것을 판매하고 있다.

바나나의 일반 성분을 보면 다음과 같다(100g 중).

수분 75%, 단백질 1.1%, 지질 0.1%, 당질 22.6%, 섬유 0.3%, 무기질 0.9mg, 칼슘 4mg, 인 22mg, 칼륨 390mg, 비타민A 15IU, 비타민C 10mg.

이 성분에서 알 수 있듯이 과일 가운데서는 칼로리가 높고 당질이 많은 알칼리성 식품으로, 100g에서 87kcal나 나온다. 미숙과의 당질은 거의가 녹말인데, 후숙되면 녹말이 당화해서 대부분 과당·포도당·자당 등으로 변한다. 사과산은 고작 0.2% 가량이어서 신맛이 거의 없다. 과육의 노란색은 카로틴과 크산토필이다. 바나나의 향기는 초산에칠이나 초산이소아밀 등 에스테르류와 알코올 종류의 복합체다.

지질과 나트륨이 적기 때문에 심장병·신장병·간경변 등 나트륨의 부담을 경계해야 할 환자도 안심하고 먹을 수 있다. 바나나의 당질은 소화 흡수가 잘되므로 위장 장애나 설사 또는 위하수 증세가 있는 사람에게 좋은 식품이다.

바나나는 껍질에 갈색 반점이 하나 둘 나타났을 때가 맛이 가장 좋다. 푸른 미숙 바나나는 맛이 떫으므로, 습기가 많은 창고에 넣고 30℃의 온도에서 하룻밤 재워 노랗게 익히는데, 자연 상태로 익은 것보다는 맛이 떨어진다. 열대 지방의 일부에서는 덜 익은 바나나를 가열시켜 조리해서 먹는 곳도 많다. 우리가 쌀로 밥을 지어먹는 것과 같은 것이다.

바나나를 가장 잘 저장하는 방법은 15℃ 정도로 보관하는 것이다. 12℃ 이하의 찬 곳에서는 냉해 즉 저온 장애를 일으켜 변질되므로 냉장고에 넣어 두는 것은 잘못된 보관법이다.

바나나 가공품으로는 으깨고 거른 바나나 퓨레가 있고, 이것을 건조해서 만든 바나나 푸레이크도 있다. 바나나 퓨레를 물에 섞고 설탕과 유기산을 넣어 만든 바나나 넥타도 있으며, 이유식에도 많이 활용된다. 껍질 벗긴 바나나를 말려서 만든 건조 바나나도 있다.

바나나 과육을 썰어 다른 과일들과 샐러드를 하는 경우도 있는데 썰어서 공기에 노출시키면 갈색으로 변해 볼품이 없어진다. 그런데 갈색으로 변하는 것은 바나나 과육에 클로로겐산과 그 밖의 포리페놀 물질이 들어 있기 때문이다. 한때 가공 공장에서 가공할 때 갈변 방지를 위해 아황산염 용액을 쓰기도 하였으나 이것은 인체에 유해하다.

가정에서 조리해 둘 때에는 갈변 방지 효과가 매우 큰 레몬즙을 짜서 섞어 두면 오래 두어도 바나나의 고운 색깔이 변하지 않을 뿐만 아니라 바나나의 향도 오래 보존되어서 좋다. 유기산이 적은 바나나와 유기산이 많은 레몬은 맛도 어울리고 색깔도 변하지 않아 궁합이 잘 맞는 것이다.

포도와 포도씨

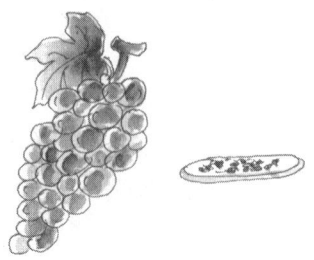

사과가 과일 가운데 왕이라면 포도는 여왕에 해당하는 과일로 알려져 있다. 기원전 5,000년부터 재배해 역사가 오래인 과일이다. 원산지는 지중해와 소아시아라고 알려져 있고 종류도 많다. 비가 많고 습기가 높은 곳에서는 잘 자라지 않기 때문에 프랑스를 중심으로 한 남유럽이 적지로 알려져 있다.

품종과 성숙도에 따라 성분의 차이가 있다. 당질이 주성분인데 (13~18%) 대부분이 포도당과 과당이다. 포도의 포도당과 과당은 쉽게 흡수되어 피로 회복에 큰 도움을 준다. 피로할 때 먹는 한 송이 포도는 다른 식품과는 비교가 안 될 정도로 빠른 효력을 나타낸다. 유기산으로 주석상과 사과산이 0.5~1.5%, 펙틴 0.3~1%, 고무질·이노시톨·타닌 등이 들어 있어 장의 활동을 촉진시키고, 해독작용도 있다. 무기질로는 칼슘·칼륨·철분 등이 특히 많은 알칼리성 식품인데 미량 성분으로 보론(B)이 다른 식품보다 많다(칼륨 210mg, 칼슘 13mg, 철 0.3mg). 비타민은 다른 과일에 비해 많은 편은 아니다(비타민C 10mg).

민간에서는 소화불량, 열병, 간질환, 신장질환, 폐결핵, 늑막염, 치질 등에 좋은 것으로 알려져 왔으며 최근에는 심장질환이나 골다

공중 예방에 좋은 식품으로 밝혀지고 있다.

다른 과일과는 달리 포도는 수확 뒤에는 익지 않기 때문에 살 때에는 잘 익고 줄기에 단단하게 붙어 있으며 주름이 없는 것을 고르는 것이 좋다. 구매 뒤에는 꼭 냉장고에 넣어야 신선도를 며칠 동안 유지할 수 있다.

프랑스에서는 심장 질환의 발생율이 낮은 이유가 포도주를 많이 마시기 때문이라고 알려져 있다. 포도 껍질에 들어 있는 레스베라톨(resveratrol)이라는 화합물에 혈액 응고를 방지하고 인체에 이로운 HDL - 콜레스테롤을 증가시키는 작용이 있다는 것이다. 또한 이들 화합물들이 포도주 발효시에 포도주로 옮겨 오기 때문에 포도주가 심장에 좋다고 보고 있다.

최근 100명의 남녀를 대상으로 한 연구에서, 한 잔의 포도주나 쉐리주는 유익한 HDL - 콜레스테롤을 7% 증가시켰으나 술을 마시지 않을 때는 다시 내려간다는 것으로 나타났다. 술을 마시지 못하는 사람은 붉은 포도 주스에도 포도주만큼 많은 레스데라톨이 있으므로 문에 주스를 마셔도 같은 효과를 얻을 수 있다.

포도에는 여성들의 혈중 에르트로겐 수준을 높게 유지시켜 주는 무기질인 보론(B)의 함량이 높다. 에스트로겐은 칼슘 흡수에 필요하고, 칼슘은 갱년기 이후의 여성들을 골다공증으로부터 방지하는 필수 무기질이기 때문에 포도는 특히 골다공증 예방에 좋은 식품이다. 포도는 생과를 그대로 먹기도 하나 흔히 주스를 만들어 마신다. 포도 주스를 만들 때에는 씨를 빼내지 말고 포도 전체를 분쇄 압착해서 주스를 만드는 것이 좋다.

유럽에서는 프로시아놀릭 올리고머류(procyanolic oligomers) 또는 류코시아니딘류(leukocyanidins)라고 알려진 플라보노이드 화합물이 풍부하게 들어 있는 포도씨 압착액을 정맥류(靜脈瘤)성 정맥이나 다른 정맥류성 질환을 치유하는 데 이용하고 있다. 이들 플라보노이드 화합물들은 매우 강력한 항산화제로서, 동맥경화증으로 막힌 동맥을 이전 상태로 복구시키는 데 도움을 준다고 한다.
　한방에서도 포도씨를 강장제로 이용해 왔다. 지질이 20% 가량이나 들어 있는데 주성분은 리놀산과 올레산·스테아린 등이다.
　프랑스에서는 포도 색소 성분인 안토시아닌 화합물 가운데 말보사이드류에 항생제 페니실린과 같은 항균 효과가 있다고 발표한 바 있다. 그래서 일부 사람들은 여행 기간 가운데 수질이 좋지 않은 지역에서는 물에 포도주를 섞어서 마시는 것이 설사나 장 질환을 방지하는 좋은 방법이라고 말하고 있다.

배와 생강

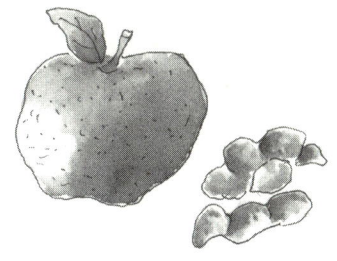

배를 한문으로는 이자(梨子), 과종(果宗)이라고 하는데 식용된 역사가 오래다. 고기의 소화를 돕는 효소가 있어 육식을 하는 나라에서는 오래 전부터 많이 먹어 왔다. 배의 점은 석세포(石細胞, 리그닌과 팬토산이 주성분)로서, 배설과 이뇨 작용이 있어 변비에 좋다. 이 석세포 때문에 배를 먹고 난 속으로 이를 닦으면 이가 닦여졌던 것이다. '배 먹고 이 닦기'라는 속담은 바로 일석이조와 비슷한 뜻을 가진 표현이다.

사과는 성질이 따뜻하지만 배는 차가우므로 열 때문에 가슴이 답답하고 갈증이 나는 데 먹으면 좋다. 특히 술에 취한 뒤 갈증이 날 때 먹으면 갈증을 풀어 준다. 기침을 아주 심하게 할 때 양젖이나 우유를 섞어 다려 먹으면 잘 낫는 것으로 전래되고 있다. 목이 아프고 목소리가 나지 않을 때 좋고 담을 삭이는 작용이 있어 인후후두염이 있을 때 배즙을 내서 생강즙과 꿀을 타서 먹으면 효과가 크다. 배와 생강의 궁합이 잘 맞는다.

동양계 특히 우리 나라 배는 수분이 많아 88% 정도인 데 비해 서양배는 84%이다. 단백질은 0.3%이고 지질은 0.1%인데 당질이 많아 11%가 넘는 것도 있다. 서양배의 당질이 많아 달기는 하나 조직이 물러서 시원한 맛은 없다. 서양배는 표주박같이 생겼는데 수확한 뒤 며칠 두어서 조직이 무르고 향이 좋아지면 껍질째 먹는다. 동양인과 서양인간에 배에 대한 맛의 느낌이 확연히 다르다.

  섬유질이 0.6% 정도로, 소화가 되지 않는 리그닌과 펜토산이 주성분이다. 그런데 소화는 되지 않지만 이러한 다당탄수화물이 변비 예방 뿐 아니라 콜레스테롤과 동물성 지방을 체외로 배출시키는 기능을 한다. 최근의 연구에 의하면, 리그닌과 펜토산에는 항암 효과도 있다고 한다. 무기질로는 칼슘·인·철·칼륨이 0.3% 정도 들어 있다. 특히 칼륨이 배 100g 가운데 140mg이나 들어 있어 짜게 먹는 사람들의 나트륨 배출 능력이 커서 좋다. 나트륨이 체내에 많으면 혈압이 상승하게 되므로 음식을 짜게 먹어 혈압이 높아지는 경우 배는 좋은 식품이 된다.

  음식을 싱겁게 먹어야 좋다는 것이 상식으로 되어 있으나 짜게 먹던 사람이 갑자기 싱겁게 먹기는 매우 힘든 일이다. 그래서 염분은 자기도 모르게 매일 조금씩 줄여 가는 이른바 장기 5개년 계획을 수립해야 한다는 말이 있기도 하다.

  배에는 비타민A가 거의 없고 비타민B 복합체가 미량 있으며, 비타민C도 3mg%에 불과하다. 배 100g을 먹으면 얻어지는 열량이 40kcal에 불과하기 때문에 다이어트를 바라는 사람이면 그 효과를 기대할 수도 있는 저칼로리 식품이다.

  배 꼭지를 따고 속을 파낸 뒤에 꿀을 넣어 구운 것은 인후통에 매우 효과가 크다고 한다.

  배에는 양질의 수분을 많이 가지고 있어 갈증을 덜고 술독을 풀며 소화기 계통을 보하는 기능이 크다.

  《본초비요》에는 배를 먹어서 안 되는 사람에 대해 다음과 같이 적고 있다.

  배를 많이 먹으면 냉하고 냉하면 비(脾)가 허해지고 허해지면 설사를 한다. 수유부나 허한 사람은 먹지 않도록 한다.

배는 모양이 잘생긴 것보다는 조금 못난 것이 맛이 좋다.

그런데 배에는 유기산이 비교적 적어 생강과 곁들이면 맛이 아주 좋아진다. 생강은 예로부터 약의 중화 효과가 크다고 해서 한약을 다릴 때는 감초와 생강을 넣어서 다려 왔다. 생강의 주성분은 전분 등의 당질이지만 고구마나 감자와 달리 자극성인 향미가 있어 조미료로 이용해 왔다. 이 향미 성분은 진제롤과 쇼가올 그리고 진제론 등이 주체이다. 생강에 들어 있는 정유(精油)의 성분은 진기베랄, 진기베렌, 페란드렌, 캄포르, 시트랄, 리라롤, 메틸햅텐, 알파보르네올 등이다.

생강은 특별한 생리 활성과 효능이 있어 예로부터 특별한 용도가 많았다. 진제롤은 구강과 위 점막에 자극 작용을 가져와 소화액 분비 촉진, 식욕 증진 효과가 크다. 그리고 장내의 이상 발효를 억제하고 장의 상태를 정상으로 해준다. 구토 증상, 입이 아주 쓴 증상, 그 밖의 원인으로 생기는 구토 증상이나 입맛이 없거나 소화불량 등에도 효과가 있다. ≪본초강목≫에는 들짐승의 고기를 먹고 중독된 것을 풀어 준다고 소개하고 있다. ≪동의보감≫에는 마른 생강이 한담(寒痰)을 치료하고 담을 없애며 기를 내린다고 하였다. 또 졸심통(卒心痛)과 차가운 설사와 이질을 치료할 수 있다고 소개하고 있다.

≪향약집성방≫에는 다음과 같이 약효를 말하고 있다.

오래 복용하면 나쁜 냄새를 없애고 정신을 맑게 한다. 마른 생강은 기침 기가 치미는 것 등을 치료하고 속을 덥게 해주며 지혈을 하고 땀이 나게 한다. 설사, 이질, 차가워서 배가 아픈 것, 곽란 등을 낫게 하고 침에 피가 섞여 나오는 것을 멈추게 한다. 약효는 마른 생강보다 생강이 더 좋다.

≪본초학≫에서는 생강에 대하여, 위점막을 자극하여 위액 분비를 증가하고 소화를 촉진하며 혈액 순환과 체온을 높이고 흥분케 한다고 말하고 있다.

《다산방》에서는 중풍에 생강즙을 마시면 효과가 있으며 감기에 생강을 씹어 먹고 땀을 내면 잘 낫는다고 기술하고 있다.

《경험방》에서는 노인의 헛기침에 생강 5냥, 흑설탕 4냥을 물로 다려 한 숟가락씩 수시로 마시면 효과가 있다고 적고 있다.

개중에는 알레르기 반응을 일으키는 사람과 치질이 있는 사람은 쓰지 않는 것이 좋다. 혈압이 높은 사람도 많이 먹으면 좋지 않다고 한다.

배와 생강의 성분과 기능성을 종합해 볼 때 배와 생강은 궁합이 잘 맞는 것임을 알 수 있다.

배와 생강의 찰떡 배합을 이용한 술에 생강과 배를 원료로 하는 이강주와, 소주에 배즙, 생강즙, 꿀 등을 넣고 중탕해서 만든 독특한 이강고를 들 수 있다.

수박과 죽염

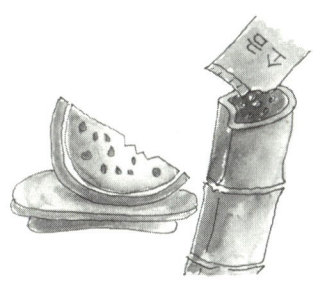

요즘은 건강 문제로 되도록 싱겁게 먹자는 운동이 벌어지고 있다. 그러나 옛날에는 소금은 생존을 위한 필수적인 물질이어서 여러 가지 에피소드가 많았다.

아프리카 지역에서는 남쪽에 사는 부족들은 금이 많이 나는 곳에, 북쪽에 사는 부족들은 암염이 나는 곳에 살았는데 이 부족은 가운데 지점에서 소금과 금을 맞바꾸었다고 한다.

마르코폴로의 《동방견문록》에는 둥글고 넓적한 덩어리로 굳혀 만든 소금돈 이야기가 나온다. 이 소금돈을 황금과 바꾸기도 했지만 부서지면 식용으로 썼다고 한다. 소금이 생존을 위한 필수품이라는 사실을 환자에게 응급 처치하는 생리적 식염수를 보아도 알 수 있다. 소금은 결코 썩거나 변하지 않으므로 청정과 신성의 상징으로 여겨 왔다. 성서에서도 '너희는 세상의 소금이 되라'는 말로 소금을 불변의 상징으로 삼고 있다.

물에는 잘 녹으며 불에는 잘 타지 않는 흰색의 결정체로, 염소와 나트륨이 결합한 것이다. 염소와 나트륨은 서로 동물이나 식물에게 치명적인 피해를 주는 물질이기도 한다. 나트륨은 물에 넣으면 격렬하게 타오르고, 염소는 독가스로 사용할 정도의 극독물이다. 그런데 이 두 가지 물질이 결합하면 생명체에 꼭 필요한 물질로 변하는 것이다.

《본초강목》에는 소금 종류를 바다에서 만드는 해염(海鹽), 우물에서 나오는 정염(井鹽), 연못에서 나오는 지염(池鹽), 산과 바위 틈에서 나오는 석염(石鹽) 등이 있으며, 장과 위의 염증을 다스리고 천식을 치료하며 폐와 심장 기능을 회복시킨다고 소개하고 있다.

지금 식품 영양학계에서는 사람들의 1일 섭취량을 10g 미만으로 말하고 있으나 땀을 많이 흘리거나 설사를 할 때에는 더 많이 섭취해야 한다.

소금은 혈관 벽을 수축시키므로 혈압을 올리게 된다. 짜게 먹으면 특히 겨울에 혈압이 오르고, 신장 기능이 약화되어 여과가 제대로 안 되어 부종이 생긴다. 부종이 생기면 정력이 약화된다. 골수와 뇌수가 약해져서 뼈에 힘이 없고 뼈마디가 쑤시며 주의력이나 사고력, 집중력, 기억력 등이 감퇴된다. 소금과 정서 불안은 관계가 깊어 정서가 불안해질수록 짜게 먹는 경향이 있다.

로마에서는 군인들의 급료로 지불되었기 때문에 오늘날 월급을 샐러리라고 말하고 있다. 아랍인들은 싸움이 끝났다는 표시로 빵과 소금을 나누어 먹었다. 독일에서는 옷 속에 소금을 넣어 두면 잡귀가 물러간다고 믿었으며, 흐르는 물에 빵과 소금을 뒤돌아보지 않고 뒤로 던지면 병이 씻겨 흘러간다고 생각했다.

수박, 오이, 토마토 등 식품에 소금을 뿌려 먹는 습성이 옛적부터 있었다. 이것들은 이들 식품을 인체에 적용시키는 특성이 있었는데 삼투압을 조절하는 의의가 있었다. 더운 여름철에 땀을 많이 흘리고 수박을 먹으면 소변을 잘 보게 된다. 땀과 소변으로 체액과 나트륨이 많이 빠져나가게 된다.

수박에는 칼륨이 매우 많은 반면에 나트륨은 전혀 들어 있지 않다. 보통 수박은 수분이 91%, 단백질이 0.7%, 당질 8%, 회분 0.3%, 비타민A 210IU, 비타민C 6mg% 등으로 구성되어 있다. 회분 중에 칼륨이 가장 많아서 120mg%나 된다.

칼륨과 나트륨은 화학적 성질은 아주 비슷하다. 그러나 체내에서는 두 가지가 경쟁적으로 작용하는 특성이 있어 이것을 길항(桔抗) 작용이라고 한다. 인체가 필요로 하는 칼륨의 양은 나트륨에 비해 적은 편인데, 오줌 속으로 칼륨이 많이 배설된다. 칼륨이 배설될 때 길항 작용 때문에 체내의 염분 가운데 나트륨도 덩달아 빠져나가는 것이다. 그러면 체내의 나트륨의 양이 부족하게 된다.

칼륨 함량이 많은 수박을 먹었는데, 나트륨마저 많이 소비됐으니 체세포 내에 삼투압 균형이 깨지고 만다. 그러면 체세포는 기능이 무뎌지고 피로가 쌓이게 될 것이다. 이 피로를 없애고 삼투압을 정상으로 유지시켜 주기 위해 소금을 조금 뿌려 먹는 것이 좋다. 소금의 양이 너무 적고 칼륨이 많으면 혼수 상태를 일으킬 염려도 있다.

그런데 해염을 정제한 천일염에는 유해 불순물이 매우 많다는 사실이 알려지면서 전통 두부를 만들 때 쓰던 간수(소금 가마니를 쌓아 두면 조해성이 있는 염화마그네슘 등이 흘러나온다)조차 사용을 금지시키는 지경에 이르렀다. 그래서 불순물 제거를 위한 방법으로 구운 소금이 상품화되었고 전통 민속약으로 만들어졌던 죽염(竹鹽)이 각광을 받기에 이르렀다.

죽염을 난들려면 먼저 3년 이상 된 왕대나무를 한쪽은 뚫고 한쪽은 막도록 마디 사이를 차례로 자른 다음 대나무통 안에서 천일염을 단단히 다져 넣는다. 황토에서 모래를 없앤 뒤 햇볕에 말려 가는 체로 세 번을 친 뒤 되게 반죽하여 대나무통 입구를 막고 소나무 장작의 센 불(약 1,400℃)에 9번을 굽는다. 그러면 대나무 진이 흘러나와 소금과 함께 섞이면서 볶아지는데 그것을 곱게 가루 낸다.

민속약으로는 눈병·인후병·신경 질환 등 여러 질환에 응용해 왔다. 이 죽염에 대한 과학적 검토는 아직 미흡한 상태이나 일반 천일염에 비해 불순물이 적고 특별한 성분이 보완된 것만은 틀림없는 일이다. 따라서 수박을 먹을 때 죽염을 소량 쓰는 것도 좋을 것이다.

레몬과 꿀

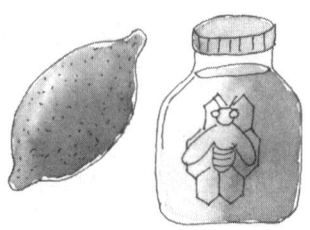

아침에 일어나서 머리가 무겁다고 호소하는 사람들은 머리 돌리는 운동을 가볍게 하는 것이 좋다고 말한다. 물론 그것도 도움이 되겠지만 레몬을 활용해 보는 것도 좋다.

레몬 1개를 짜서 벌꿀을 차 스푼 2개 정도의 분량을 섞어 얼음을 넣고 차게 해서 마시면 기분도 상쾌하고 두통도 사라지게 될 것이다. 레몬 100g 중에는 비타민C가 90mg나 들어 있다. 레몬 1개에서는 약 50ml의 착즙이 얻어지므로 그것만으로도 45mg의 비타민C를 섭취할 수 있다. 한국인의 경우 1일 필요 섭취량은 50mg으로 되어 있는데 그것만으로도 하루 분의 비타민C를 취할 수가 있다.

비타민C는 수용성이기 때문에 오줌을 통해서 많은 양이 배출된다. 레몬에는 비타민C나 무기질 칼륨이 많이 함유되는데 두통을 해결해 주는 것은 그러한 성분 외에도 신맛을 내는 구연산의 작용이 크다.

구연산은 체내에 들어가면 에너지 대사를 활발하게 하는 작용이 있으므로 이 한 잔의 레몬 주스에 의해 몸은 활발한 에너지 대사를 할 수 있게 된다. 에너지 대사가 제대로 되지 않으면 근육이 뻐근하고 혈액 순환도 제대로 안 되어 피로가 쌓인다.

체내 피로 성분의 하나로 지적되는 것이 유산이다. 성인이 된 뒤 야외에 나가 갑자기 뛰거나 운동을 하게 되면 다음날 아침 근육이 뻐근하고 아픈 경우가 많다. 이 뻐근하고 피로감을 주는 원인이 다름 아닌 유산이다. 갑자기 운동을 하게 되면 필요한 에너지를 얻기 위해 혈당인 포도당이 분해되어야 하는데, 갑작스럽게 포도당이 분해되다 보니 완전 연소가 되지 않고 중간 물질인 초성포도산이나 유산이 만들어져 몸에 쌓이게 된다.

비유해서 말하면, 장작불을 땔 때 서너 개피 불을 지피면서 공기가 잘 통하게 하면 화력도 좋고 연기도 나지 않을 것이다. 이렇게 완전 연소되면 고운 재만 남지만, 욕심을 부려 많은 장작을 한꺼번에 태우면서 산소의 공급을 충분히 하지 않으면 연기만 나고 화력도 제대로 나지 않는 불완전 연소가 된다. 체내에서 마찬가지다. 그래서 체내 대사 과정에서 생성되는 유산을 생리적으로 피로소라고도 한다.

벌꿀의 당분은 과당과 포도당이다. 이러한 당분을 단당류라고 하는데 소화 과정을 거치지 않고 체내에 들어가면 곧바로 흡수되어 에너지가 되기 때문에 속효성 당분이라고도 한다. 게다가 꿀은 비타민을 고루 가지고 있어 신진대사를 원활하게 하는 힘도 크다. 이러한 벌꿀이 섞인 레몬 즙을 마시게 되면 틀림없이 무거웠던 머리가 믿기 어려울 정도로 가벼워질 것이다.

가공 음료로서 이와 비슷한 음료가 있기는 하나 집에서 즉석으로 만드는 레몬 주스와는 비교가 되지 않을 것이다. 비타민C는 산화가 잘되므로 신선한 과일을 바로 먹는 것만큼 효과가 큰 것이 없다.

레몬 말만 들어도 침이 나오고 도저히 먹을 수 없는 사람들은 홍시를 조금 섞어서 마시게 되면 신맛이 완충되어 훨씬 먹기 쉬워진다. 홍시에도 비타민C가 많고 비타민A 효력을 갖는 카로틴도 들어 있으므로 인체의 저항력을 향상시켜 주는 작용도 있다.

이와 비슷한 예로 더운 나라에 사는 사람들이 파파야라는 과일을 먹을 때 레몬 즙을 섞어 먹는 것을 흔히 볼 수가 있다. 파파야는 열대 아메리카 원산의, 열대 지방에 자생하는 아주 흔한 과일이다.
　필리핀 사람들은 파파야를 과일로만 먹는 것이 아니라, 덜 익은 파란 것을 고기나 해산물에 섞어서 요리용 채소로 이용하기도 한다.
　파파야는 단맛이 아주 강한데 대부분이 과당 성분이므로 벌꿀과 마찬가지로 체내에서 곧 열량으로 이용할 수 있다. 이 꿀이나 파파야에 들어 있는 과당은 숙취 방지에도 효과가 있다. 그러나 다이어트에 신경을 쓰는 사람이라면 많이 먹지 않는 것이 좋을 것이다.

송화와 꿀

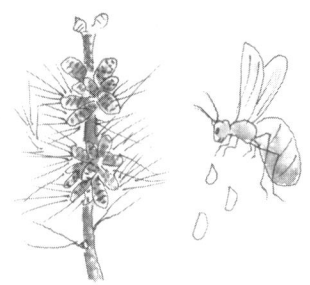

 다식은 송화, 밤, 대추, 곡식, 깨 등의 가루를 꿀이나 엿 등으로 반죽하여 다식판에 찍어 낸 한과다. 우리 나라 고유의 과자로, 맛이 달고 고소하며 향기로운 것이 특징이다. 다식판은 여러 가지 모양으로 조각되어 있어 모양도 예쁘다. 어떤 재료로 만드는가에 따라 송화다식, 밤다식, 찹쌀다식, 참깨다식, 흑임자다식, 콩다식, 팥다식 등이 있다.
 송화다식은 송화 즉 솔꽃가루를 엿물에 섞어서 만든 다식이다. 이것은 싱그러운 솔잎 향기가 풍기고 고운 황색을 갖는다. 송화로 만든 음식은 예로부터 설사를 멎게 하는 데 효과가 있는 것으로 전래되어 왔다.
 송화의 성분은 단백질과 당질이 주체이나 비타민B 복합체가 풍부하고 무기질도 골고루 함유된다. 또한 폴리페놀과 정유를 가지고 있어 신진대사를 촉진하고 체내에 생성되는 과산화물질의 피해를 감소시키는 특성을 가지고 있다. 솔잎이나 화분은 신선들이 즐겨 먹은 식품으로 알려져 왔다.
 송화다식 재료를 보면 다음과 같다. 송화 800g, 엿 150g, 설탕 50g, 꿀 100g.

5월 초순 송화가 피기 직전에 솔꽃 봉오리를 뜯어다가 따뜻한 방에 종이를 펴고 널어 놓으면 꽃가루가 떨어진다. 이 꽃가루를 고운 체로 쳐서 물에 담가 여러 번 저어 놓는다. 이것을 면 헝겊으로 만든 보에 부으면 떠도는 송화를 걷어 모을 수 있다. 다시 물에 담가 우린 다음 면 헝겊에 걸러 송화를 모아 따뜻한 방이나 그늘에서 말린다. 물에 설탕 가루를 녹인 다음 엿을 넣고 끓이다가 물엿 모양이 되면 꿀을 탄다. 송화 가루에 꿀물을 넣고 버무려 반죽하여 다식판에 찍어 낸다. 송화에는 탄닌 성분이 있어 설사를 멎게 하는 기능을 가지고 있는데 타닌은 피부를 오므라들게 하는 수렴 작용(Astringent)이 있기 때문이다.

 다식에는 시앗다식이라는 색다른 것도 있었다. 옛날에는 첩을 거느리는 사람이 많았다. 사내들이 첩을 둘 생각이 있으면 먼저 부모에게 그 뜻을 알렸다고 한다. 그 말을 들은 어머니는 꼭 해야 할 일이 있었는데 율무와 천문동을 구해다가 수수와 찹쌀가루를 섞어 찧었다. 그 가루를 오래 고아서 꿀에 재어 다식을 만들었다. 율무와 천문동은 투정을 없애는 재료로 알려져 왔기 때문이다. 투정뿐 아니라 성욕을 감퇴시키는 약재로, 율무를 첩이 자는 요 속에 몰래 넣어 두면 성욕이 없어져 남편을 빼앗을 수 없는 줄 알아서 투정 싸움에는 요 깃을 뜯어보는 것이 관례가 되어 있었다. 율무와 천문동을 넣어 만든 다식을 시어머니가 며느리 방에 넌지시 넣어 준다. 이것이 시앗다식인데 이것을 보고 며느리는 남편이 첩을 두겠다는 것임을 알아차렸다고 한다. 이것을 시어머니가 지켜보는 가운데 사약이라도 마시듯 먹었다고 한다.

 양반이 많이 사는 서울 북촌에서는 첩을 얻을 때 본처에게는 꾀꼬리다식이라는 것을 먹였다고 한다. 꾀꼬리 고기는 투기심을 없애 주는 힘이 있고 뻐꾸기 고기는 사랑을 일깨워 주는 미약(媚藥)으로 알려져 왔다. 다식 모양을 꾀꼬리와 뻐꾸기처럼 만든 것이었다. 뻐꾸기는 둥지를 만들지 않고 꾀꼬리 둥지에 알을 까는 얌체다. 이 두

새의 관계를 처첩의 관계에 비유하여 꾀꼬리 다식과 뻐꾸기 다식이 생겨난 것이다.

 어쨌든 송화와 꿀을 배합해 만드는 송화다식은 송화와 꿀의 궁합을 잘 이용한 음식이다. 수렴 작용이 있는 송화는 자칫 변비를 일으키기 쉬운데, 꿀은 습윤 작용이 있어 송화의 수렴 작용을 완화시키는 힘을 가지고 있다. 또 다식은 시간이 지나면 굳어져 기호성이 떨어지고 만다. 그런데 꿀은 보습력이 커 다식이 굳는 것을 막아 주고 단맛이 부드러워 송화다식의 맛을 더 좋게 한다. 겨울에 입술이 틀 때 꿀을 바르면 입술의 수분 증발을 막고 공기 가운데 수분을 흡착하므로 쉽게 낫는 것도 바로 꿀의 이 보습력 때문이다.

채소류의 음식궁합

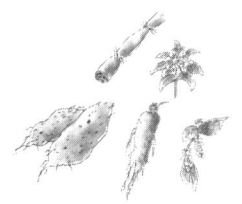

생강과 찹쌀(생강 찹쌀미음)

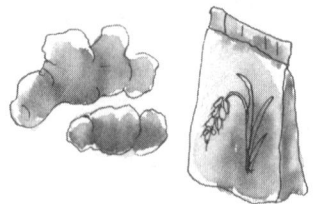

 같은 음식을 먹어도 설사를 하는 사람이 있는가 하면 하지 않는 사람도 있다. 대장의 저항력이나 위의 소화 흡수 능력에는 개인 차가 있고 같은 사람이라도 피로나 스트레스 정도에 따라서 달라지는 것이다. 자율 신경 기능이 약한 사람은 피로나 스트레스로 몸의 컨디션이 나빠져 설사를 일으키는 일도 있다. 음식을 먹을 때 편안한 마음을 갖는 것이 중요한 또 하나의 이유도 되는 것이다.
 장이 안 좋아 설사를 잘 일으키는 사람에게 좋은 것이 생강 찹쌀미음이다. 생강은 몸을 따뜻하게 하고 살균 작용도 있으며 위를 보호하는 작용이 있어 몸이나 배가 냉해서 설사를 자주 할 때 좋은 식품이다. 생강 한 쪽을 불린 찹쌀 한 컵과 함께 푹 끓인 다음 체에 걸러 그 미음만 마시면 몸이 따뜻해져서 아침에 배가 싸르르 아파 오는 사람에게는 효과가 매우 좋은 궁합이다.

목이버섯과 율무죽

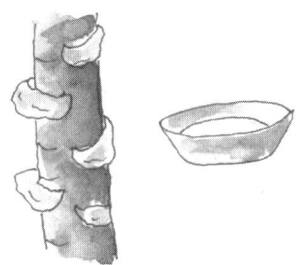

　버섯은 곰팡이의 한 가지 종류인데 독특한 향미를 갖기 때문에 세계 어느 나라에서나 애용되는 식품이다.
　버섯의 종류는 매우 많아 수천 종이나 되고 식용 버섯만도 수백 종이 넘는다. 밤나무, 상수리나무, 줄참나무 등 고목 사이에서 솟아나는 버섯으로 목이버섯이 있다. 생김새가 특이해서 마치 사람의 귀와 같다고 해서 붙여진 이름이 목이(木耳)인데 서양 사람들은 '유태인의 귀'라고 한다.
　빛깔이 흰 백목이와 빛깔이 검은 흑목이가 있는데 중국에서는 백목이를 은이(銀 : 나무 목 변에 귀 이)라 하여 가장 귀한 것으로 여긴다. 아무 요리에나 잘 어울리므로 많이 쓰이는데 우리 나라에선 잡채 만들 때 흔히 쓴다.
　목이버섯이 피부 미용에 좋은 것은 함유된 아교질 성분 때문이다. 이 아교질 성분은 보정·보혈에 도움이 되는 무기질 등을 가지고 있어, 강정 효과와 빈혈 치료 효과도 있는 것이다.
　특별한 음식으로 목이버섯 율무죽이 있다. 율무로 죽을 끓이다가 목이버섯을 넣고 조미해서 먹는다.
　율무는 노인들의 검버섯을 없애는 효과도 있고 닭살 같은 거친 피부나 사마귀 제거, 기미·주근깨·여드름에도 좋다. 목이버섯율무죽 재료는 목이버섯 불린 것 30g, 율무 1컵, 물 4컵, 소금 조금이다.

 버섯의 효과에 대한 실험 결과에 의하면, 한 집단에게 1주일간 매일 60g의 버터를 먹게 하고 다른 집단에게는 버터와 85g의 버섯을 함께 먹게 한 뒤 비교하였더니, 버터만 먹은 집단은 콜레스테롤 치가 14% 올라갔으나 버섯을 함께 먹은 집단은 반대로 4%가 내려갔다고 한다.

 피부를 곱게 하는 효과가 큰 목이버섯과 율무는 궁합이 잘 맞는 것이다.

호박과 꿀

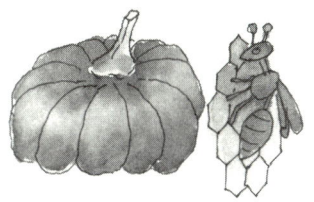

충청도 지방의 향토 음식으로 호박꿀단지가 있다. 이것은 흔히 맷돌호박이라는 둥글넓적한 늙은 호박과 꿀을 가지고 만든 음식이다.

호박은 박과 식물인데 한명은 남과(南果), 번과(蕃果), 반과(飯果) 등이다. 동인도가 원산지로, 우리 나라에서 많이 재배되는 동양계 호박, 페루 등 남미가 원산인 서양계 호박, 멕시코 북부 북미가 원산지인 페포계 호박의 세 종류가 있다. 만생종인 재래종과 조생종인 서울애호박 등이 재배되고 있다. 임진왜란 뒤에 들어왔다고 하며 주로 승려가 먹었으므로 '승소(僧蔬)'라고 하다가 민간에 널리 퍼졌다.

호박은 품종과 성숙도에 따라 영양 성분도 크게 달라진다. 잘 익을수록 단맛이 증가하는데 주로 당분이 늘어나기 때문이다.

체내에 들어가면 비타민A가 되는 카로틴이 많다. 카로틴의 흡수를 위해서는 기름으로 조리하는 것이 좋다. 어린 호박은 채소용으로 바로 사용하거나 썰어 말려서 이용한다.

완숙한 호박으로는 엿, 떡, 부침, 볶음, 찜 등을 만들고, 서양 요리로는 가는 체에 걸러 수프나 파이 요리에 이용한다.

호박은 이뇨 효과와 부종 치료 작용이 있다. 산후 부기가 있는 부인에게 가장 좋은 식품으로 늙은 호박이 권장된 이유도 바로 이러한 특성 때문이었을 것이다. 당뇨병에 걸렸거나 뚱뚱한 사람에게도 좋은 식품으로 알려져 있다.

호박에 들어 있는 소화 효소 억제 작용이 있는 트립신 억제 인자가 장내 바이러스와 발암 물질의 활성화를 억제한다고 한다. 카로틴이 많은 황색 호박은 여러 종류의 암을 예방하는 효과가 있는데, 폐암·식도암·위암·방광암·후두암·전립선암의 위험을 줄인다고 한다. 호박에는 펙틴이 많은데, 이것은 수용성 식이성 섬유로서 담석증 예방에 좋다.

동짓날에 호박을 먹으면 중풍에 걸리지 않는다는 말이 있다. 이는 호박 속에 많은 비타민A와 C 그리고 B_2 등의 효과 때문이었을 것으로 짐작된다. 비타민A는 점막을 튼튼하게 하고 감기에 대한 저항력이 있으므로 동지에 호박을 먹는 것은 매우 지혜로운 식습관이었다. 또 호박은 몸을 따뜻하게 하므로 냉증이 있는 사람에게도 좋다.

호박에는 비타민C를 파괴하는 아스코르비나아제라는 효소가 들어 있는데, 이것은 열에 아주 약하다. 어떤 사람은 호박을 생식용으로 이용하기도 하나 그리 적당하지는 않다. 늙은 호박은 저장성이 좋기 때문에 겨울 내내 두고 먹을 수 있었으며, 겨울에 부족하기 쉬웠던 비타민A의 공급원으로 안성맞춤이었다.

《본초강목》에는 속을 보하고 기를 늘린다고 하였고, 《동의보감》에는 소변에 이롭고 피가 멎고 새살을 돋아나게 하며, 금창을 아물게 한다고 소개하고 있다.

젖이 잘 나오지 않는 산모는 호박씨 볶은 것 30~50개 가량을 먹으면 효과가 있다.

이집트 사람들은 통변을 좋게 하는 하제로서 호박씨를 잘 씹어 먹었다.

가래와 기침에는 늙은 호박 1개의 꼭지 부분을 손이 들어갈 만큼 둥글게 도려낸 뒤 손을 넣어 씨만 골라낸다. 그 안에 구기자 마른 것 한 줌, 생강 7쪽, 대추 한 줌과 감초를 조금, 인삼을 2뿌리 정도 넣는다. 다음 꿀을 1컵 정도 붓고 도려낸 호박 꼭지를 다시 맞추어 봉하고 흰 보자기로 다시 꼭지가 열리지 않도록 동여맨다. 솥에 물을 약간 붓고 호박이 물에 닿지 않도록 받침대를 놓고 그 위에 넓은 그릇으로 받친다. 손으로 누르면 조금 들어갈 정도로 끓여서 익힌 다음 식힌 뒤 호박 속에 물이 고인 것과 넣었던 구기자 등을 모두 꺼내어 그릇에 담는다. 호박을 잘게 쪼개서 삼베 헝겊으로 물을 짜낸 뒤 다시 이 속에서 나온 것과 함께 한참 끓인다. 식은 다음에 그릇에 담아 1일 2회 식사 전과 저녁 공복에 소줏잔으로 한 잔씩 마신다. 기침과 가래는 이렇게 호박 3개만 먹으면 완치된다고도 하였다.

천식으로 인한 부종에는 호박 식혜가 좋은 것으로 전래되었다. 이것은 늙은 호박 한 통, 엿기름 우려낸 물, 생강 등으로 만든 것이다. 호박꿀단지는 다음과 같이 만든다.

재료 맷돌호박 1개, 꿀 360ml를 준비한다. 호박 위에 있는 꼭지를 그대로 두고 직경 5cm 정도로 마개가 될 수 있게 손칼로 동그랗게 도려낸 다음 씨를 파낸다. 호박 속에 꿀을 넣고 다시 꼭지 뚜껑을 잘 덮고 찜통에 찐다. 큰솥에 체 다리를 걸쳐놓고 물을 넣은 뒤에 호박이 들어 있는 채반을 얹고 찐다. 호박이 익으면 빛이 빨개지고 들어내기가 어려워진다. 솥뚜껑을 열고 한 김 나가면 가만히 호박을 꺼내 마개를 빼고 속에 괸 물을 따라 마신다. 물만 따르지 않고 전부를 짜서 먹어도 된다.

호박과 팥

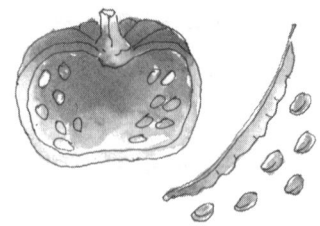

동지에 호박을 먹으면 중풍에 걸리지 않고 장수한다는 말이 지금도 전해져 올 정도로 호박은 오랫동안 민간요법으로 이용되어 왔다. 그런데 민간 요법으로 쓰여 온 것은 애호박이 아니라 늙은 호박이었다. 늙은 호박의 주성분은 당질이지만 단백질을 비롯해서 섬유질, 칼슘, 칼륨, 철분 그리고 비타민A의 모체인 베타카로틴, 비타민 B, C 등을 골고루 가지고 있다.

호박은 박과에 속하는 식물 가운데서 영양가가 가장 높다. 호박의 당질은 소화 흡수가 잘되기 때문에 위장이 약하고 마른 사람에게는 부식으로서만 아니라 죽, 수프, 파이 등의 간식용으로 좋으며, 회복기의 환자에게도 좋다. 변비를 해소시키고 감기 예방과 노화 방지, 장마철 관절통과 여러 성인병을 예방하는 식품으로서, 최근 동서양을 막론하고 각광을 받고 있다.

몸이 부은 사람들에게는 민간요법으로 호박꿀중탕이 애용되었다. 당뇨병에 걸리면 체내 당질 대사를 도와주는 인슐린 분비가 잘 안 되어 당이 소변에 섞여 그대로 나가 버리거나 혈당이 지나치게 높아진다. 그래서 인슐린 투약을 하게 되는데 호박에는 인슐린 분비를 도와주는 작용이 있기 때문에 당뇨병 환자식으로 호박이 추천되는 것이다. 호박은 당뇨병으로 인한 부기를 내려 주는 데도 뛰어난 효과를 나타낸다.

　팥은 콩과에 속하는 1년초인데, 동양이 원산으로 중국·한국·일본 등지에서 널리 재배되고 있다. 학명은 적두(赤豆) 또는 소두(小豆), 홍두(紅豆)다. 우리 나라에서는 쌀과 콩 다음으로 치는 곡식이다.

　당질 24%, 단백질 9%로 당질과 단백질이 주성분인데, 단백질의 주구성 성분은 글로블린이다. 사포닌과 콜린 색소 등의 특수 성분도 가지고 있다. 곡류 가운데서 비타민B_1이 가장 많아 0.45mg%나 되어서 쌀밥을 위주로 한 식생활을 하는 우리에게는 중요한 역할을 한다. 또 4% 가량의 섬유가 있어 장을 자극하므로 변비에 탁월한 효능이 있다. 그러나 위장이 약한 사람은 가스가 생기기 쉬워 방귀가 많이 나온다. 숙취에 팥죽이 좋고 출산 뒤 젖이 부족한 경우에도 유용하게 쓰였다.

　예로부터 삼복에는 팥죽을 쑤어 먹음으로써 전염성 질병을 예방하였고, 임금님의 수라 상에 흰색의 수라와 함께 팥 수라도 진상하는 것이 원칙이었다고 한다. 팥의 붉은 색이 악귀를 쫓는다고 해서 동짓날에 찹쌀 가루로 새알심을 만들어 죽을 쑤어 먹기도 하였다.

　호박죽에 팥물과 삶은 팥을 넣어 주면 그 맛이 잘 어울려 맛을 좋게 해주고 노란 바탕에 붉은팥이 섞이면서 시각적 효과도 컸다. 말하자면 호박과 팥은 궁합이 잘 맞는 것이다.

솔잎과 콩

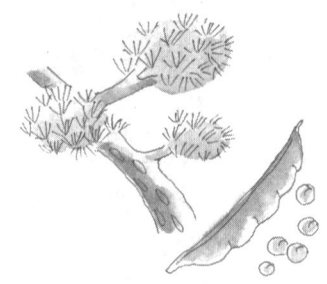

 우리 나라에서는 예로부터 가물거나 수해를 입어 농사를 지을 수 없어 기근 때문에 많은 고생을 해 왔다. 신라에서 조선시대에 이르는 동안 가뭄 피해가 157회, 수재가 150회로 ≪증보문헌비고≫에 기록되어 있다. 이것은 큰 재해만을 기록한 것으로, 작은 재해는 수없이 많았다. 그런 때를 대비해서 구휼 정책을 세우고 구황 식물에 관한 것을 계몽하기도 하였다.
 세종은 ≪구황벽골당≫이라는 책을 만들어 민간에게 이용하도록 하였다. 1554년, 영·호남 지방에 큰 기근이 들었는데, 이때 명종이 ≪구황벽골방≫의 주요 내용을 발췌·보완해서 알기 쉽게 ≪구황촬요≫를 간행하였다. 이러한 서적에 수록된 구황용 식품으로는 주로 산야에 자생하는 식물의 어린 잎, 어린 싹, 열매, 뿌리, 껍질 등이 있었다.
 우리 나라에 자생하는 식용 가능한 식물과 초목은 850여 종에 이른다. 그 가운데서 지금도 이용되고 있는 것이 300여 종이다. 그런데 이러한 것을 먹으려면 반드시 소금이 필요하다. 고려시대에도 구황 식품으로써 곡물과 함께 장을 함께 먹어 왔다.
 ≪구황촬요≫에 수록되어 있는 구황 음식으로는 솔잎과 솔껍질,

느릅나무 껍질, 콩, 속성으로 만들 수 있는 장, 콩이 없을 때 콩깍지 또는 콩잎을 대용해서 담그는 장, 기근으로 부종을 치료할 수 있는 천금주법(千金酒法 : 찹쌀죽에 천금목 껍질을 넣고 다시 끓인다. 이것을 식힌 다음에 누룩 가루를 섞어서 빚어 술이 되면 다시 쌀죽으로 초청을 한다), 기타 납(蠟), 메밀꽃, 삼씨, 마, 칡뿌리, 메뿌리, 둥글레, 새삼씨, 고욤, 개암, 들깨, 팽나무잎, 느티나무잎, 백합, 천문동, 쑥 등 여러 가지 이용법이 구체적으로 실려 있다. 그 가운데서 몇 가지를 보면 다음과 같은 것이 있다.

- 기근으로 죽게 된 사람을 구하는 법 : 기근으로 빈사 상태에 이른 사람에게는 한 번에 많은 음식을 먹이지 말라. 뜨거운 것도 안 된다. 간장을 물에 타서 마시게 하고, 정신 차렸을 때 미음을 좀 식혀서 마시게 하며, 그래도 부기가 빠지지 않으면 천금목피를 다려서 그 즙을 마시게 한다.
- 솔잎죽 : 솔잎 2말에 볶은 콩 1되를 가루로 만들어 섞은 다음 찌고 말려 가루로 한다. 솔잎 가루 3홉과 쌀가루 2홉을 섞어 느릅나무 껍질의 즙을 섞어 죽을 쑨다. 솔잎죽을 아침저녁으로 먹으면 오래 살 수 있다. 솔잎의 성상은 거세고 느릅 껍질의 성상은 부드러우므로 느릅나무 껍질을 곡분과 함께 섞으면 매우 좋다. 느릅나무 껍질을 벗겨 물에 담갔다가 그 물을 받쳐서 이용한다. 느릅나무 속껍질을 쪄서 가루로 만들어 쓰기도 한다.
- 솔잎미숫가루 : 솔잎가루와 콩가루(볶아서 가루로 한 것)를 2 : 1의 비율로 섞어서 물에 타서 마신다.

솔잎은 구황 식품 가운데 으뜸이었다. 아주 유용하게 쓰여 왔는데 사람들이 솔잎을 활용한 역사는 오래되었다. 중국 송 나라의 의약서 ≪중수정화경사증유비용본초(重修政和經史證類備用本草)≫에는 '소나무는 모발을 나게 하고 내장을 편안하게 해주며 장수하게 하는 나무이다.'라고 기술되어 있다. 명(明) 나라의 고전 약초서(古典藥草書)인 ≪본초강목≫에도, '솔잎은 송모(松毛)라고도 불리며,

독이 없고 모발을 나게 한다. 오장을 편안케 하며 배고프지 않게 하고 연명할 수 있게 한다.' 라고 기재되어 있다.

≪동의보감≫에 소개되고 있는 '솔잎'

服松葉法
　소나무는 옛부터 절조(節操) · 장수(長壽) · 번무(繁戊)의 상징으로 되어 왔으며, 잎 · 열매 · 송진(松津, 松脂) 등은 성인병의 예방 또는 치료에 사용되었다. 소나무는 적송 · 백송 · 해송 · 오엽송 등 종류가 매우 많다. 가장 흔한 것이 적송(붉송)이다. 잎은 생것 또는 그늘에서 말린 것을 사용하면 위장병 · 고혈압 · 중풍 · 신경통 · 천식 등에 효과가 있다.
　옛사람들은 비상시에 밥을 먹지 않고도 생명을 유지할 수 있는 벽곡법에서 솔잎 가루를 많이 응용하였다.
　옛날 한 나라의 종남산에 발가벗은 사람이 살았는데, 온몸에 검은 털이 나 있으며 산골짜기를 나는 듯이 뛰어다녔다. 포위하여 잡아 본즉 여자였다. 그가 말하기를, 자기는 원래 진 나라 때의 궁녀였는데 관동(關東)의 적군(賊軍)이 쳐들어와 왕이 항복하므로 놀라 달아나 산 속으로 들어갔다. 배는 고프나 먹을 것이 없던 차에 한 노인이 솔잎이나 잣잎을 먹으라고 하기에 먹었더니 처음에는 쓰고 떫었으나 차츰 먹을 만하게 되어 다시는 굶지 않게 되었다. 겨울에는 춥지 않고 여름에는 덥지 않으며 진 나라 때부터 한나라 성제(成帝) 때가 되었으니 벌써 300년이 지난 셈이 아닌가. ―〈雜病篇 卷 9 雜方〉
　솔잎으로 담근 송엽주(松葉酒)는 '治脚氣風痺(치각기풍비), 즉 각기 및 중풍에 의한 마비증에 좋다. 솔잎은 종기에도 좋고 머리칼 나게 하는 데도 좋다. ―〈湯液篇 卷 3 木部〉

솔잎이 사람 몸에 좋은 것은 틀림없으나 향미가 자극적이고 조직이 단단하므로 그것을 중화시키고 영양적 균형을 잡기 위해 솔잎죽이나 솔잎 미숫가루를 만들 때 콩을 솔잎의 절반되게 배합하는 것은 매우 현명한 방법이다. 솔잎과 혼합함으로써 콩의 단백가 상승 효과는 물론 솔잎의 자극적인 냄새와 향을 상쇄하는 효과도 크므로 궁합이 매우 잘 맞는 한 쌍이라고 할 수 있다.

솔잎과 다시마(松葉茶)

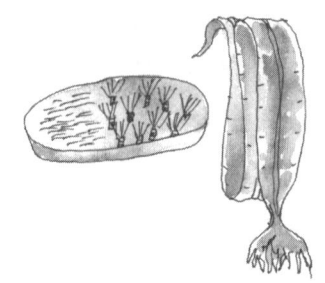

절개의 상징 송(松), 죽(竹), 매(梅) 가운데서도 주역은 단연 소나무다. 적송(赤松)은 산지 내륙성으로 잎이 가늘고, 줄기는 적갈색으로 아름다워 자송이나 여송(女松)으로 불린다. 흑송은 줄기가 검고 잎은 딱딱하고 강하여 웅송, 혹은 남송(男松)으로 불리며, 바람이 거친 해안가에서 서식해 해안송이라고도 한다. 사람들에게 약재로 가장 좋은 것은 한국의 적송이다.

송진은 화석이 되면 호박(琥珀)이 된다고 해 송진을 생송지(生松脂)로 부르며 약에 이용했다. 성분은 수지(樹脂)와 정유(精油)의 테레핀유(油)로, 생송지(生松脂)를 증류해서 테레핀유를 얻어 낸다.

솔잎은 콜레스테롤 축적을 막고 동맥경화를 방지하며 말초 혈관을 확장시켜 혈액 순환을 촉진하고, 호르몬 분비를 촉진시켜 체내 균형에 도움을 준다. 소나무 전체의 주성분은 알코올류, 에스테르, 페놀 화합물, 그리코기닌을 포함해 테르펜틴, 비타민A, C, K, 클로로필 등이다. 알코올, 에스테르 등은 체내의 노폐물을 배출시켜 더한층 신진대사를 촉진시킨다. 비타민A는 점막을 튼튼하게 하는 작용도 한다.

그 밖에 글리코기닌에 혈당 강하 작용이 있어 당뇨병에 효과적이다. 아편과 니코틴 해독에 효과적인 아피에틴산도 있다. 잎에는 비타민C가 다량으로 함유되어 있다. 또한 프라보노이드의 퀘르세틴, 켄페롤, 또 정유분(精油分)으로 피덴과 볼네올, 캄펜 등이 함유되어 있다. 이 가운데 특히 비타민C와 퀘르세틴이 혈압 조정에 효과가 있다. 솔잎에는 철분도 풍부해서 철분 부족 때문에 생기는 빈혈 치료에도 좋다.

일본의 다카시마 씨는 심근 경색으로 빈사 상태가 된 사람을 솔잎액으로 소생시켰다. 그에 의하면, 솔잎액은 심근경색의 특효약이어서, 동계(動悸)·호흡곤란·숨이 차는 등 심장병의 3대 증상, 그리고 흉통·부종·현기증 등 심장병에서 파생되는 증상들도 솔잎액으로 치료된다고 했다. 과로와 흥분, 불안, 초조감 등 심장병에 가장 좋지 않은 증상이 솔잎을 마시면 씻은 듯이 낫는다고 한다. 옛날부터 솔잎은 선인들의 강심제로 사용되어 왔던 기록이 있다.

저혈압인 사람이 솔잎액을 먹고는 조금씩 혈압이 올라가 검진하는 의사로부터 '매우 이상적이다' 라는 판정을 받았다고 한다.

솔잎을 씹으면 고혈압이 없어져 중풍이 치료된다. 뇌빈혈로 쓰러진 사람이 솔잎을 계속 씹었더니 언어 장애도 없어지고 회복이 빨라졌다고 한다.

그러나 솔잎은 자극성이 향미 때문에 먹기가 역해 일반 식품처럼 섭취하기가 어려운 단점을 가지고 있다. 그래서 솔잎이 가지고 있는 기능성 성분의 손실을 방지하면서도 독한 냄새를 중화할 수 있는 궁합 식품이 다시마다.

생솔잎을 그대로 활용하기는 힘들므로 솔잎을 가루내어 다시마 가루에 1/30~1/50 분량을 잘 섞어서 차로 끓여 먹으면 역하지 않아서 좋다.

솔잎차(松葉茶)를 만드는 법은 여러 가지가 있다.

① 보통차 : 적송 잎을 깨끗이 씻어 용기에서 2~3분간 삶는다. 이것을 건져 썰고 햇빛에 1시간 정도 건조시킨다. 잘 말린 다음 다

기에 넣고 끓은 물을 부어 우려내면 은은한 향기를 갖는 솔잎차가 된다.

　② 볶은차 : 솔잎을 기름기가 없는 프라이팬에 볶고 1cm 정도씩 가위로 자른 뒤 말린다. 그 뒤의 방법은 보통차와 같으나 좀더 팔팔 끓이는 것이 좋다.

　③ 분말차 : 건조시킨 솔잎을 믹서로 갈아 분말로 만들어 쓴다. 이 가루를 컵에 적당량 넣고 끓인 물이나 끓여 식힌 미지근한 물을 부어 마시면 되는데, 이때 다시마 가루를 조금씩 넣어 마시면 솔잎 특유의 진한 향을 덮을 수 있어 좋다.

　장수를 바라는 것은 진시황만의 소망이 아니었다. 그래서 장수 식품은 모든 인간의 관심사였는데 그 가운데 하나로서 각광받고 있는 것이 다시마다. 갈색 조류로서, 한명은 곤포(昆布)·다사마(多仕麻)이다.

　다시마의 일반성분은 탄수화물 45%, 단백질 7.4%, 회분 34%이고 칼슘 철 비타민B 비타민C 등이다. 알긴이라는 당질이 20% 가량이나 들어 있는데 이것이 끈끈한 점질물이다. 다시마의 영양적 특성은 다음과 같다.

　① 회분이 많아 강력한 알칼리성 식품이다. ② 칼슘 함량이 매우 높다. ③ 요오드가 많아 갑상선 호르몬 생성에 유효하다. ④ 혈압 강하 효과가 크다. ⑤ 점질물이나 섬유질이 많아 변비를 치유할 수 있다.

　다시마 가루를 솔잎과 혼합하면 어느 쪽의 성분도 변화하지 않는다. 뿐만 아니라 솔잎의 강렬한 향미를 다시마가 억제하므로 솔잎과 다시마는 궁합이 잘 맞는다.

솔잎과 야쿠르트

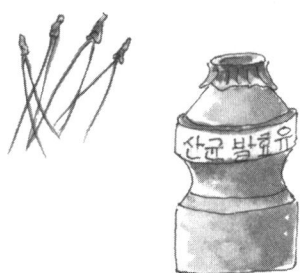

옛날 진 나라가 멸망할 때 많은 궁녀들이 전란을 피해 산 속에 몸을 숨겼다. 먹을 것이 없어 한탄하고 있던 가운데 선인이 나타나 조선송(朝鮮松)의 열매를 먹도록 일러주었다. 시키는 대로 했더니 배고픔도 잊어버리게 되고 얼굴에 윤기가 흘렀으며 궁녀들은 흰 머리 없이 검은 머리로 300세까지 살았다고 전해진다.

솔잎에는 엽록소, 비타민A와 K, C가 함유되어 있다. 단백질, 지질, 인, 철, 정유, 미네랄, 효소가 함유되어 있어 체내의 노폐물을 배출시켜 신진대사를 활발하게 해준다다.

불교 경전에서도 수행을 위해 강한 체력을 만드는 데는 소나무가 좋다고 한다. 수행에는 음식물과 요가의 2가지 방법이 있다. 그 가운데 음식물은 '마샤' 로서, 솔잎, 검은콩, 검은깨를 잘 건조시켜 가루 내어 매일 차 마시듯 마시는 것이라고 한다. 효과가 매우 좋으며, 천식과 두통의 약으로도 사용해 왔다.

솔잎의 3대 약효는 심장 작용 강화, 고혈압 강하, 강정(强精)이다. 적혈구를 증가시켜 빈혈에 좋으며, 모세혈관을 강화하는 각종 비타민과 루틴이 함유되어 있어 노화 방지 효과도 크다.

솔잎에 함유된 아미노산은 24종류나 되며 품질 또한 매우 우수하다는 결과가 나왔다.

흔히 십장생(十長生)을 해, 산, 물, 돌, 소나무, 구름, 불로초, 사슴, 학, 거북이로 표현하는데, 이 가운데 소나무를 일반 나무로 보지 않고 따로 다루고 있다. 소나무가 장수하는 나무이고 솔잎을 먹는 사람도 장수하기 때문이라고 한다.

이렇듯 좋은 솔잎이지만 조직이 단단하고 냄새가 강렬하여 그대로 먹기는 힘들다. 그래서 흔히 솔잎을 돌절구에 물을 조금씩 섞어 가며 찧어 짜서 그 녹즙을 마셔 왔다. 그러나 이것도 떫은맛이 강하기 때문에 지속적으로 먹기가 매우 힘든 일이다. 그래서 성분의 변화가 없고 마시기 좋은 궁합 상대로 야쿠르트를 추천할 수가 있다.

메치니코프는 발효유를 만드는 주역이 유산균이며, 정장 작용이 뛰어나 사람에게 이롭다는 사실을 밝혀 노벨상을 받았다. 사람들 창자에 살고 있는 미생물 가운데 우리 몸에 이로운 균(비타민 등을 합성)의 발육을 돕고 해를 끼치는 균(아민, 황화수소 등 독성물질)의 생성과 생육을 억제하는 것을 정장 효과라고 한다. 유해균이 생성하는 독성 물질은 인체에 자가 중독을 일으키게 하여 건강을 해치게 된다.

세계적인 장수촌으로 구르디아 코카서스 사람들도 떠먹는 야쿠르트를 대단히 많이 먹고 있는데 그것이 장수 비결의 하나로 지적되고 있다.

유산균은 야쿠르트를 제조할 때 쓰이는 균으로, 장에 좋다는 것은 이미 널리 알려진 사실이다. 의사들이 항생제를 섭취하는 환자들에게 종종 야쿠르트를 섭취하라고 하는 이유는, 항생제가 질병을 일으키는 세균뿐만 아니라 소화에 필요한 유익한 균까지도 사멸시키기 때문이다. 또한 유산균에는 여성들의 질염을 일으키는 효모와 칸디다 알비칸스(Candida albicans)를 예방하는 효과도 있다.

야쿠르트는 우유와 같이 칼륨과 비타민B_2, 비타민B_{12}의 좋은 급원이며, 유당불내증이 있어도 인체에서 소화 흡수되는 발효 제품이다.

야쿠르트는 아브라함의 장수를 위하여 천사가 알려준 식품이라고 할 정도로 신화적인 건강 식품이다. 지중해 주변의 사람들은 수세기 동안 야쿠르트를 설사와 다른 장 질환의 치유제로 사용해 오고 있다. 야쿠르트를 먹을 때 가장 중요한 것은 유산균이 얼마나 살아 있는가, 또 위장 안에서 활동할 수 있는 내성이 얼마나 강한가 하는 점이다. 그런 점으로 보아 우리 나라에서 생산되는 여러 제품 가운데 가장 믿을 수 있는 것이 야쿠르트이다.

　야쿠르트 한 병에 짓찧어 만든 솔잎 녹즙을 2찻숟갈을 섞으면, 야쿠르트의 단백질이 솔잎 성분을 보호하며, 신맛 성분인 유산이 비타민C가 산화되는 것을 방지하는 효과도 있기 때문에 좋다.

　봄철에 4~5cm 자란 솔잎을 깨끗이 씻어서 소쿠리에 펴서 물기를 없앤다. 솔잎을 1.8ℓ 병에 1/3가량 넣는다. 별도로 1.2ℓ 정도의 뜨거운 물에 꿀이나 설탕을 녹여(당농도 30%) 다 식은 뒤에 병에 넣고 밀봉한다. 이것을 냉암소나 냉장고에 보관하면 솔잎이 삭으면서 당분이 어울려지므로 물에 타 먹으면 좋다.

　중국 고서 《성혜육(聖惠六)》에는 다음과 같이 먹는 법을 소개하고 있다.

　'솔잎으로 지은 밥은 심신을 가볍게 하고 피로를 없애 주며, 신선의 경지를 맛볼 수 있다. 솔잎을 가늘게 썰어 말린 것을 가루로 만들어 복용해도 좋다.'

　솔잎 된장이라는 것도 있다.

　복숭아꽃이 만개할 때에 콩을 삶고 적송의 새순을 넣어 손으로 비빈 된장이다. 집에서 빚은 된장에다 소나무 가지를 섞어 숙성시켜 만들기도 한다.

냉이와 콩가루

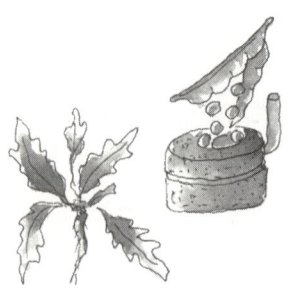

초봄에 구수한 냉이국을 먹으면 봄 냄새를 흠씬 맛볼 수 있다. 자연계가 창조한 식물과 동물의 대응 관계는 미묘하게 조화를 잘 이루고 있다. 봄이 되면 사람의 몸은 동면 상태에서 활동기에 들어가게 되므로 윤활유격인 비타민이 더 필요하게 된다.

봄이 되면 노곤해 하고 피로감을 느끼게 되는 사람이 많다. '봄을 탄다'는 말이 바로 그것이다.

생리적으로 필요한 비타민을 많이 가지고 있는 것이 봄나물이며, 그 가운데서도 냉이에 많이 들어 있다. 냉이는 겨자과에 속하는 월년초로, 채소 가운데서 단백질 함량이 가장 높다(7.3%). 또 칼슘과 철분 등의 회분이 많은 알칼리성 식품이다. 우엉과 비슷한 독특한 향기를 가지고 있어 날것으로는 먹지 않고 국이나 나물로 해먹는데, 이 회분은 끓여도 파괴되지 않고, 일부 녹아 나온 것이라도 국물째 먹게 되니 손실이 거의 없다.

그런데 문제는 비타민에 있다. 열에 약한 비타민B_1이나 비타민C는 국으로 끓이면 많은 양이 파괴되지만, A와 B_2는 거의 파괴되지 않는다. 비타민A는 냉이 잎 속에 많은데, 냉이를 100g만 먹으면 1일 필요량의 1/3을 충당할 수 있다. 비타민은 약품으로 섭취하는 것보다는 식품을 통해 섭취하는 것이 인체 내에의 이용률이 높고 부작용이 없어 좋다.

냉이국을 끓일 때 쌀뜨물을 넣으면 더 구수해지고, 냉이를 날콩가루에 무쳐서 끓일 때 넣으면 동동 뜨고 맛이 더 난다. 또 날콩가루로 무친 뒤 쪄서 양념장에 찍어 먹기도 한다. 살짝 데쳐서 나물로 무치면 냉이의 향긋함과 단맛이 별미다.

냉이를 끓일 때 쌀뜨물과 날콩가루를 이용하면 단백질의 상승 효과가 커져 영양이 향상될 뿐 아니라 파괴되기 쉬운 비타민B_1과 C의 손실이 적어진다.

날콩가루는 비린내가 나서 그대로 먹을 수는 없으나 조리를 하게 되면 비린내도 가시고 콩이 가지고 있는 단백질과 지질이 냉이를 둘러싸는 피복 효과가 크기 때문에 영양 손실을 줄이게 된다. 그런 면에서 보면 선인들의 생활 슬기에 감탄하지 않을 수 없다.

냉이는 중국 요리와 서양 요리에도 활용되고 있다. 수프 요리는 향기가 좋으며, 냉이만두, 냉이까네로니 등도 맛이 좋다.

쌀뜨물에 된장을 풀고 냉이 된장국을 끓이거나 데친 조갯살을 섞어 무치기도 한다. 나물과 볶음, 국, 찌개로 이용하는데 잔손질을 많이 해야 하는 것이 단점이다.

뿌리 부분이 크기 때문에 뿌리만 떼어서 살짝 데쳐 초고추장이나 된장에 무치기도 한다. 냉이죽은 환자의 입맛을 되찾게 하는 별식으로 좋다.

냉이는 북반구의 온대 지방에 분포하며 우리 나라의 어느 지역이나 논밭, 들녘, 산에 자생한다. 그래서 예로부터 구황식품의 하나로 다루어져 왔다. 잎과 뿌리 전체를 채취해서 식용하는데 겨울에는 잎이 자색으로 쭈그러든 것처럼 되어 있다가 봄에는 녹색으로 변한다. 3월에 집중적으로 시장에 출하된다.

식품이란 영양소만이 중요한 것이 아니고 기호성도 매우 중요하다. 냉이국의 구수한 향미는 직접 영양가가 있는 것은 아니지만 입맛을 좋게 하기 때문에 소화액의 분비를 도와 전체적인 소화 흡수를 도와주는 구실을 한다.

냉이가 가지고 있는 식이성 섬유는 변의 배설량을 증가시키고 장내의 유용균 활동을 돕기도 한다. 또 콜레스테롤을 흡착, 배설하는 작용이 있어 심장병 예방에도 큰 효과를 기대할 수 있으며, 당뇨병의 병세도 개선시킬 수 있다.

맛있는 냉이국 끓이는 법은 다음과 같다.

재료 : 냉이 120g, 모시조개 150g, 쌀뜨물 6컵, 된장 4큰술, 고추장 1큰술, 생콩가루 2큰술, 대파 1/2뿌리, 다진 마늘 1/2큰술, 생강즙.

① 모시조개는 소금을 넣고 문질러 씻어 연한 소금물에 담가 해감을 토하게 한다.

② 냉이는 뿌리 부분을 칼로 긁어 깨끗이 씻어 준비한다.

③ 냄비에 쌀뜨물을 넣고 된장, 고추장을 푼다.

④ 푹 끓인 다음 모시조개와 날콩가루를 버무린 냉이를 넣고 다시 한소끔 푹 끓인 뒤 다진 마늘, 생강즙, 어슷 썬 대파를 넣고 간을 맞춘다.

무말랭이와 조청

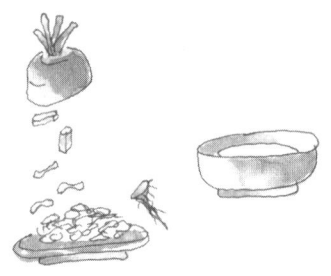

 우리 나라 채소 가운데서 가장 대표적인 것이 무, 배추, 고추다. 예로부터 무를 많이 먹으면 속병이 없다는 것이었는데 무 속에는 여러 가지 소화 효소가 많기 때문이었을 것이다. 무의 효소로는 전분분해효소 아밀라제가 가장 많고, 산화 효소를 분해해서 암모니아를 만드는 효소, 체내에서 생기는 해로운 과산화수소를 물과 산소로 분해하는 카탈라제 등 생리적으로 중요한 작용을 하는 효소가 매우 많다. 무는 재래종인 조선무 계통과, 단무지를 담그는 데 쓰이는 왜무 계통이 흔하다.
 날 무는 수분이 94% 정도나 된다. 당질이 3%, 단백질 0.8%, 지질 0.1%, 섬유 0.6%, 회분 0.6%, 비타민C 15mg% 등이 들어 있다. 수분이 많으므로 오래 두고 먹기가 어렵다. 그래서 깍두기나 동치미 등을 담가 먹기도 했는데 오래 두고 먹는 방법으로 고안된 것이 무말랭이다. 길이 3~4cm에 얇게 썰어 채반에 펼치거나 실에 꿰어 바람이 잘 통하고 햇볕이 잘 드는 곳에서 말린다. 되도록 얇게 썰어야 잘 마른다. 이것을 보관했다가 밑반찬 거리로 이용한다.
 무말랭이는 수분 함량이 16% 정도이고 당질이 59%, 단백질 9.4%, 지질 0.5%, 섬유 0.6%, 회분 7.5%, 칼슘 470mg%, 철

9.5mg%, 칼륨 2500mg%, 비타민B_1 0.3mg% 비타민C 20mg% 등이 함유된다. 이 성분에서 보는 바와 같이 날 무보다 월등 영양소가 많다는 것을 알 수 있는데 그것은 수분이 증발되어 영양 성분이 농축되었기 때문이다. 특히 칼슘과 칼륨이 많아 밥을 위주로 하는 식생활에서 영양 균형을 바로잡아 주는 역할이 크다.

무는 종류에 따라 단맛이 차이가 나는데 단맛은 포도당과 자당이 주성분이다. 또 무에는 매운 맛이 있는데 그것은 유기 유황 화합물 때문이다. 특히 날 무를 먹고 트림을 하면 그것이 휘발되어 고약한 냄새를 낸다. 이 유기유황화합물이 치오시아네이트라는 것인데 최근 항암 효과가 있다고 해서 화제가 되고 있기도 하다.

무말랭이로 가장 많이 만들어 먹는 것이 무말랭이 무침이다. 재료는 무말랭이 100g, 고춧잎 말린 것 30g, 양념장(진간장 1컵, 다진 마늘 1큰술, 물엿 2큰술, 고춧가루 2큰술, 통깨, 참기름)이다.

햇볕에 말린 무말랭이를 물에 담가 불렸다가 재빨리 씻어 물기를 꼭 짠다. 말린 고춧잎도 물에 한번 씻어 살짝 불렸다가 꼭 짠다. 진간장에 물엿, 다진 마늘을 넣고 한소끔 끓인 뒤 무말랭이와 고춧잎을 넣고 손에 힘을 주어 가며 무친다. 간이 고루 배면 고춧가루, 통깨 참기름 넣고 골고루 무친다. 무말랭이를 무칠 때 물엿이나 조청 또는 시럽을 넣으면 오래 두어도 반짝반짝 윤이 난다. 윤이 나서 식욕을 돋굴 뿐 아니라 수분 증발을 막는 효과까지 있어 아주 좋은 궁합이 되는 것이다. 예로부터 무는 기침에 특효가 있는 것으로 알려져 왔다. 다른 성분에 의한 효과보다 무가 가지고 있는 우수한 수분과 많은 비타민C가 기침을 멎게 하는 데 주효한 것으로 봐야 할 것이다. 무를 1cm 네모로 썰어 병에 담고 꿀이나 조청을 부어 2~3일을 두면 무의 물이 흘러나와 맑은 물이 된다. 기침이 날 때 이 물을 먹으면 기침도 멎고 아픈 목도 잘 낫는다. 무는 몸매가 곱고 빛깔이 흰 것이 좋다. 무청이 달려 있는 것이 싱싱하고 좋은 것이다. 진흙에서 자란 무가 같은 품종이라도 달고 맛이 있다.

인삼과 오미자차

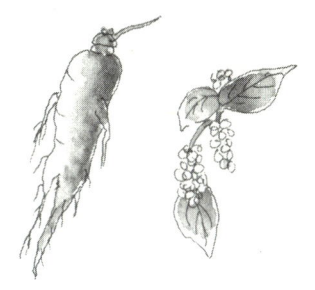

'여름 감기는 개도 안 걸린다' 는 말이 있는데 요즘은 여름에 감기 걸리는 사람이 많아졌다. 더위에 지쳐 몸을 움직이기 싫어하며 잠도 제대로 못 자 체력이 떨어져 건강을 잃게 되는 사람이 많다.

냉방이 지나치게 잘된 곳에 있게 되면 기온 차이가 심해 자율신경의 조절에 문제가 생겨 감기에 걸리기 쉬워진다. 그런 때에 몸을 따뜻하게 해주는 인삼과, 피로를 잘 풀어 주고 기침을 진정시키는 오미자로 오미자차를 만들어 마시면 그 효과가 크다.

인삼과 오미자 각각 4g과 맥문동 8g을 넣고 물 7컵을 부은 다음 약한 불에 끓여 절반 정도로 줄은 것을 차처럼 마시면 기력 회복에 좋고 감기에도 유효하다.

고려인삼의 학명은 파낙스 진생으로, 진생은 인삼을 중국식으로 발음한 것이고 파낙스는 만병 통치약이라는 뜻이다. 고려인삼은 수천 년 동안 영약으로 알려져 왔으며, ≪신농본초경≫에는 인삼의 약효를 다음과 같이 소개하고 있다.

"체내의 오장을 보하며, 정신을 안정시키고, 장복하면 몸이 가뿐하게 되어 수명이 길어진다."

지금까지 과학적으로 입증된 인삼의 약효는, 스트레스, 피로, 우울증, 심부전, 고혈압, 동맥경화증, 빈혈증, 당뇨병, 궤양 등에 유효하며 피부를 윤택하게 하고 건조를 방지한다고 한다. 또 흥미 있는 것은 암세포의 증식을 막는 항암 작용이 보고되고 있는 것이다. 인삼에는 당질, 단백질, 무기질, 비타민B복합체 등이 골고루 포함되어 있는데 특별한 약리 작용을 나타내는 사포닌이 20여 종 들어 있다. 이 사포닌의 종류와 비율이 약효와 관계가 있다고 한다.

　이러한 인삼의 효능을 상승시켜 주는 것 가운데 하나가 오미자다. 오미자는 단맛, 신맛, 쓴맛, 짠맛, 매운맛의 5가지 맛을 가진 데서 붙여진 이름이다.

　오미자의 성분은 시트랄이 주성분으로 되어 있는 정유, 세스퀴테르펜, 리그난, 유기산 등이다. 간 보호와 해독 작용, 간염 치료 작용, 스트레스성 궤양 예방 작용, 위액 분비 억제 작용, 진해거담 작용, 자양 강장 작용, 혈액순환 장애 개선 작용 등의 효과가 보고되고 있다. 오미자의 과육은 주로 사과산, 주석산 등 유기산 때문에 신맛이 강하다.

　오미자는 자양 강장제로 쓰기도 하며 폐를 돕는 효능이 있어 담이 들어 목이 쉰 데, 진해, 거담, 갈증에 쓰인다. 땀과 설사를 멈추게 하는데도 이용된다. 오미자는 대뇌피질의 흥분과 억제 작용을 조절해서 주의력을 상승시키고 인내력을 증진시켜 준다고 한다. 황률과 대추를 섞어서 넣고 끓이거나 미삼을 넣고 오래 달이면 풍미 있는 차가 된다.

　오미자를 우릴 때 뜨거운 물을 부어서 우리면 신맛이 유난히 더하고 떫은맛도 강하므로 냉수에 하루 반쯤 재워 천천히 우리는 것도 좋다. 중국이나 일본산보다 한국산 오미자가 가장 약용으로 좋다고 한다.

마늘과 파슬리

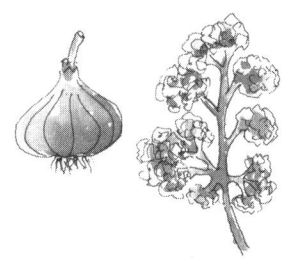

마늘은 맛이 매우 '랄(몹시 매울 날)'하므로 맹랄이라 부른 것이 변하여 마랄로 되고 다시 마늘로 부르게 되었다고 한다.

기원전부터 여러 종류의 질병에 치유제로 이용되어 왔다. 자극성 성분으로 황을 가지고 있는 휘발성 물질인 알리신이나 디아릴 디설파이드, 디아릴 트리설파이드 등이 치유 효과를 낸다. 또한 마늘에는 미량 무기질, 특히 셀레늄과 게루마늄이 많다.

기원전 1550년에 씌어진 이집트 의서(Codex Ebers)에서도 여러 질병의 치유 방법으로 마늘이 언급되어 있다. 기원전 2,500년에 세워진 피라미드 벽면에는 피라미드를 축조한 일꾼들에게 나누어준 마늘의 양이 기록되어 있다. 더위를 이기는 식품으로 활용되었음을 알 수 있다.

히포크라테스도 마늘을 하제나 이뇨제, 자궁 내 종양 치료제로 권했다. 중국과 일본에서는 혈압 강하, 인도에서는 심장질환과 류머티스 치료에 사용되고 있다. 1차대전 때는 티푸스균과 이질 퇴치에, 2차대전시에는 상처의 환홍 방지에 이용되었다. 러시아인들은 마늘을 '러시아의 페니실린'이라고 부른다.

생마늘을 자르거나 짓찧으면 자극적인 냄새 성분 알리신이 나오는데 마늘을 조리하면 휘발성 성분이 손실되어 항균력은 없어진다. 감염성 세균이나 식중독균의 항균제로 사용할 때는 신선한 날마늘을 씹어 먹든지 갈아서 빨리 먹어 공기와 접촉되지 않도록 하는 것이 좋다.

생마늘은 압착시켜 얻은 추출물에는 면역 기능을 강하시켜 주는 화합물이 들어 있는데 하루에 2쪽만 먹어도 면역 기능이 강화된다고 한다.

인도에서 행한 실험 결과로 다음과 같은 것도 있다.

마늘과 양파를 먹었을 때 혈액 내의 콜레스테롤과 중성 지방의 양을 조사하였더니 그 사람이 먹은 음식과는 상관없이 마늘과 양파를 가장 많이 먹은 집단이 가장 낮은 수치를 보여주었다. 마늘에 함유된 펙틴, 피트산 등이 콜레스테롤 대사에 관여하여 혈중 콜레스테롤을 떨어뜨리는 것으로 보고 있다.

또 마늘은 체내에서 지방 분해를 촉진시켜 지나친 지질 섭취 때문에 생기는 동맥경화증이나 비만을 방지하는 효과도 있다는 것이다. 종양 세포를 이식한 쥐를 대상으로 마늘의 항암 효과를 연구한 결과, 생마늘 추출물에는 종양세포의 성장을 억제하는 항암 효과가 높게 나타났다. 이러한 항암효과는 인체의 항산화력을 증진시키기 때문인 것으로 해석된다. 세포막이 산화되어 손상을 입으면 암성세포로 변성되기 쉬우므로 항산화력이 강한 화합물들이 인체에 많을수록 암에 대한 저항력이 커지게 된다.

마늘에는 비타민E와 글루타치온 등이 있어 항산화력이 강화된다고 한다. 그 밖에 디아릴 설파이드와 비타민A · C, 섬유질도 항암 효과를 높여 주는 것으로 알려져 있다.

마늘의 유황 성분인 알리신은 통마늘일 때는 냄새가 거의 없으나 절단하면 효소 작용에 의해 강한 냄새 성분인 알리신으로 바뀌게 된다. 이 알리신은 당질의 체내 이용률을 높이는 비타민B_1의 흡수력을 향상시키기 때문에 스태미나 증강 효과도 있다.

날 마늘을 한꺼번에 많이 먹으면 위 점막을 자극하여 소화 불량을 일으키고 장내에 가스가 차고 심하면 토하는 일도 있다. 마늘을 먹으면 강한 마늘 냄새가 난다. 냄새를 제거하는 데 좋은 것으로는 커피, 꿀, 야쿠르트, 우유이며, 프랑스에서는 포도주를 추천하고 있다. 가장 효과를 크게 얻을 수 있는 것은 파슬리를 씹는 것이다. 파슬리에 함유된 엽록소(클로로필)가 마늘 냄새를 제거하는 데 매우 효과적이다.

파슬리는 미나리과에 속하는 2년생 초본인데 향기가 있어 식용해 왔다. 여러 가지 요리에 장식용으로 많이 쓰이다 보니 장식용으로만 알고 먹지 않는 사람이 많다. 향기가 독특하고 영양분이 많아서 요리의 액세서리에 활용될 뿐 아니라 수프, 소스, 샐러드 등에 이용되기도 한다.

비타민이 많고, 무기질 가운데서도 칼슘 함량이 높은 알칼리성 식품이다. 철분 함량도 많아 빈혈과 적혈구 조성에 큰 도움을 준다. 파슬리를 자주 먹으면 여드름과 거친 피부가 부드러워진다. 비타민 A가 3700IU이고 C는 150mg%나 된다. 마늘 주스를 만들 때에는 마늘 쪽을 파슬리 같은 녹색 야채로 싸 주는 것이 좋다. 그러면 주서에서 마늘이 튕겨 나오는 것도 막고 마늘 냄새도 어느 정도 녹색 야채 가운데 엽록소로 제거된다.

손에서 나는 마늘 냄새는 먼저 레몬 또는 찬물에 닦고 소금으로 문지르고 헹군 뒤 더운 비눗물에 닦으면 잘 가신다.

마늘을 익히거나 구워 먹으면 항균 효과, 면역 기능, 항암 작용은 떨어지나 심장 질환과 호흡기 질환을 예방하는 효과는 있다.

포테이토칩과 양파

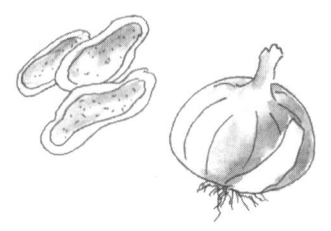

땀을 뻘뻘 흘리면서 갈증이 심할 때 마시는 맥주는 다른 어느 음식과도 바꿀 수 없는 청량감을 가지고 있다.

맥주 양조는 지금으로부터 1~2만 년 전 농경이 시작된 이래 생긴 것인데 기원전 4200년 전에는 맥주 양조가 본격화된 듯하다. 메소포타미아 유적에서 발굴된 비석에는 두 사람이 긴 막대기로 맥주통을 휘젓는 그림이 있고, 기원전 3000년의 이집트 왕묘에는 벽화와 상형문자로 당시의 맥주 제법이 그려져 있다.

독일의 뮌헨을 가리켜 흔히 '예술과 맥주의 도시'라고 한다. 이곳에서 해마다 열리는 맥주 축제는 세계적인 명성을 얻고 있다. 19세기 초에 바이에른 왕자의 약혼 축하에서 유래했는데 9월 하순부터 10월 상순에 걸쳐 16일간 맥주의 천국이 전개된다. 그때 광장에서는 맥주 안주로 송어소금꼬치구이, 통닭, 돼지족 요리, 감자를 으깨고 치즈를 넣어 만든 크네델, 쇠고기간을 갈아서 만든 레버케제, 흰색 소시지, 통무를 둥글게 채 썬 것에 소금을 끼얹은 것 등이 팔린다.

현대에 와서 간편한 맥주 안주로 젊은 층에 인기 있는 안주가 포테이토칩 위에 얇게 저민 생양파 슬라이스를 곁들인 것이다. 중간 크기의 감자 껍질을 벗기고 두께 1.5mm 정도가 되게 되도록 얇고 둥글게 썰어 소금물에 2시간 동안 담근다. 그러면 절단면에 붙은 전분이 제거되면서 색깔이 변하지 않게 된다. 물기를 털고 헝겊 또는 흡습지 사이에서 건조시켜 188℃의 기름에 약 1분간 튀기면 기름 위에 떠오른다. 색은 너무 진하거나 흰색이 아닌, 여우털 빛깔이 딱 좋다. 최근에는 같은 크기로 가공하기 위해 감자를 곱게 갈아 틀에 넣어 모양을 만든 다음 튀겨서 만든 것이 주축을 이룬다.

원래 감자는 남미 안데스 산맥이 원산인데 스페인 사람들이 유럽으로 전했고, 지금은 전세계적으로 중요한 식량 자원이 되고 있다. 육식을 많이 하는 나라에서는 끼니마다 식탁에 없어서는 안 되는 식품으로, 독일에서는 채소의 왕이라고 할 정도로 감자를 많이 먹고 있다. 맛이 단백하고 조리법도 다채로워 계속 먹어도 싫증이 나지 않는다.

감자는 주성분이 전분질인 알칼리성 식품이다. 철분, 칼륨과 마그네슘 등 중요한 무기 성분과 비타민C를 비롯하여 비타민B 복합체를 골고루 가지고 있다. 그래서 감자를 사용하고 있는 나라에서는 영양 결핍증이 거의 없으며 장수자가 많다.

감자는 아미노산 조성이 우수한데, 특히 필수아미노산인 라이신은 식물성 식품에는 드물게 동물성 식품과 맞먹을 정도로 들어 있다. 감자는 수분이 적은 밭 감자가 좋고, 씨눈 자국이 얕게 팬 것이 상품이다. 감자의 눈이나 햇볕에 노출된 부분에는 솔라닌이라는 독소가 들어 있어 그것을 먹으면 식중독을 일으키게 된다.

감자를 찌거나 삶아서 먹어도 좋지만, 얄팍하게 저며서 과자처럼 기름에 튀긴 포테이토칩은 훌륭한 간식이다. 여기에 곁들여지는 양파는 재배 역사가 4000년 이상이나 되며 고대 이집트 시대부터 재배되었다고 한다. 지금은 전 세계인이 애용하는 보편적인 식품이 되었다. 중동 지방에서는 매운맛이 강한 '매운 양파(스트롱 어니언)'가 주류를 이루고 있다. 식용으로 하는 비늘줄기의 색깔이 다양해서 흰 것, 노란 것, 붉은 것 등이 있다. 파와 같이 생선이나 고기류의 나쁜 냄새를 없애 주기 때문에 여러 요리에 많이 쓰인다.

양파의 성분 가운데 특징적인 것이 당분과 유황 성분이다. 날 것일 때는 별로 알 수 없으나 요리에 넣으면 단맛이 두드러지게 나타난다. 날 양파의 향기 성분은 황화수소·메르탄·설파이드류·알데히드 등 매우 복잡한 성분으로 되어 있다. 이들 성분은 대부분이 휘발성이며 날 양파를 썰면 강렬하게 코를 찌르게 된다. 그래서 이탈리아에서는 다음과 같은 말을 하고 있다.

눈이 작아 고민하는 아가씨들은 양파를 많이 썰면 눈이 커져 미인이 된다는 것이다. 양파를 썰면 휘발 성분 때문에 눈물을 많이 흘리게 되어 눈이 커져 예뻐진다는 것이다.

양파의 자극적인 성분은 강한 항균 작용도 가지고 있다. 특히 비타민B_1의 흡수를 도와주는 효과가 크다. 맥주를 마실 때 바삭바삭한 포테이토칩을 먹으면 그 맛과 조직감이 잘 어울리게 되며, 그 포테이토칩 위에 얇게 저민 양파는 식욕을 증진시키고 맥주 가운데 비타민B의 흡수를 촉진시켜 주므로 궁합이 잘 맞는 한 쌍이 되는 것이다.

호박과 고구마범벅

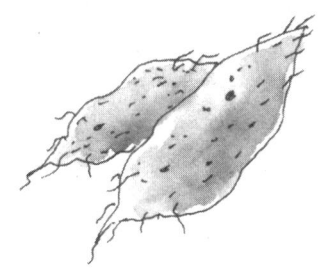

 범벅은 낱알 가루(밀가루, 보리가루, 옥수수가루, 수수가루 등)에 물을 뿌리고 비벼서 고슬고슬하게 만든 다음 팥, 콩, 무, 호박, 감자 등과 같이 끓여서 버무려 만든 음식이다. 범벅에는 밀가루범벅, 무범벅, 호박범벅, 강냉이범벅, 보리범벅, 수수범벅 등 여러 가지가 있다. 잘된 범벅은 가루가 절반쯤은 풀어지며 절반쯤은 덩어리가 된다.
 호박고구마범벅은 만들기 쉬운 고농축 영양식으로 평가받을 수 있다. 재료의 배합 예를 보면 다음과 같다.
 늙은 호박 150g, 밀가루(옥수수 가루, 감자가루, 칡가루 등) 100g, 풋콩 30g, 고구마 50g, 들깨 30g, 소금 4g.
 호박씨를 파내고 껍질을 긁은 다음 살을 얇게 썰어 놓는다. 고구마는 껍질을 벗기고 두께 1cm, 너비와 길이는 2cm 되게 썰어서 연한 소금물에 잠깐 담가 놓는다. 호박과 고구마를 넣고 물을 한 사발쯤 부은 다음 끓인다. 호박이 푹 무르면 밀가루, 풋콩, 손질한 들깨 등을 넣고 소금으로 간을 맞추어 저으면서 약 10분 동안 끓인 다음 뜸을 푹 들인다.
 이 호박고구마범벅은 비타민A의 모체인 베타카로틴이 많고 풋콩에서는 단백질과 콜린 공급이 자연스럽게 이루어지며 섬유질 함량도 많아 체내 유해 물질 배출을 돕는 식품이다. 들깨는 소자(蘇子)라고도 하는데 단백질이 16%, 당질이 20%, 지방 40%, 섬유 17%정도 되며 비타민E와 F가 많아 건강 미용에 좋다. 따라서 호박고구마범벅은 인체가 필요로 하는 5대 영양소를 합리적으로 함유하는 음식으로 볼 수 있다.

고구마는 메꽃과 고구마속의 식물로, 감자보다 단맛이 있다고 해서 영어로는 스위트 포테이토라고 한다. 원산지는 중앙아메리카에서 남아메리카에 이른다. 아열대 지역에서는 항상 재배할 수 있는데 저온에 약하므로 온대 지역에서는 월동이 어려워 1년생으로 재배한다.

단백질은 감자보다 적고 미량 원소인 망간, 구리, 코발트를 가지고 있다. 비타민C는 조리 과정에서도 70~80%가 남는 장점이 있다. 주성분은 당질이며, 단맛 성분인 자당 · 포도당 · 과당 등을 함유한다.

귤에 뒤지지 않을 만큼 비타민C를 갖는데 비타민A의 모체가 되는 카로틴도 많아 야맹증이나 시력 강화에 효과가 크다. 감기 예방을 비롯하여 멜라닌 색소의 침착을 억제하여 기미 · 주근깨를 방지한다. 체내에 남아도는 염분을 오줌과 함께 배설시키는 칼륨이 많아 고혈압인 사람에게 효과가 있다. 식이성 섬유도 많은데 장 속에서 소화되지 않고 수분의 보유율도 높아 변의 배설을 촉진한다.

고구마를 자르면 젖 같은 흰 액체인 야라핀이 나온다. 이것은 완화 작용이 있어 장 속을 깨끗이 청소하는 역할을 한다. 비타민B_1도 비교적 많아 피로 회복에도 도움이 된다. 그러나 너무 많이 먹으면 몸 속에 가스가 차므로 주의해야 한다.

고구마를 먹으면 속이 쓰리다는 사람이 있는데 이것은 고구마의 강한 단맛이 위의 점막을 자극하여 위산의 분비를 촉진하고, 동시에 이상 발효를 일으켜 유기산을 생기게 하기 때문이다. 이렇게 해서

산도가 높아진 위액이 역류하면 식도를 자극해 속이 쓰린 것이다.

속 쓰림이나 가스를 방지하려면 고구마를 껍질 째 먹으면 된다. 껍질을 먹으면 항암 효과도 커진다는 보고도 있다. 껍질에 포함된 미네랄이 당질의 이상 발효를 억제하여 가스 발생을 막는다. 또 버터와 같은 지방분과 같이 먹는 것도 좋다.

공기에 닿으면 색이 검게 변하므로 썰면 곧 물에 담가야 한다. 찌거나 구우면 당분이 더 늘어나 달게 된다. 60℃ 정도의 온도에서 당화가 시작되므로 큰 고구마를 통째로 천천히 굽거나 찌면 가장 맛있는 단맛을 맛볼 수 있다. 전자 렌지에서 가열한 것은 단맛이 떨어진다.

되도록 굵고 껍질의 빛깔이 고르며 광택이 있는 것, 울퉁불퉁하지 않고 매끈매끈한 것이 좋다. 껍질 부분이 시커먼 것은 그 부분이 쓴맛이 나므로 먹지 않도록 한다. 수염뿌리가 많은 것도 좋지 않다. 추위에 약한 채소이므로 신문지에 싸서 15℃ 정도의 실온에 보관하는 것이 좋다.

연뿌리와 홍화

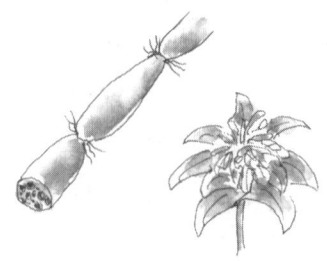

　빈혈 방지와 기침을 멎게 하고 지혈 작용에 좋은 중국식 한방 요리로 연뿌리 경단, 즉 '익혈건위우(益血健胃藕)'라는 것이 있다. 이것은 연뿌리에 홍화를 곁들인 요리다.
　연뿌리는 흔히 연근이라고 하는데 다년생 수생식물로 지하경을 말한다. 땅 속으로 깊게 뻗어가 끝에 덩이줄기를 형성한다. 생육 온도는 25~30℃로 높은 편이다. 연꽃이 만개하는 음력 6월을 하월(荷月)이라고 하는데 '하'란 연을 뜻하는 말이다.
　인공적으로는 4~5월에 뿌리를 심어 9월초에서 이듬해 5월 상순까지 수확하고 있다. 국내 재배용은 만생종으로, 꽃색은 담홍색이고 뿌리는 타원형이다. 연근은 구멍이 많아 잘라 놓으면 모양이 좋아 저냐나 전과로도 이용된다.
　연근은 수분이 88%, 단백질 2%, 당질 8.9%, 회분 0.8%, 칼륨 280mg%, 비타민C 50mg%가 들어 있고 일반식물에는 적은 비타민 B_{12}가 있는 것이 특색이다.
　연근은 생식, 초절임, 볶음, 조림, 튀김 등에 활용된다. 생연근을 강판에 갈아 연근전을 만들기도 한다. 꿀을 타서 마시는 연근즙은 저혈압에 좋은 것으로 알려져 왔다. 연근 달인 물은 입 안 염증이나 편도선염에 좋고, 즙은 폐결핵, 각혈, 하혈 치료에 응용되어 왔다.

연근 가운데 당질은 대부분이 전분이다. 아미노산으로는 아스파라긴·아르기닌·티록신이 많고 레시틴과 무친도 많다. 뿌리를 자를 때 생기는 끈끈한 성분은 단백질과 당분이 결합한 것이다. 이 끈끈이를 이별하기 서러워하는 남녀의 정으로 비유한다. 연근에는 클로로겐산과 폴리페놀이라는 물질이 있어 흑갈색으로 변하기 쉽다.

연근 변색을 막으려면 식초를 써야 한다. 삶을 때 씹는 맛을 좋게 하기 위해 조금만 삶는 것이 좋다. 식초를 넣거나 쌀뜨물에 삶으면 잡맛을 제거되고 선명한 색을 유지할 수 있다.

연뿌리 경단의 한방재료로 쓰이는 것이 홍화는 천연 색소로도 이용이 되어 왔다. 홍남화라고도 하며, 우리말로는 잇꽃이라고도 한다. 원산지는 이집트이며, 엉거시과에 속하는 1년초로 줄기가 1m 가량이고 잎은 달걀 모양이다.

7~8월에 분홍색꽃이 두상화(頭狀花)로 줄기 끝과 가지 끝에 핀다. 색이 처음엔 홍황색이나 차차 짙어지는데 예로부터 물감 원료에 이용해 왔다. 옷감 염색뿐 아니라 연지나 떡의 착색 원료로도 애용되었다.

잇꽃을 따서 말린 것은 보혈소어(補血消瘀)·소염항균·통경(通經) 작용을 가지고 있어서, 냉증이나 갱년기장애 등에 유효한 민간약으로 쓰여 왔다.

잇꽃의 종자는 쌀보다 조금 더 큰데 희며 윤기가 있다. 이 종자에는 기름기가 많아 새로운 유지 원료로 주목받고 있다. 최근 미국의 캘리포니아에서 많이 재배하며, 콩기름 다음 가는 자리를 굳히고 있다.

연뿌리 경단의 재료와 제법을 보면 다음과 같다.

재료 : 연뿌리(껍질째) 350g, 껍질 깐 것 300g, 닭가슴살 100g, 목이버섯(데친 것) 20g, 당근 30g, 파 50g, 생강 5g, 홍화(마른 것) 5g, 샐러드채 작은 것 1개, 조미료A(달걀 흰자위 1개, 소금 1/2작

은술, 후추 조금, 술 조금, 녹말가루 2큰술), 조미료B(홍화즙 2/3컵, 후추 2/3큰술, 소금 조금, 설탕 3큰술, 검은초 1½, 케찹 1½큰술, 술 1½큰술, 현미초 1.5큰술, 녹말가루 1½큰술), 한방재료(홍화).
  ① 연뿌리는 잘 씻어 껍질째 간다.
  ② 닭고기의 힘줄과 얇은 껍질을 벗기고 얇게 저민다.
  ③ 그릇에 닭고기와 밀가루를 제외한 조미료A를 넣어 잘 버무리고 연뿌리를 넣고 다시 섞는다. 마지막에 녹말가루를 넣고 잘 반죽한다.
  ④ 파는 비스듬히 채 썰고 당근도 채 썰어 물 1큰술을 추가하여 잘 섞는다.
  ⑤ 생강, 목이버섯도 채썬다.
  ⑥ 더운물 3/4컵과 홍화를 그릇에 넣어 중불로 30분 찌고 으깬다.
  ⑦ 냄비를 달구어 기름 1컵을 고루 두른 다음 다시 기름을 쏟아 낸다. 기름을 조금 따르고 연뿌리 경단을 굽는다(그릇에서 경단으로 뭉쳐 냄비에 넣고 손으로 누르면서 모양을 가다듬는다). 12등분으로 나누어 노릇노릇하게 중불로 굽는다.
  ⑧ 냄비에 기름 2큰술을 두르고 생강을 약간 볶아 조미료B와 목이버섯을 넣는다. 걸쭉해지면 경단 위에 끼얹는다. 야채는 접시 둘레에 장식한다.

  연뿌리는 알칼로이드, 타이로신, 폴리페놀화합물, 레시틴, 뮤신, 비타민C, 철, 타닌 등을 가지고 있어 위궤양 치료 효과와 빈혈 방지 작용이 있다. 홍화는 카르타민, 사플라워유, 사폴 등을 가지고 있어 여성의 묘약이라고 불릴 정도로 혈액 순환을 돕고 생리를 조절하는 효능을 가지고 있다. 이 두 가지가 서로 어울림으로써 혈액 순환을 돕고 위의 기능을 향상시킬 수 있어 궁합이 썩 잘 맞는 것이다.

비타민E와 무기질 셀레늄

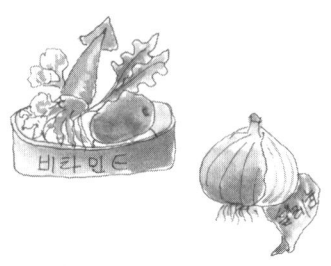

 공해 물질 배기가스에 들어 있는 납이나 오염 물질 카드늄 등과 잘 결합하여 체외로 배출시키는 것이 무기질 미네랄에 속하는 미량 원소 셀레늄이다. 셀레늄은 마늘, 파, 토마토, 브로콜리, 양파, 참치, 치즈, 우유, 간 등에 많다. 우리 나라 산의 농산물에는 셀레늄이 비교적 많은 편인데 요즘 수입 농산물이 증가하면서 셀레늄 부족이 염려되게 되었다.
 셀레늄은 글루타치온의 기능을 정상적으로 유지시켜 주는 중요한 역할을 한다. 글루타치온은 인체 내의 중요한 항산화제로서 세포가 산화로 입는 손상을 막아 준다. 수은이나 카드뮴, 비소 등 유해 금속뿐 아니라 암 유발 물질 등과도 결합하여 배출시키는 해독 작용에도 관여한다. 야채 내의 셀레늄 함량은 재배된 토양 가운데 셀레늄 함량에 따라 다르므로 같은 식품이라도 산지에 따라 셀레늄 함량이 다르다.
 미국에서의 조사를 보면 토양 가운데 셀레늄 함량과 그 지역의 암 발생률이 상관 관계가 깊다고 한다. 셀레늄 함량이 많은 지역일수록 암 발생률이 적게 나타났다. 쥐를 이용한 실험을 보면, 다가불포화지방 함량이 많은 사료를 섭취시키면 유방암이 잘 발생하는데 셀레늄과 함께 먹이면 암 발생이 방지되었다. 미국 남서 지역 즉 토양 가운데 셀레늄 함량이 가장 낮은 지역에서 뇌졸중 발생 빈도가 가장 높게 나타났다. 이로 보아도 셀레늄과 뇌졸중은 밀접한 관계가 있음을 알 수 있다.

이러한 생리적 기능을 가지고 있는 셀레늄은 비타민E와 함께 섭취하면 궁합이 잘 맞아 잘 흡수 이용된다. 비타민B와 셀레늄 가운데 어느 한편이 결핍되어도 체내의 항산화 작용이 급격히 떨어지고 만다. 비타민E를 많이 가지고 있는 식품은 동물의 간, 장어, 오징어, 날치, 고등어, 꽁치, 연어, 대두, 호박, 시금치, 부추, 쑥갓, 브로콜리, 무잎, 아보카도, 키위, 아몬드, 깨 등이다.

서양요리 레바(간)오니언스테이크는 피를 뺀 간을 얇게 썰어 적포도주에 잠시 담근 뒤 양파를 잘게 썬 것을 섞어 프라이팬에서 굽는 요리다. 간 요리를 할 때 양파를 곁들이는 것은 매우 좋다. 그 밖에 양파(셀레늄)와 연어(비타민E) 훈제품을 섞어서 프렌치드레싱을 곁들이는 궁합도 있는데, 이렇게 해서 먹으면 체내의 항산화 작용의 효율이 향상되어 좋다.

비타민E는 1920년 쥐의 불임증을 고쳐 주는 항불임증 인자로서 발견되었기 때문에 그리스어로 출산을 뜻하는 토코페롤이라고 명명하였다. 비타민E는 인체의 정상적인 기능 특히 신경계통의 정상적인 기능 유지를 위해서 꼭 필요한 비타민이지만, 노화 방지 효과가 있어 젊음을 유지시켜 주는 비타민으로도 잘 알려져 있다. 자연계에 존재하는 식품 성분 가운데서 가장 항산화력이 크다.

항산화력이 클수록 질병 예방 효과 또한 크다. 세포를 보호하고 있는 세포막 성분은 다가불포화지방산이 많아 특성상 프리라디칼(자유 유리기)에 의해서 쉽게 산화되는 성질이 있다. 그러면 세포막이 산화되어 손상을 입게 되고 여러 가지 질병을 발생시키게 된다. 이 인체에 유해한 프리라디칼의 활성을 억제하는 비타민E 같은 항산화제를 체내에 많이 갖는다는 것은 암이나 심장 질환 등 여러 가지 질병에 대한 예방을 기대할 수가 있다.

비타민E는 다음의 3가지 방법으로 암 발생을 저지한다고 한다.

첫째는 비타민E의 항산화력이 정상 세포의 산화를 막아 암세포로 변성되는 것을 막는다.

둘째는 비타민E가 암 종양 물질에 대항해서 세포를 보호하는 항암 효과가 있다. 예를 들면 아질산이 암 유발 물질인 니트로로아민으로 전환되는 것을 비타민E가 막아 준다.

셋째는 면역 기능을 증진시켜 외부로부터 침입하는 이물질로부터 보호해 주는 작용을 한다.

스모그 현상이 심한 도시에 사는 사람일수록 오존 피해를 입기가 쉽다. 스모그의 주요 성분인 오존은 강력한 산화제이므로 오존에 노출이 많이 되면 질병 감염에 대한 면역 기능이 약해지고 기관지, 폐 조직의 손상을 입을 위험성이 높아진다.

비타민E는 실험 결과 세포 배양에서 오존의 피해를 막아 주는 것으로 나타났다. 비타민E가 풍부한 식사를 하게 되면 오존을 비롯한 환경 공해로부터 인체를 보호할 수 있는 것이다. 그렇게 본다면, 간과 양파를 곁들여 먹는 즉 비타민E와 셀레늄의 배합은 궁합이 잘 맞는다.

칼륨과 마그네슘

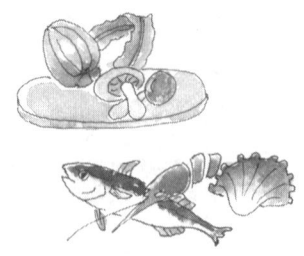

　인체가 필요로 하는 무기질은 여러 가지가 있는데 비교적 섭취량이 많은 것에 속하는 것이 칼륨과 마그네슘이다.
　칼륨은 나트륨과 함께 체액의 균형을 유지시키는 중요한 무기질이다. 정상적인 심장 박동이나 신경 체계와 근육의 활동을 정상으로 유지시키기 위해서 필요한 무기질이다. 따라서 칼륨 섭취가 부족하면 고혈압이 되고 심장 박동이 불규칙해진다. 혈압강하제를 복용하는 고혈압 환자의 경우, 칼륨 섭취를 늘리면 복용하는 혈압강하제 양을 줄일 수 있다. 56명의 고혈압 환자를 대상으로 실시한 연구를 보면 식이 가운데 칼륨 양을 증가시켜 준 결과 81%가 혈압강하제의 필요량이 반으로 줄었다고 한다. 혈압이 강하하면서 기분이 좋아지고 혈압이 오르는 횟수도 적게 나타났다. 이것을 보더라도 평상시에 칼륨 함량이 높은 식품을 섭취하는 것이 고혈압을 예방하는 가장 현명한 방법임을 알 수 있다.
　칼륨을 많이 가지고 있는 식품은 다음과 같다(100g 중).
　감자(450mg), 노란호박(330mg), 말린살구(1,300mg), 말린 무화과(1,100mg), 농축오렌지주스(670mg), 곶감(820mg), 바나나(390mg), 건포도(740mg), 참외(340mg), 자두(740mg), 사과

(110mg), 말린표고(2,100mg), 목이버섯(1,200mg), 양송이 (560mg), 김(2,100mg), 다시마(7,500mg), 톳(4,400mg), 말린 미역(5,500mg) 등이다.

한편 마그네슘은 뼈의 형성, 단백질 합성, 에너지 생선, 체온 조절 등 광범위한 생리 기능에 참여하고 있다. 비타민C와 칼슘이나 인, 나트륨, 칼륨 등의 무기질들이 효율적으로 쓰이는 것을 도와주기도 한다. 마그네슘 함량이 낮으면 고혈압의 원인이 되고 심장 박동이 불규칙해지며 심장마비의 원인도 된다. 마그네슘과 칼슘, 나트륨은 혈관 수축과 이완 반응의 균형을 유지하는 데 중요한 무기질이다. 마그네슘이 혈관을 이완시키는 반면에 칼슘과 나트륨은 혈관을 수축시키는 서로 상반되는 작용을 한다. 따라서 마그네슘이 결핍되면 칼슘과 나트륨의 작용이 저지되지 않으므로 혈관은 이완이 안 되고 수축된 상태로 있게 되어 결과적으로 혈액의 흐름이 어려워져 고혈압의 원인이 된다.

특히 당뇨병 환자들은 고혈압에 걸리기 쉽기 때문에 심장마비나 뇌졸중을 일으킬 위험성이 크다. 당뇨병인 사람들의 약 80%가 심장질환으로 사망한다고 알려져 있다. 1990년 미국심장협회에서 발표한 것을 보면 당뇨병 환자인 경우 마그네슘 함량이 낮으면 고혈압이 되는 경향이 커지는 것으로 발표되었다. 그래서 성인 당뇨인 경우에는 혈압을 정상으로 유지하기 위해 마그네슘 섭취에 신경을 써야 한다. 마그네슘이 많은 식품들은 다음과 같다(100g 중).

미역(900mg), 다시마(870mg), 깨(350mg), 말차(170mg), 대두(140mg), 우렁이(130mg), 현미와 밀(120mg), 근대(74mg), 청국장(73mg), 피조개(62mg), 시금치(57mg), 백합과 모시조개(54mg), 새우(46mg), 굴(39mg), 무순(39mg), 잉어와 참치(37mg), 미나리(32mg)

그 밖에도 잎이 많은 녹색 야채류, 우유, 육류, 바나나, 복숭아, 겨자, 카레 분말, 코코아 등이다.

미국국립보건연구소 보고에 따르면 심장마비를 일으킨 직후에 마그네슘을 정맥 주사한 결과 생존률이 55% 증가하였다고 한다. 마그네슘에는 혈소판 응집으로 생기는 혈액 응고를 억제하여 심장마비나 뇌졸중을 막아 주는 작용이 있다는 것이다. 조기 출산을 예방하는 방법의 하나로 임신 중에 마그네슘을 섭취하는 것이 권장되고 있다. 마그네슘은 자궁 수축을 억제하고 이완시켜 주어서 분만을 늦추어 주어, 임신한 여성들이 마그네슘이 풍부한 식품을 섭취하는 것이 정상 분만을 위한 방법 가운데 하나로 지적되고 있다. 생리 전에 신체적·정서적 변화를 심하게 일으키는 여성들은 일반적으로 혈액 안의 마그네슘 함량이 적은 것으로 나타나 있다. 생리 전 증상이 심한 여성들에게 생리가 시작되기 전 2주 동안 350mg의 마그네슘을 섭취시킨 실험에서는 기분 변화, 복부 팽창, 근육 통증 등이 현저하게 감소한 것으로 나타났다.

미네랄인 마그네슘이 부족하면 칼륨 부족과 관계가 깊다. 칼륨은 나트륨(염분)의 피해를 방지하는 역할을 한다. 짜게 먹으면 위암이 많아진다고 하는데 염분은 위암과 깊은 관계가 있다. 앞에서 칼륨이 많은 식품들을 열거하였는데 그 가운데 사과를 보면 다른 것보다 상대적으로 함량이 낮은 것을 알 수 있다. 그런데 경상북도 경계에 서 있는 입간판을 보면 '고혈압에 좋은 사과'라는 구절을 흔하게 보게 된다. 이것이 바로 염분의 피해를 막아 주는 효과를 강조한 문구다. 과일 가운데서 한꺼번에 비교적 많은 분량을 먹을 수 있는 것이 바로 사과이기 때문이다. 조금 짜게 먹더라도 사과를 많이 곁들여 먹으면 체내 염분을 체외로 배출시켜 주기 때문에 염분의 폐해를 감소시킬 수 있는 것이다.

염분의 폐해를 방지하기 위해 칼륨과 마그네슘을 적절히 곁들여 먹는 음식 궁합으로는 앞에 열거한 2가지 종류의 식품을 배합하는 것이 좋을 것이다. 그렇게 본다면 마그네슘이 풍부한 다시마와 칼륨이 많은 표고를 곁들인 조림도 있다.

커피와 카페인

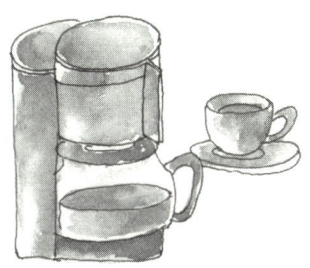

커피의 쓴맛은 카페인, 떫은맛은 타닌, 신맛은 유기산, 단맛은 당질 때문이다. 지방은 16% 정도인데 공기에 닿으면 화학 반응을 일으켜 맛이 변해 좋지 않다.

커피의 생두 자체는 향이 없지만, 이것을 가열하게 되면 내부에서 아미노산과 환원당이 반응을 일으켜 커피 특유의 향이 생기게 된다.

맛있는 커피 물의 온도는 끓기 바로 전인 85~96℃이다. 100℃ 이상 가열할 경우 카페인이 변질되어 쓴맛이 많이 나고, 70℃ 이하는 타닌의 씁쓰름한 맛이 남는다.

커피 생두나 배전두에는 다같이 카페인이 1.5% 가량 들어 있다. 우리가 끓여 마시는 커피는 수분이 98%이고 나머지 2%가 커피에서 우러나온 성분인데 화분이 0.1% 가량이고 나이아신이 0.3% 들어 있다.

카페인은 술과는 그 흥분 양상이 판이해 지능을 높여 주고 강심, 이뇨의 중요한 작용을 한다. 그래서 공복을 견딜 수 있고 권태와 졸음을 쫓아 활기를 소생시켜 주는 효능이 있다.

커피의 주성분인 카페인이 중추신경을 자극, 숙면을 방해하는데,

카페인의 영향이 개인마다 차이나는 이유는 다음과 같다.

첫째, 카페인은 혈관을 타고 뇌로 가는데 혈뇌 장벽이 사람마다 다르다. 혈뇌 장벽의 막이 얇은 사람은 카페인이 통과하기 쉬워서 커피를 마시면 잠이 오지 않는다. 졸면 큰일 나는 날, 커피에 의지하면 행복할 사람들이다. 반대로 막이 두꺼운 사람은 커피에 의존해 밤샘할 생각은 하지 않는 게 좋다. 카페인이 뚫기 힘든 철의 장벽이라 뇌까지는 기별도 안 가는 것이다.

둘째, 신진대사의 차이다. 간이 안 좋으면 카페인의 영향을 고스란히 받는다. 그래서 잠이 안 온다. 알코올성 간질환이나 위장병 약을 먹고 있는 경우도 마찬가지. 신진대사가 활발하지 않은 데다 약까지 먹고 있으니 카페인은 뒷전으로 밀리게 된다. 간은 일단 술을 해독시키는 게 바빠 카페인은 그대로 남으니 커피를 마시면 잠을 이룰 수 없는 건 당연하다. 술과 함께 커피를 마시는 경우도 잠을 제대로 이룰 수가 없다. 간은 일단 술을 해독하느라 카페인은 신경을 쓰지 않아서다. 하지만 담배는 다르다. 담배는 오히려 몸의 신진대사를 활발하게 하여 카페인 해독이 잘된다. 때문에 담배와 커피는 같이 해도 거의 잠에 영향을 받지 않는다.

셋째, 평상시 커피를 즐기느냐의 차이다. 어쩌다 커피를 마시는 사람은 잠을 제대로 이룰 수 없다. 렘수면이 증가해 쉬 잠들지 못하고 작은 소리에도 민감하다. 이는 원래 수면이 얕은 노인이 커피를 마셨을 때보다 더 심각하게 잠 못 들 수가 있다. 커피에 대한 내성이 없는 탓이다.

직장인들은 피로하다. 간신히 출근 시간에 맞추다 보니 아침을 거르는 직장인들이 많다. 빈속에 출근을 하니 기력이 없고 잠도 덜 깬 듯하다. 그래서 365일 커피를 들고 자리에 앉는다. 그런 생활이 날마다 계속되다 보면 어느 날부턴가 속이 쓰려 오기 시작한다. 빈속에 커피만 들이붓지 말라는 위의 경고다.

이런 속 쓰림을 카페인 탓으로 생각하는 사람들이 많다. 그래서 디카페인 커피를 골라 마신다. 카페인이 없으니 순해서 위에 영향을 덜 주겠지 생각하는 것이다. 하지만 실은 디카페인 커피가 위산을 더 분비시킨다.

커피는 종류에 따라 카페인의 양이 다르다. 원두 커피가 가장 낮다. 자판기 커피는 일반 커피보다 2~3배 정도 많이 들어 있다. 때문에 커피의 종류에 따라 마시는 잔 수를 달리하는 게 옳다. 자판기 커피는 하루 1~2잔 정도가 적당하다.

미국정신의학회에 의하면, 커피를 지나치게 마시면 불안·초조하고 손이 떨리는 증상이 나타난다고 한다. 커피를 마실수록 머리가 맑아지기는커녕 두통이 생기는 것이다.

그렇다면 커피 역시 다른 약물과 마찬가지로 중독성으로 인정해야 할까? 세계보건기구(WHO)는 커피의 카페인을 중독 물질로 지정하지 않고 있다. 다른 연구들도, 부작용은 우려하지만 의존성이나 남용성은 인정하지 않고 있다. 커피를 많이 마신다고 돌이키기 힘들 구렁텅이에 빠지는 건 절대 아니라는 것이다.

임신했을 때 커피를 많이 마시면 얼굴이 까만 아이를 낳는다는 말이 있다. 임산부가 커피를 마신다고 해서 아기가 유산되거나 기형이 되는 끔찍한 일은 없다. 하루 2~3잔 정도라는 가정이 붙는다면 말이다. 이는 그 이상의 양을 마시면 문제가 생길 수 있다는 뜻이기도 하다. 그다지 걱정할 정도는 아니지만 좋은 엄마가 되고 싶다면 조심하는 게 좋다.

다음의 '카페인 중독 자가 진단표'로 자신의 카페인 중독 여부를 진단해 보는 것이 좋을 것이다. 하루에 커피를 3잔 이상 마시는 사람으로 다음 12가지 증상 가운데 5가지 이상의 증상이 있으면 카페인 중독 환자라고 할 수 있다.

〈표〉 '카페인 중독 자가 진단표'

번호	내 용	예	아니오
1	불안하다		
2	신경이 예민하다		
3	흥분된다		
4	잠이 잘 안 온다		
5	얼굴이 화끈거린다		
6	소변이 자주 마렵다		
7	소화가 잘 안 되거나 설사를 한다		
8	근육이 떨린다		
9	정신 집중이 안 되고 생각과 말이 산만하다		
10	심장이 빨리 뛰고 부정맥이 있다		
11	지칠 줄 모르고 활기찬 기간이 있다		
12	안절부절못한다		

알로에와 물엿

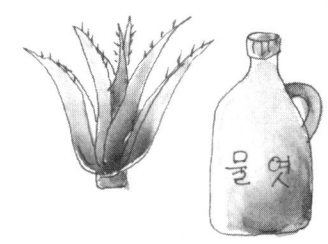

　알렉산더 대왕이 인도 대원정을 시작하기에 앞서 동아프리카의 스코트라 섬을 함락했다. 병사들의 부상 치료에 충분할 분량의 알로에를 확보하기 위해서였다. 클레오파트라의 미모의 비밀이 알로에에 있었다는 말도 있다.
　알로에는 실크로드를 통해서 당 나라 때 중국에 도입이 되었는데 16세기 말 명 나라 때의 ≪본초강목≫에 다음과 같이 소개되고 있다.
　'알로에는 페르시아에서 만들어졌는데 색이 검고 갱엿과 같은 모양으로, 나무의 진이다.'
　500여 종이 넘는 알로에속 식물 가운데 생것을 그대로 사용할 수 있는 것은 알로에 베라와 알로에 아보레센스가 대표적이다.
　알로에 생잎을 고를 때는, 3년 이상 된 것으로 조금 누런빛을 띠고 여물어 보이는 것을 골라야 효과가 좋다.
　알로에는 세계 각지에서 민간약으로 쓰였는데 주로 염증을 치료하고, 화상, 벤 데, 벌레 물린 데 효과가 크다고 한다. 위·십이지장 궤양, 하지의 피부에 생긴 만성 궤양, 방사선에 의한 화상 등의 치료 효과에 대한 연구도 많다. 의약품으로써는 완화제로서의 효용이 널리 인정되고 있어 여러 나라의 약국방(藥局方)에도 기록되어 있다.

민간요법으로 응용된 몇 가지를 정리해 보면 다음과 같다.

① 화상이나 피부가 갈라지고 튼 곳에 알로에 잎의 점액을 바르면 잘 낫는다.
② 칼로 벤 상처 등에 바르면 유효하다.
③ 기침·천식이 심할 때 가래를 잘 삭히게 하므로 알로에 즙을 마시면 잘 낫는다.
④ 위에 이상이 생겼을 때 잎을 가늘게 썰어 차로 달여 마시면 좋다.
⑤ 신경통에 잎을 곱게 갈아 환부에 바르면 통증이 멎는다.

지금까지의 연구 결과 알로에 속에는 세균과 곰팡이에 대한 살균력이 있고 독소를 중화하는 알로에친이 들어 있다. 궤양에 유효한 알로에우르신도 있음이 밝혀졌고, 항암 효과가 있는 알로미친도 보고되고 있다. 분석 결과를 보면 다당류, 스테로이드, 효소, 아미노산, 타닌, 사포닌, 항생물질, 상처치유호르몬, 유기산, 무기질 등 다양한 성분이 들어 있다.

중국에서는 알로에를 노회(蘆會)라고 하는데 알로에의 발음을 중국음에 맞게 표시한 것이라고 한다. 또 일설에는 노(蘆)는 흑(黑), 회(會)는 '모은다'는 뜻으로, 나무의 수액이 굳어 검어지는 것이라 해서 붙여진 이름이다.

알로에는 원래 아랍어와 헤브리아어로서 '쓰다'는 뜻인데, 알로에의 맛이 쓰기 때문에 붙여진 것이다. 알로에 잎을 잘라 두면 유난히 쓴 황색 물질이 먼저 흘러나오는데 이것은 알로인이 주성분을 이루고 있어 대장성 하제(下劑)로 상습변비증에 유효하다. 생김새가 용설란과 비슷해 혼돈하는 일도 있으나 전혀 다른 것이다.

알로에에는 알로인 말고도 에모진이라는 성분이 있어 대장에 자극을 주어 완화제로 작용한다.

알로에를 먹기 좋게 하려면 알로에 베라 5cm, 레몬이나 유자 1/2

개, 물 1컵, 소금 소량(꿀을 타도 좋다)을 혼합하여 만든다.
 알로에에는 강한 살균 작용과 세포 재생 작용이 있어 상처 부위의 감염을 예방하고 감기 바이러스에도 효과를 발휘하여 감기 예방뿐 아니라 목의 염증도 완화시켜 준다. 여기에 역시 입 안이나 목 안의 염증에 효과가 있는 물엿을 첨가해 마시면 마시기에도 좋아 궁합이 잘 맞는다.
 이것을 만들려면 먼저 알로에 2줄기, 물엿 3/4컵, 사과나 오렌지 또는 파인애플 주스 1½컵을 준비한다. 알로에는 깨끗이 씻은 다음 껍질을 벗겨 강판에 간다. 냄비에 알로에 간 것과 물엿을 넣고 약한 불에서 조린 다음 취향에 맞는 주스에 섞어 마신다.
 알로에는 잎이 다육질이고 가장자리에 날카로운 가시가 있다. 잎의 젤리질을 짠 즙은 찜질을 하면 신경통이나 류머티스에 효과가 있다. 잎을 살짝 삶아서 쓴맛을 빼고 샐러드나 수프로 만들어 먹어도 좋다. 알로에는 또 위장의 작용을 활발하게 하므로 식욕 부진과 위약, 과식, 메스꺼움 등에 유효하다. 알로에를 먹으면 피로 회복이 잘되며 잠도 잘 수 있어 체력 회복이 되고 체질개선의 효과가 안정되고 있다.
 알로에에는 혈관을 유연하게 하는 작용이 있으므로 결과적으로 혈관을 강하게 만드는 것이다. 특히 변비성 고혈압인 사람에게는 알로에가 일석이조(一石二鳥)의 효과를 거둘 수 있다. 알로에 성분 중에는 신경에 작용해서 신경을 진정시키는 작용이 있다고 한다. 이것은 정신적인 스트레스를 받기 쉬운 위장의 작용을 잘 도와주는 것과 밀접한 관계가 있다. 불면증인 사람이나 두통 특히 과음에서 오는 숙취로 아픈 머리에는 신기할 정도로 잘 듣는다고 한다.
 알로에 즙액에는 적당한 수렴 작용과 보습 작용이 있다. 피부에 스며들면 피부 조직의 손상 부위를 복구시키는 강한 힘이 있어 피부의 재생력이 활발해진다. 임신 중인 사람이나 생리 중에는 먹지 않는 것이 좋다.

동·식물성식품의 음식궁합

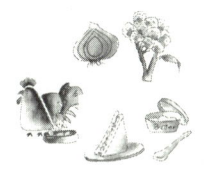

달걀과 식초

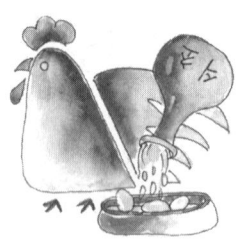

'의학의 시조'라 일컫는 히포크라테스는 자신의 저서에서, 회복기의 환자에게 초란이 좋다고 지적하고 있다. 이로 미루어 보아 초란의 효능은 이미 2,000년 전부터 인정되어 왔던 것이다.

생물은 진화된 것일수록 새끼의 성장을 위해서 더 많은 영양분을 준비하게 된다. 생선보다 개구리가, 개구리보다는 조류가 같은 난성(卵性)이라도 더 많은 영양분을 알 속에 준비하게 된다.

사람과 같은 태성동물은 태아의 생장에 필요한 영양분이 탯줄을 통해서 공급되므로 모체는 되도록 영양 가치가 있는 것을 섭취해야 한다. 영양 식품인 계란은 그래서 사람들이 애용하게 된 최고의 식품이다.

달걀을 식초에 담가 두면 껍질이 식초에 녹아 부드러워지고 흰자위가 반숙란처럼 굳어지는데 노른자위는 변하지 않는다. 달걀 껍질이 녹아 부드러워지는 것은 식초의 주성분인 식초산이 석회분을 용해시키기 때문이다.

흰자위 즉 단백질이 굳어지는 것은 산응고 현상이다. 식초에는 단백질을 잘 굳게 하는 작용이 있다. 따라서 여러 가지 음식에 날달걀을 깨서 곁들일 때 흐트러지지 않게 하려면 식초를 조금 사용하면 된다.

　달걀로 수란을 뜰 때에도 물에 식초를 넣으면 모양이 좋게 떠진다. 날 달걀을 깰 때나 수란을 뜰 때 껍질을 깨뜨리기 전에 껍질에 작은 구멍을 뚫고 식초를 넣으면 더 잘된다.

　초란은 껍질을 버리고(부드러워진 것은 껍질째 먹을 수 있다) 노른자위와 흰자위를 잘 섞어 먹는데 신맛이 강하므로 적당히 묽게 해서 마셔도 좋다. 꿀을 섞어도 좋고, 더운물로 묽힌 것을 식후 30분쯤에 마신다.

　유아나 노인 또는 환자 등 소화기 계통이 약한 사람에게는 달걀 안에 들어 있는 안티트립신이라는 성분이 단백질 소화를 저해하고, 흰자위에 들어 있는 아비딘이 비오틴이라는 비타민의 작용을 방해해서 피부염이나 탈모의 원인이 되기도 한다.

　그런데 초란은 식초의 작용으로 그러한 문제들이 모두 해결되기 때문에, 말하자면 날 달걀의 결점을 제거해 주어 달걀과 식초는 궁합이 잘 맞는다.

　식초에는 식욕 증진, 위액 분비 촉진, 소화 흡수 작용을 돕는 생리적 작용과 방부 효과가 있다. 초란은 소화 흡수가 잘되며 약해진 체력을 정상으로 되돌리는 데 효과가 크다. 특히 당뇨병에 의한 육체 피로에 효과적이다.

　초란은 깨끗한 달걀을 껍질째 식초에 담그면 된다. 유리컵에 달걀 한 개를 넣고 컵의 70% 가량 되게 식초를 부어 뚜껑을 덮어 4~5일 둔다.

　초란을 만들 때는 반드시 양조 식초를 꼭 써야 하고 신선한 달걀(물1ℓ+소금 40g 용액에 달걀을 담갔을 때 떠오르는 것은 신선한 것이 아니다)써야 한다.

　초란은 소화 흡수가 잘되며 약해진 체력을 정상으로 되돌리는 데 효과가 있고 대사 기능의 원활화를 도와주기 때문에 그 이용 범위가 매우 넓다. 고혈압, 동맥경화의 예방, 위하수, 간장염, 당뇨병(장기 복용)에 좋다. 건강한 사람이라도 피로가 심할 때 초란을 마시면 피로 회복이 빨라진다.

　달걀 껍질과 초산이 작용하여 녹아 나온 초산칼슘이 초란 용액에 들어 있는데 이것은 흡수되기 쉬운 칼슘이어서 칼슘 공급 면에서도 매우 유리한 것이다.

오리알과 재

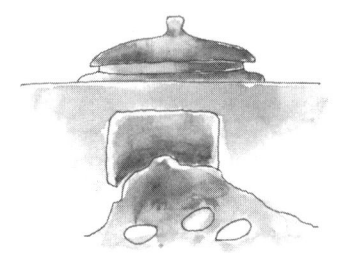

　달걀이나 오리알이 영양가가 높은 식품이라는 것을 모르는 사람이 없다. 사람들이 먹어 온 식품 가운데서 이들 만큼 영양소와 열량을 쉽게 얻을 수 있었던 것도 드물 것이다. 그러나 요즘처럼 건강을 걱정하는 세상이 되자 대부분의 사람들은 콜레스테롤 걱정이 되어 먹지 않겠다는 사람이 늘어나고 있다. 확실히 달걀 100g(2개 정도)에는 463mg의 콜레스테롤이 함유되어 있다.
　그러나 콜레스테롤이라고 해서 무조건 사람에게 유해한 것은 아니다. 사람들의 생명 유지에 필수적인 것이기도 하다. 세포를 구성하는 세포막에는 콜레스테롤이 들어 있고 여러 가지 호르몬도 콜레스테롤을 원료로 해서 만들어지며, 지방의 소화 흡수에 꼭 필요한 물질이다. 또 콜레스테롤은 항상 간장 등의 세포에서 만들어지며 그 부족분을 식품으로 보충하고 있다. 콜레스테롤을 전혀 섭취하지 않으면 건강을 유지할 수 없다. 일본 국립건강영양연구소에서 다음과 같은 흥미 있는 실험을 한 바 있다.
　건강한 성인 35명을 3군으로 나누어 달걀을 각각 매일 5개, 7개, 10개를 10~15일간 먹이고 혈청콜레스테롤을 측정하였다. 5개군에서는 평균 7mg/dl(4%), 7개군에서는 9mg/dl(5%), 10개군에서는

8mg/dl(5%) 높아진 결과를 얻었다. 그런데 천연 버터나 라드를 1일 60g씩 먹이게 되면 일주일 뒤에 30~40%나 높아지는 것이었다. 달걀은 버터나 라드에 비해 혈청콜레스테롤 증가 작용이 매우 적고 먹는 양에 비례해서 혈청콜레스테롤이 올라가지 않는다는 사실이 밝혀졌다. 또 노인에게 매일 1~2개를 30일간 먹였더니 1개군에서는 달걀에 의한 영향은 거의 없었다. 2개군에서는 7%의 상승이 나타났다. 이 실험을 통해서 보면 노인에게는 하루 2개는 조금 많은 것이 아닌가 생각된다.

결론적으로 콜레스테롤치가 높은 사람은 빼고 활동을 잘하고 있는 건강인에게는 매일 3~4개, 노인에서도 1개 가량은 아무런 문제가 없는 듯하다. 달걀은 식품 가운데서도 상대적으로 값이 싸고 영양가가 매우 높은 식품이므로 식사 균형을 위해서도 매일 1개씩 먹는 것은 권장될 만한 것이다.

달걀이나 오리알은 70~75%의 수분을 가지고 있는데다 껍질의 기공을 통해서 미생물의 침입도 있어 장기 보관이 어려운 단점이 있다. 그래서 저장식품으로 가공된 것이 피단(皮蛋)이다. 피단은 흔히 송화담(松花蛋)이라고도 불린다. 처음 먹어 보는 사람들에게는 퀴퀴하게 느껴지는 오리알에 송화라는 예쁜 이름이 붙었을까, 의아해할 것이다. 잘 만들어진 피단의 표면에 마치 소나무잎 같기도 하고 눈꽃 같기도 한 무늬가 박혀 있기 때문에 붙여진 이름이다. 일부러 새겨 넣은 것도 아닌데 무늬가 만들어지는 것을 보고 그럴 듯하게 송화담이라고 부르게 된 것이다.

이것을 만드는 방법은 우리가 장을 담그는 것처럼 집집마다 고유의 제법이 전해지고 있다. 왕겨나 진흙으로 싼 오리알을 재 속에 묻어 두기도 하고, 말 오줌에 담가 두는 방법을 쓰기도 한다.

알 속에 소금과 함께 알칼리성 염류를 침투시켜 노른자와 흰자를 응고시켜 숙성시킨 조미 계란인 것이다. 알칼리 침투법으로는 여러 가지가 있는데 그 한 가지는 다음과 같다.

나무의 재 30, 소석회 20, 탄산소다 5, 소금 4, 물 40을 혼합한 진흙같은 것을 알껍데기에 약 1cm의 두께로 고르게 바른다. 이어서 왕겨를 표면에 묻히고 큰 항아리에 담아 밀봉해서 찬 곳에 3~4개월간 둔다. 이 동안에 알칼리가 알 속으로 침투해서 흰자위는 투명한 적갈색으로 되어 아교 모양으로 굳고, 노른자는 가장자리가 굳어서 흑록색이 되며 내부는 황갈색으로 된다. 요즘은 전통적 방법으로 만든 것이 적고, 대부분 공장에서 대량 생산되고 있다. 이때 나무 재를 쓰는 것은 오리알이 알칼리 성분과 소금 성분이 조화롭게 천천히 침투되는 것을 도와주기 때문에 아주 중요한 것이다. 옛날에 달걀을 오래 보존하려면 잿더미 안에 두었던 것도 이러한 이치와 상통하는 바가 있다. 가공한 피단은 오래 두어도 맛이 변하지 않아 장기 저장이 가능하다. 참으로 훌륭한 저장 가공 식품이다.

오리알과 율무

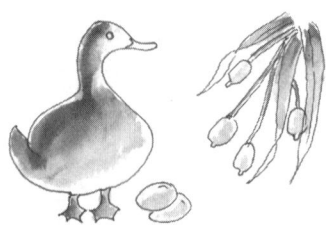

　오리와 오리알을 '살아 있는 약'이라는 말로 표현하기도 한다. 오랜 경험을 통해 건강과 강장에 유효하다는 것을 체득한 것이다. 오리알과 그 가공품인 피단(皮蛋)은 중풍에 효과가 크다고 전래되고 있다.
　양질의 단백질로 첫손에 꼽히는 것이 달걀이다. 하나의 생명이 성장하기 위한 모든 영양 성분을 가지고 있는 완전 식품이기 때문이다. 이렇게 영양가가 뛰어난 알이지만 성인병, 특히 순환기계 질환에 유해하다는 말이 나돌고 있다. 노른자위에 콜레스테롤이 많기 때문이다. 그런데 흥미 있는 것은, 난황유(卵黃油)가 심장병과 순환기계 질환·정력 증강·치질·백발·화상·칼에 베인 상처 등에 유효한 민간요법으로 널리 알려져 왔다.
　이들에 대한 과학적인 구명은 적은 형편이다. 그래서 필자는 그것에 흥미를 느껴 오리알의 성분에 대해 조사하게 되었다. 거기에서 얻어진 결과를 요약하면 다음과 같다.
　우선 오리알과 계란의 지방산 비교 분석 결과 포화지방산은 계란이 1g에 91.6mg인데 오리알은 52.8mg으로 훨씬 낮았으며, 반대로 콜레스테롤 형성을 저지하는 불포화지방산은 계란이 552mg인데 비해 오리알은 604mg으로 오히려 많았다. 또 포화지방산 가운데서도 콜레스테롤의 피해를 가장 크게 한다고 알려진 팔미트산은 지질 1g에 오리알이 11.2mg으로 계란(64.8mg)의 1/6에 불과했다.

　노른자위 10개에서 50g 가량의 난황유가 얻어지는데 세포막의 구성분인 인지질 30%를 비롯해 비타민A와 E, 리놀산 등을 함유하고 있다. 인지질인 레시틴은 친수성과 친유성을 가지고 있어 물과 기름을 잘 혼합시켜 우유처럼 만드는 유화(乳化)력이 있는 것이다. 콜레스테롤이 혈관벽에 늘어붙지 않게 하고 유화시켜 간장으로 운반한다. 레시틴은 혈관벽을 강화하며 체내 지방의 대사에도 관여하고 비만 예방에도 한몫을 하는 것이다. 노른자위를 태워 만드는 난황유는 특히 오리알로 만든 압란유(鴨卵油)가 좋다고 하는데 먹이와의 관계로 해석된다.

　압란유는 시력 회복·빈혈 예방·혈압 정상화·콜레스테롤치 감소·간장 강화와 피로 회복 등에 유효한 것이다.

구기자와 자라

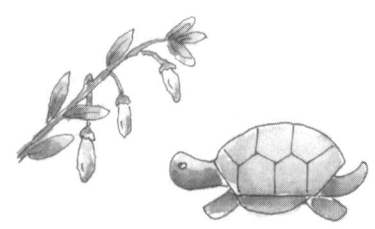

 자라 보고 놀란 가슴 솥뚜껑 보고 놀란다는 말이 있듯이 자라는 예로부터 우리들 생활에서 자주 입에 오르는 동물의 하나였다. 정력을 상징하는 약용 동물로 일러 왔는데 등이 단단하고 다른 부분은 부드러운 피부로 덮여 있다. 알에서 2개월만에 부화되고 성장이 더뎌 자라는 데 약 20년이 걸린다. 인도에서는 불로장수의 심벌이며, 중국에서는 영원 불멸을 뜻하는 동물로 치고 있다.
 보통 자라 1마리의 살코기는 400g 가량 되는데 그 고기는 5~6쪽으로 잘라 청주를 섞고 물씬하게 찐다. 이때 육종용, 용안육 등을 조금 섞고 생강즙을 넣고 국물을 마시는데 중국에서는 이 요리가 남성 스태미나 증강에 가장 뛰어난 것으로 알려져 있다. 그러나 우리나라에서는 그것과는 다른 구기 자라탕을 만들어 먹어 왔다.
 재료로는 자라 1마리, 구기자·산약·황기·생강 각각 20g씩, 청주 7컵을 준비한다. 자라는 살아 있는 것으로 준비하고 머리와 다리를 자르고 몸통만 사용한다. 등 껍질 사이를 칼로 가르고 내장을 빼낸다. 오목한 냄비에 손질한 자라를 안치고 위에 든 약재를 모두 넣은 다음 청주 7컵과 물 7컵을 부어서 푹 끓이면 자라탕이 된다.
 자라탕은 양질의 단백질이 있고 맛이 좋아 보신재로 허약한 사람의 회복 음식으로 추천된다. 살에는 필수 아미노산이 많고 비타민 B_1, B_2 등이 풍부하다. 자라는 산성 식품이므로 알칼리성이 강한 구기자를 배합하면 균형이 잘 맞는다.

가지과에 속하는 구기는 열매가 가을에 붉게 익는다. 그 열매를 구기자라고 하는데 강장 해열제로 이용되어 왔다. 구기자는 다른 약재와는 달리 부작용이 생기지 않는 특색을 가지고 있다. 구기자는 정기를 보하고 폐나 신장 기능을 강화하여 시력이 좋아져 꺼져가는 등불에 기름을 부은 것처럼 된다고 ≪본초강목≫에 소개되고 있다. 그래서 중국 음식에는 구기자가 들어간 것이 많으며 집을 멀리 떠나면 구기를 먹지 말라는 속담까지 있을 정도다. 구기는 간세포 신생 촉진 작용과 지방간 억제 작용이 인정되었고, 베타인이라는 성분이 있어 지질 대사를 원활하게 하는 것이 알려졌다.

구기자라탕은 추위를 타는 노인이나 손발이 찬 사람에게 좋은 것으로 알려져 있으며 피로할 때 먹으면 피로 회복이 아주 빠르다고 한다.

햇고사리와 돼지고기

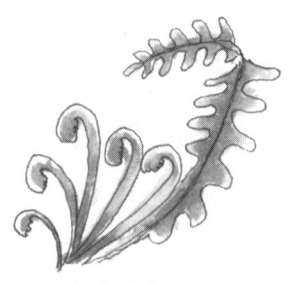

　제주도의 지방 음식은 여러 가지가 있는데 그 가운데 하나가 햇고사리국이다. 제주도는 지리적으로 동떨어진 곳으로 이전에는 유배지가 될 정도로 먼 곳이었으나 지금은 교통의 발달로 가까운 곳이 되었다.
　섬이기 때문에 해산물이 풍부하고 양념도 별로 쓰지 않고 조리법이 간단한 음식이 많아 식품 고유의 맛을 즐길 수 있는 것이 많다.
　봄철에는 한라산에 햇고사리가 많이 돋아난다. 이 햇고사리를 꺾어 음식을 많이 만들어 먹는다. 고사리는 봄철 시식의 대표적인 것인데 제주도 한라산 고사리는 임금께 진상할 정도로 명성이 높았다.
　햇고사리국의 재료는 햇고사리 300g, 돼지고기 200g, 밀가루 3큰술, 마늘 2작은술, 파 2뿌리, 간장 3큰술, 참기름 1작은술, 후춧가루 1/2작은술.
　고사리는 손질해서 삶은 것을 물에 우린다. 이 고사리가 한때 발암식품으로 보도되어 여러 사람들이 기피하는 일이 생기기도 하였다.
　소가 고사리를 먹으면 혈뇨증이나 방광 종양 등 이른바 '고사리 중독'를 일으킨다는 사실은 먼 옛날부터 알려져 있었다. 최근의 연구 결과 그 원인 물질이 '부타키로사이드' 라는 것이 밝혀졌다. 최근에 크게 문제된 것은 미국에서 젖소들이 갑자기 방광암에 걸려 여러 마리가 쓰러진 사건이 보도되면서 매스컴을 타게 된 것이다. 소는 고사리를 날 것으로 먹을 수밖에 없고 많은 분량을 한꺼번에 먹는 경우가 생겨 그러한 일이 자주 일어났던 것이다.

그러나 사람들은 백이 숙제가 아닌 이상 날 것을 먹는 사람은 없을 것이다. 산채 요리를 할 때에는 삶아서 물에 담갔다가 먹는 것이 상식으로 되어 있다. 가열하고 물에 우리게 되면 산채의 나쁜 잡맛이 잘 빠지고 조직이 부드러워져 먹기가 좋았던 것이다.

최근 이 발암성 물질 부타키로사이드에 대한 조사해 본 결과 가열하고 물에 우리면 부타키로사이드가 분해되어 발암성을 상실하게 되어 있다고 한다.

산채로서 우리가 먹는 고사리는 잡맛 제거가 되어 있기 때문에 큰 걱정은 없으나 고사리를 많이 먹는 지방에는 식도암 발생률이 높다는 보고도 있다. 그러나 우리가 어쩌다 먹게 되는 고사리에 대해 암을 걱정할 필요는 없다.

햇고사리국은 돼지고기와 섬유질이 많은 고사리가 잘 어울려 맛도 조화를 이루고 씹히는 촉감도 매우 좋아 궁합이 잘 맞는 음식이 된다.

고사리를 손질하여 삶아서 물에 우린다. 돼지고기는 기름이 없는 부분을 푹 삶아 건진다. 고사리를 곱게 다져 물기를 짠다. 돼지고기는 곱게 다지고 고사리와 합하여 간장으로 양념을 한다. 돼지고기 삶아 국물은 기름을 걷어 낸 다음 고사리 무친 것을 넣어 한소끔 끓인다. 밀가루를 찬물에 풀어 국에 넣고 순락으로 휘휘 저어 풀어 걸쭉한 국으로 끓인다.

고사리는 제사 식으로 꼭 쓰이는 나물인데 3월부터 4월까지의 것이 가장 연하고 좋다.

한라산은 낮으로 고사리를 베기 때문에 다른 지방의 것과는 맛이 다르다. 고사리가 세면 섬유질이 많이 생기고 단단해지기 때문에 식용으로는 알맞지 않으므로 영양분도 떨어진다.

삶아서 말린 고사리의 일반 분을 보면 다음과 같다(100g 가운데 g).

수분 12, 단백질 19.6, 지질 0.7, 당질 53.8, 섬유 8.4, 회분 5.5, 칼슘 240mg, 인 270mg, 철 7mg, 칼륨 2700mg, 비타민A 39IU, 비타민B_1 0.12mg B_2 0.45mg, 나이아신 5mg.

이 성분에서 보는 바와 같이 단백질과 당질 그리고 회분의 함량이 매우 높다는 것을 알 수 있는데, 이것은 고사리를 건조했기 때문에 수분이 손실되어 상대적으로 값이 올라가기 때문이다. 생 고사리에는 단백질이 2.6%, 당질이 3%, 섬유 1.3%, 회분 0.8%이고 비타민C가 11mg%가 들어 있다. 그러나 말리는 과정에서 비타민C는 모두 없어져 버린다.

고사리의 조리법으로 나무 재를 넣고 여러 번 물을 우려서 이용하는 방법이 전래되기도 하였다.

최근에는 부드럽고 쉽게 잡맛을 빼기 위해 소다를 넣고 삶기도 한다. 고사리는 나물로 볶는 것이 별미이고, 육개장이나 고사리탕으로도 먹는다. 산적도 만들고 찌개에도 넣으며 비빔밥에는 빠질 수 없는 재료다. 뿌리에서 얻은 전분으로는 전을 부치거나 풀을 쑤기도 하며 떡과 과자의 원료로도 쓰인다.

고사리에는 비타민B_1을 파괴시키는 타미나제가 있기 때문에 이것만 편식하면 각기병에 걸리는 일도 있었다. 한때는 춘곤증 등의 원인이 된다고 말하였으나 비타민B_1이 풍부한 식품을 평소에 먹는 사람이라면 그러한 걱정은 할 필요가 없는 것이다.

양파와 동물의 간과 브로콜리

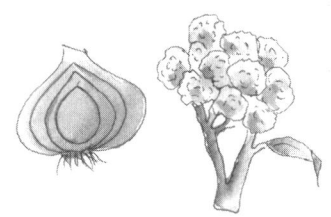

 암·심장병 등 성인병과 더불어 해마다 증가하고 있는 것이 당뇨병이다. 당뇨병은 문명사치병이라는 별명이 있듯이 통풍(痛風)과 마찬가지로 식량 사정이 어려울 때는 매우 드문 병이었다.
 그렇기는 하나 당뇨병은 식사 요법과 적당한 운동, 그리고 투약을 적절히 하면 합병증 예방이 되며 건강한 사람과 같이 생활할 수 있다.
 당뇨병 예방법으로 미국의 '질병 예방과 영양에 관한 검토위원회'에서는 다음과 같은 제안을 하고 있다.
 ① 지방과 설탕이 많은 고열량 식품의 섭취를 줄이고 비만을 방지한다.
 ② 알코올 섭취를 절제한다. 200kcal 이하 또는 하루 섭취 열량의 10% 이하가 되도록 한다.
 ③ 야채 특히 녹황색 채소를 매일 충분히 먹는다.
 ④ 하루 세 끼 식사 가운데 되도록 다른 종류의 식품을 여러 가지 먹도록 노력한다.
 ⑤ 식사를 규칙적으로 하고 한 끼에 많이 먹지 않도록 한다.
 매우 적절한 제안이라는 것을 알 수 있는데 열량 제한도 중요하

지만 음식의 배합, 즉 음식 궁합을 잘 맞춰 먹어야 그 효과를 더욱 높일 수 있다. 그러한 궁합이 맞는 요리의 하나로 양파와 동물의 간과 브로콜리를 들 수 있다.

양파는 흰색 채소지만 다른 채소와는 다른 맛과 향미를 가지고 있다. 양파·마늘·달래 등이 공통적인 향미와 성분을 가지고 있는데 이들은 예로부터 훈채(葷菜)라 일러 왔다. 다른 채소에는 없는 자극성 냄새가 독특한 이 성분은 유기유황성분인 알린과 이소시아네이트 그리고 스코르디닌이다. 양파를 썰면 알리나아제라는 효소가 작용해 알리신이라는 물질이 생성된다. 이 알리신은 비타민B_1과 결합해 알티아민이 되는데 이것은 장내 세균에도 파괴되지 않고 흡수가 잘되므로 활성지속성 비타민B_1이라고 부르고 있다.

동물의 간에는 단백질·철·비타민A가 풍부할 뿐만 아니라 비타민B_1이 매우 많다.

간은 사슴이나 멧돼지의 간처럼 구하기 어려운 것만 좋은 것이 아니라 닭간이라도 좋다. 비타민B_1은 당질을 분해해 에너지를 만드는데 중요한 비타민이다. 비타민B의 흡수를 도와 주는 알린이 많은 양파가 간과 궁합이 맞는다는 것을 알 수 있다.

스코르디닌은 냄새가 없는 성분인데 강장·강정 효과가 크다는 사실이 밝혀져 있다. 양파는 고대 이집트 시대부터 먹어 왔는데 지금은 전세계 어느 곳에서나 애용되고 있다. 그 이유는 맛이 독특하고 강장 효과가 뛰어나기 때문이다.

중국에서 전해진 양파는 발한·이뇨·최면·건위·강장 효과가 인정되어 거의 끼니마다 식탁에 등장하는 일용 식품이 됐다. 코카서스의 장수자들도 양파를 즐겨 먹고 있는 것이 결코 우연한 일이 아니라는 것을 알 수 있다.

여러 연구에 따르면 동맥경화나 괴혈증·폐질환 외에도 소화·살균 작용 등의 효능도 보고되고 있다. 또 당뇨병에도 유효하다는 연구 결과가 나왔다.

양파는 췌장에서의 인슐린 분비를 촉진하며 인슐린과 비슷한 당질 대사를 도와주는 성분이 있는 듯하다. 양파 100g 중에는 섬유 1.4g, 비타민C 7mg이 들어 있다. 암 예방 효과와 항종양 효과에 대한 보고도 있다.

　브로콜리에는 카로틴과 비타민C, 그리고 섬유질이 풍부하다. 간에는 비타민A와 필수아미노산·메티오닌도 많으므로 피부와 간을 튼튼히 하는 데 우수한 식품이므로 양파를 곁들여 먹는 것이 좋다.

우유와 쌀

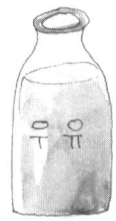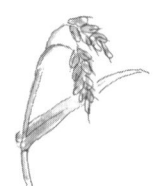

《동의보감》에서 노인들에게 좋은 음식으로 우유죽을 권장하고 있다. 노인이 되면 모든 기능이 쇠퇴하게 되는데, 노쇠 현상을 표현한 것이 재미있다.

울어도 눈물이 나오지 않는 대신, 웃으면 눈물이 나고 콧물이 많아지고, 귀가 울리며 밥을 먹을 때는 침이 말라 괴롭다. 자려고 누우면 침이 흘러 넘치고, 소변도 모르는 사이에 실수하게 되고 대변은 변비 또는 설사를 하며, 낮에는 졸음이 많으나 밤에는 말똥말똥 잠을 못 이루는 것이 바로 노인병이다.

이 표현에서 보는 바와 같이, 무엇이든지 반대가 되어 나와야 할 것은 말라빠지고, 나오지 말아야 할 것은 흘러나오게 되는 것이 탈이라는 것이다. 이러한 노인들의 건강을 돌보는 방법 가운데 가장 좋은 것이 '인유우유상복가(人乳牛乳常復用佳)'라고 한다. 즉 사람의 젖 또는 우유를 계속 먹는 것이 가장 좋다는 말이다.

옛날이면 몰라도 인유는 지금 세상에 불가능한 것이므로, 우유로 모시는 것이 좋을 것이다. 그래서 우유에 쌀을 넣고 우유죽을 쑤어 먹는 것이 좋다. 즉 우유 1되에 쌀을 조금 넣어 끓여 죽을 쑤어 상복하면 노인 건강에 가장 좋다는 것이다.

우유의 우수성에 대해 일본 최초의 우유 광고가 재미있다. '우유는 죽어 가는 생명을 구할 수 있는 양약이고, 정력을 도울 뿐 아니라 피부를 곱게 하여 아름다워지고 노쇠를 방지하는 선약이다.'

과장된 감이 있지만 우유의 완전성을 잘 표현한 말이라고 할 수 있다.

우유를 마시는 습관은 이미 기원전 2,000년부터 바빌로니아·그리스 등지에서 있었다는 기록이 있다.

우유 가운데 지질은 식품 가운데서 가장 소화 흡수가 잘되는 성분이지만 소화력이 저하된 노인들에게는 젊은 사람처럼 한꺼번에 많이 먹으면 소화 장애를 일으킬 염려도 있다. 그래서 우유는 옛날부터 마시지 말고 씹어먹어야 한다는 말이 생겨나기도 하였다. 그런 면으로 본다면 우유에 쌀을 넣고 죽을 끓이게 되면, 한꺼번에 우유를 많이 먹을 수는 없고 입안에서 머무는 시간도 자연히 길게 되기 때문에 노인들에게는 매우 좋은 음식이 된다.

일본의 야노 박사의 연구에 의하면, 식후에 우유를 마시면 음식물 소화 과정에서 생기는 발암성 물질의 독성을 중화시켜 위암을 억제할 수 있다고 한다.

여러 연구자들이 우유와 콜레스테롤과의 관계를 조사한 결과, 우유를 마시면 혈액 가운데 콜레스테롤치를 낮춘다는 사실을 알게 되었다. 또 우유의 대표적인 무기질 칼슘은 고혈압증의 발병을 촉진하고 증상을 악화시키는 소금의 피해를 줄이는 가장 효과적인 성분이 되기도 한다.

노인들이 등과 허리가 굽는 것은 뼈의 주성분인 칼슘을 충분히 공급하지 못했기 때문이다. 칼슘의 1일 필요량은 600~800mg이므로 우유를 하루 3컵만 마시면 뼈의 노화를 방지할 수 있다.

유당 성분을 함유하고 있는 우유는 장내의 유산균 증식을 도와 장을 튼튼하게 해주고, 변비를 해소시켜 주기도 한다. 술 마시기 전후에 우유를 마시면 알코올 분해 효소의 역할을 높이고 간을 보호해 주며, 알코올 농도를 묽게 하여 위장을 보호함으로써 술이 덜 취하게 된다. 우유 속의 당질인 갈락토오즈는 두뇌 발달을 도와주며 치매를 예방하는 효과도 있다.

우유죽을 끓이면 비타민의 손실을 염려하는 사람이 많은데, 가장 많이 손실되는 것은 비타민C와 B_1이다. 그러나 이러한 것들은 함께 먹는 녹색 채소와 부식으로 보완할 수 있기 때문에 노인들의 우유죽에서는 크게 문제될 것이 없다.

쌀이 가지고 있는 영양 성분은 단백질 7%, 지질 0.5%, 당질 81%, 섬유 0.3%, 회분 0.7%, 칼슘 5.6mg%, 비타민B_1 0.18mg%, B_2 0.07mg 등이다. 성분으로 보아 비타민A는 거의 없고 B_2의 함량도 보잘것 없다. 이 쌀이 가지고 있지 않은 성분을 비교적 많이 가지고 있는 것이 우유이므로 우유와 쌀을 가지고 만든 우유죽은 궁합이 잘 맞는 파트너로 볼 수가 있다.

쌀을 물에 불려 맷돌에 갈아서 끓이다가 우유를 섞어 쑨 죽을 타락죽(駝酪粥)이라고 한다. 궁중에서는 10월 초하루부터 정월에 이르기까지 내의원에서 타락죽을 쑤어 왕께 진상했다.

《삼국유사》에 의하면 삼국시대에도 우유가 있었다는 것을 알 수 있다. 고려 명종 때의 문신 이순우의 상소에도 우유에 관한 기록이 나온다. '탈관회에 쓸 우유죽에 농민의 소를 징발하여 짜낸 젖을 이용하면 농경에 쓸 소와 송아지가 다같이 상하니 이를 금지시켜 달라' 고 하였다는 것이 그것이다.

고려 중기에 몽고 지배에 들어가게 되자 국가의 상설 기관인 유우소(乳牛所)에서 젖을 짜게 되었다. 이 우유로 만든 우유 제품을 왕에게 올리고 왕은 가까운 신하들의 보양식으로 나누어주기도 하였다. 이 제도는 조선 시대로 이어지고 그 명칭이 타락색(駝酪色)으로 바뀌었다. 타락색은 지금의 동대문 북쪽에 있다가 세종 때 옮겼다. 동대문에서 동소문에 걸치는 동산 일대를 타락산이라고 불렀는데 간단히 낙산이라 부르기도 하였다.

비빔밥과 고추장

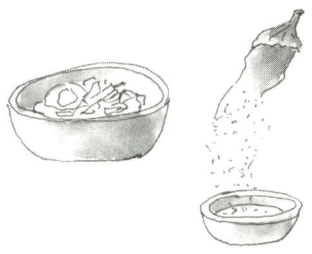

　한국의 고유 음식에는 여러 가지가 있는데 그 가운데서도 가장 서민적이며 대표적인 것이 비빔밥이다. 비빔밥의 유래에 대해서는 여러 가지 말이 있으나 제사 음식에서 비롯되었다는 말이 가장 설득력 있다. 제사상에 올린 제물 가운데 밥과 여러 가지 반찬들을 함께 섞어 손쉽게 만든 비빔밥을 여러 식구들이 골고루 나누어 먹을 수 있었기 때문이다.
　세계적으로 여러 가지 식품 재료를 섞어서 먹는 방식은 많다. 인도의 대표적인 요리 카레라이스가 그렇고, 스페인의 빠애야 등 수없이 많다. 그런데 우리의 비빔밥과 비슷한 것으로 중국에도 '골동반(骨董飯)'이라는 것이 있다. 생선, 조개 등 여러 가지 재료를 미리 쌀과 섞어 넣어서 짓는 것인데, 골동반은 한국의 비빔밥과는 차이가 많다. 이미 지어 놓은 밥에다 만들어진 여러 가지 반찬 채소류, 버섯, 밤, 육류 등을 섞어 고추장 등 양념과 비비는 비빔밥과는 근본적으로 다르다.
　산채 비빔밥의 재료는 다음과 같다.
　취나물 100g, 참나물 100g, 원추리 100g, 고사리 100g, 도라지 100g, 두릅 100g, 더덕 100g, 양념(다진 파, 다진 마늘, 깨소금, 참기름, 소금, 간장), 달걀 1개, 고추장 볶음(고추장 3큰술, 다진파, 마늘, 깨소금, 참기름, 물엿), 밥 3공기.

  취나물, 참나물, 원추리, 두릅 등은 끓는 물에 각각 살짝 데쳐 산채 고유의 고미 성분을 제거한 뒤 물기를 꼭 짜서, 다진파, 마늘, 깨소금, 참기름, 소금으로 간을 해서 사용한다. 고사리, 도라지는 다듬어 갖은 양념을 해서 부드럽게 볶아 낸다. 더덕은 두들겨 조직을 부드럽게 한 다음 고추장, 물엿, 다진 파, 마늘, 깨소금으로 간을 한 양념을 고루 발라 가며 굽는다. 다 구웠으면 굵직하게 찢어서 넣는다. 밥은 고슬고슬하게 지어서 참기름으로 살짝 비벼 그릇에 담고 준비한 재료들을 모양 있게 담아 낸다. 달걀을 부쳐서 얹고 고추장 볶음을 곁들여 상에 올린다. 이것은 산채를 위주로 한 비빔밥의 처방이나, 비빔밥은 특별한 처방이 있는 것이 아니고 있는 아무 재료나 활용할 수 있다는 특징을 가지고 있다. 최근에는 돌솥비빔밥이라고 해서 돌솥에 재료들을 혼합하여 뜨거운 비빔밥을 먹는 방법도 생겨났다.

  돌솥비빔밥의 재료를 보면 다음과 같다. 밥 3공기, 밤 3개, 작은 새우 10마리, 은행 10알, 당근 50g, 표고버섯 3개, 닭고기 100g, 두릅 50g, 완두콩 10알, 참기름과 양념장(간장 2큰술, 다진 실파, 마늘, 깨소금, 참기름, 고춧가루 약간).

  비빔밥에 꼭 필요한 조미료가 고추장이다. 이 고추장이 문헌에 처음 등장한 것은 ≪증보산림경제≫에 수록된 '만초장(蠻椒醬)'이 처음이다. 거기에 있는 재료 비율은 메줏가루 1두에 고춧가루 3홉, 찹쌀가루 1승으로 되어 있다. 그러나 이 비율은 원료와 지방에 따라 다르다.

  고추장은 우리 나라 고유의 조미 식품으로서, 대두 단백질의 분해로 생성된 아미노산의 구수한 맛, 전분 분해로 생성된 당분의 단맛, 소금의 짠맛과 고춧가루의 매운맛이 잘 어우러진 전통 발효 식품이다. 재래식 고추장은 메줏가루에 밥이나 떡가루 또는 되게 쑨

죽 등 전분질 식품을 잘 혼합하여 고춧가루와 소금을 넣고 간을 맞춘 다음 발효시킨 것이다. 된장이나 간장과는 달리 주원료가 쌀, 찹쌀, 보리쌀, 밀가루 등이다. 멥쌀고추장, 찹쌀고추장, 보리고추장, 떡고추장 등 여러 가지가 있다.

식품 분석표에 소개된 성분은 단백질 8.9%, 지질 4.1%, 당질 15.9%, 섬유질 3.5%로 되어 있다. 회분 19.9% 가운데 구리가 126mg%, 철 13.6mg%이다. 비타민B_1 0.35mg, B_2 0.35mg, 비타민C 50mg 등 영양가가 높은 편이다. 그 밖에도 비타민A의 모체가 되는 베타카로틴이 매우 많고, 토코페롤도 들어 있다.

이러한 고추장이 비빔밥을 만들 때 조미료로 쓰이는 것은 향미와 영양의 증진뿐만 아니라 고운 붉은색이 어우러져 궁합이 잘 맞는 역할을 하는 것이다.

우리 나라 대표적인 비빔밥으로는 전주비빔밥과 진주비빔밥을 들 수 있는데, 대부분의 사람들은 전주비빔밥만을 알고 있다. 전주비빔밥은 육회를 곁들여 내는 방법을 쓰고 있다. 앞에 소개한 비빔밥의 재료나 만드는 법에서 보는 것과 같이 가장 손쉽게 균형식을 할 수 있는 훌륭한 음식이 비빔밥임을 알 수 있다. 건강 유지를 위해 편식을 지양하고 균형식을 하자는 것이 가장 올바른 식생활의 지표가 되고 있다. 그런 면으로 본다면 비빔밥처럼 여러 가지 영양소를 손쉽게 먹을 수 있는 것도 드물 것이다.

쌀의 성분으로 보면 녹말이 압도적으로 많고 그 성분이 복합 다당류이기 때문에 체내에서의 당질 대사를 서서히 해주는 생리적인 특성을 가지고 있기도 하다. 그러나 비타민B 종류와 비타민A, 비타민C 등이 부족하거나 전혀 없으며 무기질로 칼슘과 철이 부족한 것이 단점으로 지적되고 있다. 쌀이 가지고 있는 영양적인 결함을 가장 효율적으로 보완해 준 음식이 바로 비빔밥으로 평가할 수 있는 것이다.

샌드위치와 버터

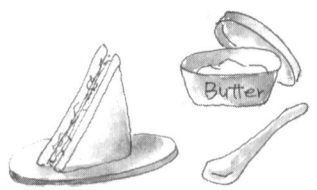

샌드위치는 언제 어디서나 간편하게 먹을 수 있을 뿐 아니라 보기에도 좋아 아이 어른 할 것 없이 좋아하는 요리다. 영국의 샌드위치 공이 트럼프 도박에 열중한 나머지 식사하는 시간이 아까워 먹을 수 있게 만든 것이 샌드위치의 유래라고도 한다.

내용물의 배합에 따라 맛과 영양을 원하는 대로 바꿀 수 있기 때문에 좋은 품목이다. 바쁜 아침에 간단한 준비만으로도 화려한 도시락이 되는 것이 샌드위치이기도 하다.

샌드위치에 쓰이는 일반 재료는 다음과 같다.

식빵, 버터, 잼, 슬라이스 치즈, 첼리, 밀감, 햄, 오이피클, 오이, 완숙 달걀, 마요네즈, 우유.

식빵은 가장자리를 잘라 내고 두께가 반이 되도록 저며 썰어 길게 펴 놓고 버터를 먼저 바른다. 버터 바른 빵에 슬라이스 치즈를 놓고 체리를 넣어 돌돌 만 뒤 랩으로 감싸 둔다. 버터 바른 식빵 위에 슬라이스 햄과 오이피클 스틱을 넣고 돌돌 말아 랩으로 감싸 둔다. 완숙 달걀은 얇게 썰어 마요네즈로 버무려 달걀 샐러드를 만들고, 오이는 식빵 길이로 얇게 썰어 물기를 닦아 놓는다. 버터를 얇게 바른 식빵에 오이와 달걀 샐러드를 넣고 다른 한 장으로 덮는다.

샌드위치 내용물에 물기가 있으면 빵이 눅눅해져 샌드위치 맛을 떨어뜨린다. 오이처럼 물기가 많은 야채는 소금을 뿌려 물기를 없애고, 종이 수건으로 닦아 낸 다음 사용한다. 삶은 달걀, 볶은 달걀, 달걀 프라이 등은 수분을 흡수하기 때문에 샌드위치에 매우 적합한 재료다. 또 내용물의 부패 방지를 위해 겨자 마요네즈를 섞으면 좋다.

샌드위치를 만들 때 빵에 먼저 버터를 바르는 것은 맛을 좋게 하기도 하지만, 내용물의 수분이 빵에 흡수되는 것을 막기 위한 것이다. 또 빵의 건조를 막고 안에 넣은 내용물이 흐트러지지 않게 하는 접착제 역할도 한다. 그래서 버터는 내용물을 넣는 쪽에 얇게 골고루 바르는 것이 비결이다. 사용하기 전에 버터를 실온에 두어 부드럽게 하면 바르기가 쉽다.

설렁탕과 깍두기

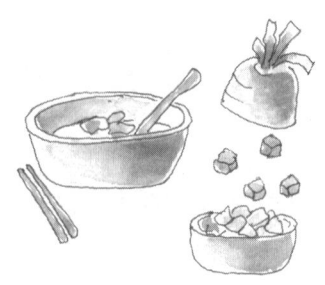

설렁탕은 소의 내장, 머리, 족, 뼈 등을 넣어 국물이 뽀얗게 되도록 푹 끓인 국 또는 그 국에 밥을 만 음식이 설렁탕이다. 밥과 함께 메밀 국수 사리를 조금 섞어 만 것도 있다. 설렁탕은 필수아미노산을 골고루 가지고 있는 영양가 높은 음식으로 소화가 잘되며 먹기 편한 음식이다. 구수하고 독특한 맛이 있어 입맛을 돋군다.

설렁탕 담는 그릇은 열이 잘 식지 않는 뚝배기 같은 도자기 그릇이 좋다. 그릇을 끓는 물에 데워 밥 100g 정도를 담고 그 위에 국수 몇 가닥을 넣은 다음 뜨거운 국물을 붓고 고기를 얹어 낸다. 기호에 따라 밥과 국을 따로 담아 내기도 한다. 오래 끓일수록 국물이 뽀얗게 되고 진한 맛이 나므로 처음부터 물을 많이 잡고 끓이되, 끓기 시작하면 천천히 끓여야 한다. 처음에 물을 적게 붓고 끓이다가 국물이 졸아들었다고 하여 물을 다시 더 부으면 고유한 설렁탕 맛이 나지 않는다. 물과 불 조절을 잘하는 것이 제맛을 내는 비결이다.

설렁탕은 미리 간을 맞추거나 양념을 하는 것이 아니라 작은 접시에 소금과 송송 썬 파, 막고춧가루, 후춧가루 등을 조금씩 놓아서 식성에 맞게 넣어 먹는 것이 특징이다.

설렁탕은 맛있게 익은 새빨간 깍두기와 함께 먹으면 맛이 잘 어울린다. 설렁탕과 깍두기는 궁합이 잘 맞는 배합이다.

깍두기는 깍뚝썰기한 무에 고춧가루·생강·마늘·새우젓·소금·통깨·쪽파·미나리 등을 버무려 익힌 것이다. 무가 갖는 사각사각한 맛이 조미료와 어우러져 상쾌한 맛을 준다.

깍두기는 계절에 따라 써는 방법을 달리 한다. 겨울 깍두기는 크고 두껍게 썰며, 봄에 담그는 것은 작게 썬다. 여름에 담는 깍두기에는 새우젓을 넣지 말고 소금으로만 간을 하여 담백한 맛을 내는 것이 좋다. 굵은 파의 푸른 잎 부분에는 끈끈한 액이 나오므로 깍두기를 담글 때는 줄기 부분만을 쓰는 것이 좋다. 설탕을 넣으면 다 먹을 때까지 신선한 맛이 없다.

굴 깍두기는 즉석 깍두기로서 만들기가 쉽고, 굴의 향기가 식욕을 돋구고 싱싱한 맛을 느끼게 한다.

김치 종류, 특히 깍두기는 당질과 지질의 함량이 낮은 저열량 식품이며 섬유질이 많은 음식이다. 고열량, 고당질, 고지질, 저섬유 식사로 증가하고 있는 비만과 당뇨, 동맥경화증과 같은 성인병 예방에 단단히 한몫하고 있는 것이 김치류다. 뿐만 아니라 발효를 통해 채소 가운데 칼슘 흡수율이 향상되어 있고 특별한 발효 맛이 있어 설렁탕과 같이 동물성 식품을 먹을 때 곁들이는 것은 영양상 매우 뜻이 있는 것이다. 설렁탕을 먹을 때 배추김치보다 깍두기가 더 좋은 것은 깍두기 씹는 감촉이 동물성 지방을 먹을 때 상쾌한 맛을 부여하기 때문이다.

깍두기는 잘 익어 제맛이 났을 때가 비타민C 함량이 가장 높고 유산 함량 또한 가장 많은데 그 시기가 지나면 산패에서 오는 좋지 못한 산미를 내게 된다. 그러면 기호성은 물론 영양 손실도 커서 비타민C 함량이 급히 떨어지고 만다.

김밥과 다시마

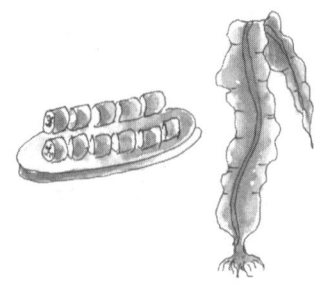

도시락으로 가장 인기 있는 품목이 김밥이다. 먹기도 간편하고 영양도 충실하며 속에 넣는 재료에 따라 맛과 영양에 변화를 줄 수 있는 매력적인 것이 아닐 수 없다. 속에 넣는 내용물에 따라 아이가 싫어하는 재료를 섞어도 맛있게 먹는 경우가 많으므로 편식을 고칠 수 있는 식단이기도 하다.

대체적으로 쓰이는 재료는 밥, 김, 게맛살, 오이, 달걀, 소금·참기름·깨소금 약간, 박고지, 닭살, 쇠고기, 치즈, 당근, 시금치 볶음, 단무지 등이다.

김밥용 밥은 고슬고슬하게 뜨거운 김을 한번 낸 뒤 소금·깨소금·참기름을 넣어 고루 섞어서 쓴다. 그런데 맛도 있고 영양성도 높은 밥을 지을 때는 다시마를 활용하면 좋다. 다시마를 넣고 밥을 지으면 감칠맛과 윤기, 향이 좋아진다. 그러나 밥이 끓기 전에 다시마를 꺼내야 진액이 흘러 나와 밥에 떫은맛이 배는 것을 막을 수 있다. 밥을 지을 때 처음부터 다시마를 넣고 하다가 중간에 꺼내도 되고, 맹물에 다시마 10cm 가량의 것을 2~3시간 담가 우려낸 물로 밥을 지어도 된다.

맛있는 국수 국물을 만들 때도 다시마가 흔히 쓰이는데 그것은 다시마가 가지고 있는 글루탐산으로 감칠맛을 내게 한 것이다. 다시마의 당질은 주로 끈끈한 점질로서, 분해하면 포도당·과당·갈락토오스·말토스 등이 생긴다. 때로는 당분·전분·섬유소 등을 갖는 것도 있으나 그 양은 아주 적다. 다시마에는 알긴이라는 당질이 20% 가량이나 들어 있는데 이것이 끈끈한 점질 물질이다. 이것은 거의 소화되지 않는 성분인데 공업용 풀이나 식품첨가물로 이용되기도 한다. 다시마 표면에 묻어 있는 하얀 가루는 만닛 또는 만니톨이라는 성분으로, 감칠맛을 내는 성분이다.

다시마의 영양적 특성을 요약하면 다음과 같다.

① 회분이 많아 강력한 알칼리성 식품이다. 특히 다시마 가운데 회분 즉 무기질은 소화율이 높아 79%나 되어 우유 가운데 회분 소화율 50%보다도 훨씬 높다.

② 칼슘의 함량이 높다. 칼슘이 많더라도 멸치처럼 인산의 함량이 상대적으로 더 많은 것은 칼슘의 이용률이 떨어진다. 사람은 생리적으로 칼슘을 인보다 2배나 필요로 하기 때문이다. 일반 곡류나 육류는 칼슘보다 인의 함량이 훨씬 더 많다.

③ 요오드가 많다. 요오드가 부족하면 갑상선 호르몬 티록신이 제대로 만들어지지 않게 된다. 이 갑상선 호르몬은 인체 내에서 하는 일이 매우 많다. 체온조절에도 관여하고 땀 배출에도 관여하고 지질 대사 등 여러 가지 신진 대사에 관여한다.

④ 칼슘과 요오드 외의 알칼리성 무기질이 많아 고혈압 발생을 억제하는 효과가 있을 뿐 아니라 다시마 속에 들어 있는 염기성 아미노산인 라이신이라는 성분이 혈압을 내리게 하는 작용을 가지고 있다는 것이 밝혀졌다.

⑤ 소화가 안 되는 점질물과 섬유질이 많다. 해조류 속의 끈끈한 점질물이나 섬유질을 보통 사람들은 소화시키지 못한다. 얼핏 보기에 이것은 아무런 영양가도 없어 보이지만, 우리가 식품으로 섭취하지 못하면 건강을 유지하기는 어려운 것이다.

적당량의 섬유는 창자의 점막을 기계적으로 자극해서 창자의 소화 운동을 높여 주는 중요한 작용을 한다.

다시마는 튀각 다시마·산자·차 등으로 널리 이용되고 있다. 다시마는 빛깔이 검고 한 장씩 한 장씩 반듯하게 겹쳐서 말린 것으로 두꺼울수록 질이 좋은 것이다. 빛깔이 붉게 변한 것과 잔주름이 간 것은 좋지 않으며, 흑색에 약간 녹갈색을 띤 것이 우량품이다.

일반 성분을 보면 다음과 같다(말린 것 100g 중).

수분 10%, 단백질 8.3%, 지질 1.5%, 당질 45.6%, 섬유 12.9, 회분 21.7%, 칼슘 430mg, 인 320mg, 철 3mg, 나트륨 3,000mg, 칼륨 5,200mg, 비타민A 250IU, B_2 0.5mg, B_2 0.4mg, 나이아신 3.2mg 비타민C 20mg.

다시마는 밑바탕이 두껍고 가죽이 미끄러우며 약간 쭈글쭈글한 무늬가 있다. 대개 짧고 굵은 줄기로 간조선의 바위에 붙어 산다.

민간에서는 변비와 기관지염, 천식, 소화불량, 위궤양, 대장염, 담석, 비만, 비뇨, 생식기 질환의 예방과 치료용으로 쓰여 왔다. 최근 암을 예방하고 혈중 콜레스테롤과 혈압을 낮추고 피를 맑게 하며 세균을 사멸, 변비를 치료하는 데 효과적이라는 것이 과학적으로 입증되었다.

1981년, 하버드 대학의 실험에 의하면, 다시마는 면역 체계를 활성화시켜 암 발생률을 낮추고 암이 발생하는 데 걸리는 시간도 2배나 지연시키는 것으로 나타났다. 점질물 알긴산은 장의 기능을 정상으로 유지시켜 주는 정장 작용이 있다. 무기질 칼륨 함량이 많은데 칼륨은 나트륨을 체외로 배출시키는 작용이 있어 소금의 과잉 섭취로 인한 혈압 상승을 억제시켜 주기도 한다.

쥐에게 과다한 소금과 다시마 분말을 동시에 섭취시킨 결과 고혈압과 뇌졸가운데 발생 비율이 크게 떨어진 것으로 나타났다. 또 다시마와 같은 갈조류에 들어 있는 황함유 다당류에는 혈액 응고 작용을 방지해서 피를 맑게 유지시켜 주는 효과가 있다. 그 밖에도 지방이 체내에 축적되는 것을 방지하고, 콜레스테롤을 장에서 제거하여 혈중 콜레스테롤을 낮추어 주는 작용도 있다.
 이렇듯 생리적 특성을 가지고 있는 다시마물로 밥을 짓는 것은 입맛을 돋구어 주면서 윤기를 더하고 건강에 도움이 되는 것이므로 궁합이 썩 잘 어울리는 것이다.

치즈와 바게트빵

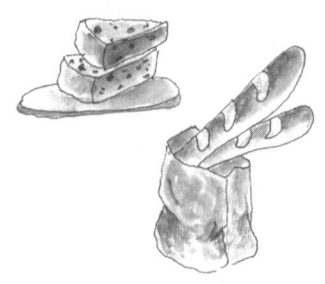

18세기 초 스위스의 고산지대 사냥꾼들은 가벼운 바케트빵과 치즈만 가지고 사냥하러 갔다고 한다. 밤에 추워지면 텐트 옆에 모닥불을 지피고 치즈를 녹인 다음 거기에 빵을 담가 먹은 데서 시작된 것이 퐁듀다.

추위가 심하면 속을 데워 주는 음식이 필요한 것이다. 추운 지방들의 식생활 지혜를 본받을 필요가 있는데, 눈이 뒤덮인 알프스 산골의 음식이 바로 퐁듀다. 말하자면 눈에 갇힌 산골 사람들이 봄을 기다리며 먹는 음식이 토속 음식 퐁듀(fondue)였다.

프랑스 말로 '녹인' 이라는 뜻을 가진 퐁듀는 서구 음식 가운데서는 드물게 식탁 위에서 직접 조리하면서 먹는 요리다. 약한 불에 걸쭉하게 녹인 치즈나 끓인 육수 위에 빵이나 고기 조각을 찍어 먹는 방식이 동양의 신선로나 징기스칸 요리와 흡사하다. 누구나 퐁듀 기본 재료만 갖추면 쉽게 만들어 먹을 수 있는 알프스의 별미로서, 치즈를 녹일 땐 반드시 적당한 비율의 술을 배합하고 녹말로 농도를 맞춘다는 것만 알면 저마다 취향에 따라 여러 가지 맛을 연출해 낼 수 있다.

치즈 퐁듀를 만들 때에는 마늘 1쪽으로 냄비 내부를 닦아 내듯 문질러 마늘 냄새가 살짝 배게 한다. 치즈를 잘 녹이기 위해서는 알코올 성분이 필요한데, 술을 싫어하는 사람이면 양을 조금 줄이고 대신 우유로 해도 된다. 치즈 퐁듀 만드는 방법 한 가지를 소개하면 다음과 같다.

얇게 썬 마늘 5g, 백포도주 100ml, 흰 후춧가루 조금, 그뤼에르 치즈 70g, 에멘탈 치즈 70g, 에젤러 치즈 70g, 체리증류주 10ml, 녹말 5g, 바게트 적당량을 준비한다.

재료인 세 가지 치즈를 칼로 곱게 썬다. 이때 치즈 나이프를 사용하면 좋다. 마늘로 냄비 바닥을 살짝 문지른 뒤 백포도주, 채 썬 치즈를 넣고 약한 불로 데운다. 치즈가 녹을 때까지 나무 주걱으로 계속 젓는다. 치즈가 흐물흐물 풀어지면 체리 증류주에 녹말을 풀어 넣어 치즈가 걸쭉하게 될 때까지 농도를 맞춰 가며 빠르게 젓는다. 흰 후춧가루를 뿌려 마무리하고 계속 약하게 데우면서 포크나 젓가락으로 주사위 모양으로 썬 바게트를 찍어 먹는다.

치즈 퐁듀가 느끼하다고 생각되면 토마토(70g)를 깍두기 모양으로 썬 뒤 치즈를 녹일 때 함께 넣고 익히면 토마토 퐁듀가 된다. 토마토 퐁듀에는 껍질째 삶은 통감자를 찍어 먹는다. 찍어 먹는 재료는 빵뿐만 아니라 삶은 당근이나 감자, 소시지나 육포, 단호박, 브로콜리 등 여러 가지를 이용할 수 있다.

퐁듀와 가장 궁합이 잘 맞는 음료는 포도주다. 맛뿐 아니라 치즈나 고기의 소화를 돕는 데도 좋기 때문이다. 따뜻한 커피나 홍차를 곁들여 먹으면 좋다.

치즈 퐁듀와 가장 잘 어울리는 재료인 프랑스빵 바게트는 막대기 모양으로 구워 낸 프랑스식 빵이다. 이 빵의 특징은 일반 식빵과는 달리 반죽을 할 때 부재료 버터나 설탕 등을 매우 적게 쓰거나 전혀 쓰지 않아서 밀가루 고유의 향미를 살려서 고소하게 구워 낸 소박한 빵이다. 밀이 가지고 있는 향미를 맛볼 수 있는 것으로, 부재료가 들어 있어 않아 구운 지 시간이 지나면 딱딱하고 향미가 없어진다. 그래서 프랑스 사람들은 꼭 아침 식사용으로 빵 가게에 가서 바게트빵을 사다 먹는다.

밀 고유의 풍미를 가지고 있는 바게트에는 지질과 단백질이 적으므로 지질과 단백질이 많은 치즈 퐁듀에 찍어 먹으면 영양 균형도 맞고 끈적한 치즈에 바삭바삭한 바게트의 조직이 궁합이 썩 어울리므로 치즈 퐁듀에는 꼭 바게트가 이용된 것이다.

치즈의 탄생에 대해서는 ≪나일의 문화≫란 책에 다음과 같은 이야기가 소개되고 있다. 옛날 아랍 상인이 양의 위(胃)로 만든 물통에 양젖을 넣고 낙타를 타고 길을 떠났다고 한다. 왼종일 가다가 갈증과 피로를 풀려고 물통을 기울이니 안에서 맑은 액체와 하얀 덩어리가 섞여 나왔다고 한다. 이 맑은 물은 조금 새큼해서 갈증이 심한 목에는 상쾌하게 느껴졌고 하얀 덩어리를 씹어 보니 그것도 꽤 먹을 만했다. 나머지 흰 덩어리를 나무 밑에 버리고 길을 떠났는데 몇 달 뒤 우연히 같은 곳을 지나다 퀴퀴한 냄새가 나서 모래를 뒤집고 보니 발효 치즈가 되어 있더라는 것이다.

치즈는 젖에 유산균과 양이나 송아지의 넷째 위에서 추출한 응유 효소인 렌넷을 가하여 응고시키고 발효시켜 만드는 것이다. 양젖을 되새김질하는 동물인 양의 위에 넣고 뜨거운 태양 아래서 여러 시간 낙타 등에서 흔들면서 여행을 했으므로 치즈가 저절로 만들어졌을 것이다. 이것은 지금도 유럽의 농가에서 만드는 코티지 치즈와 비슷한 것이다. 응고한 덩어리를 구덩이와 같은 서늘한 곳에서 숙성시키면 현재의 경질 치즈에 가까운 내추럴 치즈가 만들어졌을 것이다. 이 아랍 상인 이야기는 기원전 2천년 경의 일이라고 하니 치즈 역사는 4,000년이 되는 셈이다.

치즈는 600~800종류나 되는데 크게는 크게 내츄럴 치즈와 프로세스 치즈의 2가지가 된다. 내츄럴 치즈는 효소나 유산균이 산 채로 남아 있어 생치즈라고도 한다.

프로세스 치즈는 내츄럴 치즈를 적당히 배합한 다음 가열 살균해서 균질화하여 저장성을 높인 제품이다.

치즈를 만들기 위해서는 신선한 우유를 살균하고 유산균 스타타를 넣는다. 유산균 스타타란 미리 순순 배양한 배양액을 말한다. 이 스타타의 역할은 유당에서 유산을 만들어 단백질 응고가 잘되게 산성으로 하는 것이다. 치즈 숙성 중에 부패균이 침입하는 것을 막는 일과 숙성 과정에서 치즈 풍미 성분을 만드는 일도 담당한다.

퐁듀와 청량음료

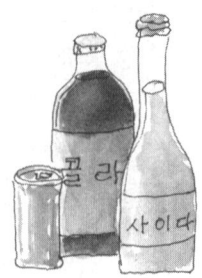

 외식할 때나 심지어는 집에서 밥을 먹을 때도 콜라나 사이다 등을 음료로 마시는 사람이 많다. 특히 어린이나 학생들이 그렇다. 그런데 퐁듀를 먹으면서 청량 음료를 마시는 것은 그야말로 궁합이 맞지 않는 대표적인 경우다.
 애써서 녹인 치즈 퐁듀를 먹으면서 콜라나 사이다 또는 냉수를 함께 먹으면 녹았던 치즈가 뱃속에서 굳어 버려 소화도 잘 안 되고 탈이 날 염려까지 있다.
 퐁듀를 먹을 때는 입술을 빼앗기지 않도록 조심해야 한다는 말이 있다. 기다란 꼬챙이에 찍힌 빵이나 고기가 냄비 속에 잘못해서 떨어지기 쉬운데 만일 떨어뜨린 사람이 여성이면 무조건 남성에게 키스를 해야 하고, 남성이면 와인을 한 병 사야 하는 게 스위스의 오랜 전통이라고 한다. 기다란 꼬챙이 끝은 낚시바늘 모양이 되어 있기는 하나 이것을 냄비 속에 넣을 때는 조심해야 떨어지지 않는다.
 치즈는 굳기에 따라 다음과 같이 분류하기도 한다.
 ① 초경질치즈 : 우유나 산양유로 만든 로마노치즈와 탈지우유로 만든 파르메산 치즈가 있다.
 ② 경질치즈 : 하드치즈라고도 하는데 가장 많이 이용되는 것으

로 체다, 고다, 에멘탈치즈 등이 이에 속한다.

③ 세미소프트치즈 : 치즈에 실핏줄처럼 곰팡이가 퍼져 있는 블루치즈 등이다.

④ 연질치즈 : 수분 함량이 50% 이하로 피자치즈라고 하는 모짜렐라치즈와 카멘베르치즈, 브리치즈 등이 여기에 속한다.

치즈는 단백질, 칼슘, 비타민과 인체에 필요한 미네랄 성분 등이 우유에 비해 8~10배 농축된 것이다. 성인이 하루 100g 정도 섭취하면 골다공증, 건조 피부염 등에 걸리지 않으며, 뼈와 치아를 튼튼하게 할 수 있다. 소화 흡수되기 쉬운 상태로 되어 있어 예로부터 하늘이 내린 선물로 취급되어 왔다.

치즈는 개봉되면 진공 포장이나 밀봉해서 냉장고에 보관해야 하는데 적정 온도는 1~3℃이다. 0℃ 이하로 보관하면 치즈에 함유된 수분이 얼어서 녹을 때 부스러지고 풍미가 떨어지므로 연질 치즈는 냉동 상태로 저장하면 안 된다.

그뤼에(gruyere) 치즈는 부드럽고 약간 강한 맛을 지닌 스위스 고급 치즈로 퐁듀 요리에 많이 쓴다. 파르메산(parmeson) 치즈는 경질이고 잘게 조직을 만든 치즈로 형태가 다양하다. 녹을 때 섬유 형태로 되지 않기 때문에 여러 요리에 이용한다. 분말 치즈로 이탈리아에서 많이 이용되는데 마카로니, 스파게티, 수프 등에 뿌려 먹는다. 덩어리 형태로도 이용된다.

블루(blue) 치즈는 프랑스 치즈로서, 발효 과정에서 푸른곰팡이가 핀 것인데 톡 쏘는 맛이 있다. 이 치즈는 열을 가하면 쉽게 녹으므로 쇠고기나 닭고기, 생선 위에 뿌려 굽기도 한다.

카멘베르(camenbert)는 냄새가 강한 흰곰팡이가 덮인 프랑스 치즈로, 전체나 샌드위치 요리에 이용된다.

브리(brie) 치즈는 숙성 기간에 따라 부드러운 것부터 톡 쏘는 맛을 가진 것까지 종류가 많다. 열을 가하면 부드러워지므로 과자나 비스킷, 과일류 등과 곁들이면 좋고 수프에 넣어 먹기도 한다.

코티지(cottage) 치즈는 부드럽고 신맛이 나는, 하얗고 작은 치즈로, 샌드위치, 치즈 케이크, 카스타드 등에 많이 사용한다. 채소류와 곁들이기도 하지만 그대로 즐겨 먹기도 한다.

퐁듀에는 소고기 퐁듀도 있다. 올리브유(700ml)를 냄비에 붓고 180℃가 될 때까지 데운다(찬물을 손끝에 살짝 묻혀 기름에 떨어뜨려 짜르르 소리가 나면 180℃ 정도가 된 것이다). 기름이 튀기는 것을 막기 위해 기름 속에 생감자 깎은 것을 넣어 준다. 기다란 꼬챙이에 네모 나게 썬 쇠고기 안심을 찍어 기름에 살짝 튀겨 낸 뒤 타르타르 소스나 브랜디 소스, 오이 피클 등과 함께 먹는다.

색다른 것으로 초콜릿 퐁듀도 있다. 덩어리 초콜릿을 잘게 부순 것 적당량과 물엿 60g, 생크림 100g, 우유 100g, 브랜디 10g, 각종 과일을 원료로 쓴다. 이들 재료를 냄비에 넣고 걸쭉하게 끓이다가 네모 나게 썬 계절 과일이나 스펀지 케이크를 묻혀 먹는 것이다.

멧방석보다 더 큰 스위스의 치즈가 있는가 하면, 하얀 곰팡이가 핀 카멘바르 치즈, 또는 치즈살 속에 대리석의 무늬처럼 새겨진 푸른 곰팡이가 들어 있는 로크포르 치즈에 이르기까지 치즈는 그야말로 형형색색이다.

중근동에서 유럽으로 전해진 렌닌응고형 치즈는 공장 생산이 시작되며서 옛날에는 예술이라고 일컬어 온 치즈 제조가 지금은 과학적 관리 방식에 의한 대규모 생산으로 바뀌고 있다.

처음에 치즈를 먹으면 고리타분한 냄새와 맛이 나는데 입 안에서 오래 씹으면 고소한 향미가 난다. 술안주로도 애용되는데 특히 포도주와 잘 어울리는 맛을 가지고 있다.

녹두와 돼지비계

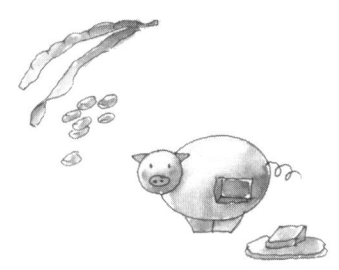

 지짐은 곡식을 갈거나 가루 내어 물에 개서 기름에 지져 낸 음식이다. 지짐은 우리 민족이 좋아하는 음식의 하나로 많이 해 먹어 왔는데 지짐떡이라는 뜻에서 찰전병, 밀전병, 수수전병 등 전병이라고도 했다. 명절에는 여러 가지 지짐을 지져 먹어 왔다. 지짐은 기본 재료로 녹두, 밀, 옥수수, 수수, 메밀, 감자, 완두콩 등이 쓰였다. 배추김치, 돼지고기, 파, 마늘, 고춧가루 등을 부재료로 쓴다.
 녹두지짐은 지짐 가운데서도 맛이 독특해서 제일로 손꼽힌다. 빛깔이 약간 연두빛을 띠면서 곱고 노릇노릇하게 기름기가 돌아 아주 먹음직스럽다. 녹두의 배릿한 맛과 씹으면 약간 타박타박한 것 같으면서도 구수한 맛이 나는데 돼지비계를 넣어 지진 녹두지짐이 제일 맛이 좋다. 녹두지짐은 더울 때 먹어야 제 맛이 난다.
 재료의 보기를 들면 다음과 같다.
 녹두 200g, 배추김치 100g, 돼지비계 40g, 파 30g, 마늘 기름 각 5g, 소금 2g, 고춧가루 0.5g. 녹두는 껍질을 벗기고 맷돌에 부드럽게 갈아 놓는다. 돼지고기를 잘게 다져 채친 파와 마늘, 간장, 소금, 고춧가루로 양념하여 약 20분 동안 재운다.
 배추김치는 잘게 채친다. 파는 엇비슷하게 가늘게 채치고 마늘은 다진다. 배추김치에 파와 마늘, 기름 5g 정도를 섞어서 무친다. 이것을 돼지고기 재운 데다 섞어서 소를 만든다. 갈아 놓은 녹두와 소를 한데 섞고 소금으로 간을 맞춘다. 불에 달군 지짐판에 기름을 두르고 녹두 지짐 반죽을 한 국자씩(100g 정도) 떠놓고 골고루 편다. 돼지비계를 지짐판 가장자리에 놓고 천천히 굴려 녹이면서 지진다. 한 쪽이 익으면 뒤집어 놓고 지짐손으로 꼭꼭 눌러 가면서 노르스름하게 지진다. 녹두지짐은 큰 접시에 두 개씩 담고 갖은 양념장을 같이 낸다.

녹두는 인도가 원산지이며 이미 3,000년 전부터 재배되었다고 한다. 빛깔이 이름처럼 고운 초록색이며 알이 잘고 귀한 곡물이다. 녹두의 주성분은 전분으로 약 55%, 단백질 21%, 지방 1% 정도로 팥과 비슷하다.

녹두 가루로 당면을 만들 수 있다. 숙주나물, 떡고물, 녹두묵, 녹두죽, 빈대떡 등 우리의 일상 식생활에서 별미 식품의 원료로 많이 이용된다. 녹두는 몸을 차게 하는 힘이 강하기 때문에 해열, 고혈압, 숙취에는 매우 좋지만 혈압이 낮은 사람이나 냉증이 있는 사람은 좋지 않다고 한다.

돼지비계는 다른 동물성 지방보다 질이 매우 좋고 맛이 좋은 식용유이다. 지방은 칼로리가 많아 에너지원으로 우수할 뿐 아니라 뇌의 지적 활동에도 없어서는 안 될 중요한 요소다. 그것이 비타민F라고도 하는 필수지방산이다.

쇠기름에는 필수지방산인 리놀산이 4%밖에 들어 있지 않은데 돼지기름에는 20%이상이나 함유되어 있어 근본적으로 차이가 심하다. 뇌신경은 60%가 지방으로 구성되어 있고 그 일부는 리놀산으로 되어 있다. 돼지고기에는 다른 육류보다 비타민B_1이 많은 것이 특색이므로 녹두지짐을 할 때 돼지고기와 돼지비계를 쓰는 것은 썩 어울리는 배합이다.

녹두지짐을 빈대떡이라 부르는데 가난한 사람이 해 먹은 것이라

해서 빈자떡이라고도 일러 왔다. 그런가 하면 귀한 손님 접대를 하는데 올리는 음식이란 뜻에서 빈대떡이라 이름지었다고도 한다.

녹두에 부족한 메치오닌과 트립토판을 돼지고기가 보충해 주므로 영양이 보완되고 입맛이 없을 때 입맛을 돋구어 주는 훌륭한 전통 식품이다.

치즈와 풋콩

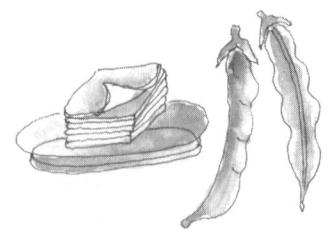

　번뜩이는 아이디어를 내고 싶은 사람은 치즈와 풋콩을 먹으면 좋을 것이다. 컴퓨터 세상이 됐지만 컴퓨터가 해결하지 못하는 발상이나 감수성 등은 사람이 만들어 낼 수밖에 없는 것이다.
　치즈는 유럽에서 오드블이나 티 타임에서 심심풀이로 먹는 식품이다. 프랑스 요리에선 정찬 코스가 다 끝나면 마지막에 여러 가지 종류의 치즈를 마치 생케이크처럼 자른 것을 서브하는 사람이 가지고 다니면서 손님에게 권한다. 특히 입에 넣으면 고약한 냄새가 나는 치즈를 좋아하는 사람들이 많다. 호색가 나폴레옹도 이 강렬한 냄새가 나는 치즈를 즐겨했다는 것인데, 그것이 연인 조세핀의 냄새라고 여기고 좋아했다고 한다.
　치즈는 양질의 단백질 식품으로 비타민B_1, B_2, 칼슘을 많이 갖는 식품인데 가장 보편적인 내추럴 치즈의 한 가지인 에담 치즈의 경우 100g에 356kcal나 열량이 나온다. 30g만 먹어도 100kcal나 얻을 수 있어 고열량 식품이라는 것을 알 수 있다. 다이어트를 원하는 사람은 수분이 많은 코티지치즈를 크래커에 올려서 먹은 뒤 곧바로 샐러리나 오이를 함께 먹으면 맛있게 음미할 수 있을 것이다.
　치즈에 많이 들어 있는 글루탐산은 사람 뇌의 작용을 활발하게 하는 힘을 가지고 있다.

치즈를 김에 말아서 먹는 것도 좋다. 와인이나 맥주 등을 먹으면서 안주로 흔하게 먹는 것에 깍지가 달린 풋콩이 있다. 이 깍지 달린 풋콩과 치즈를 곁들여 먹으면 음식 궁합이 잘 맞는다. 다 익은 콩에는 단백질 40%, 지방 18%가 들어 있어 매우 우수한 식품인 것만은 틀림없지만, 가장 큰 결점은 비타민C가 하나도 들어 있지 않다는 것이다. 그런데 이 콩이 다 익기 전의 풋콩은 조직이 연하고 엽록소를 가지고 있어 녹색을 띠며 비타민C를 많이 가지고 있다. 이 풋콩의 성분은 수분 70%, 단백질 11.5%, 지질 6.6%, 당질 8.5%, 섬유 1.9%, 회분 1.7%, 칼슘 90mg, 인 170mg, 철 1.7mg%, 나트륨 1mg%, 칼륨 690mg%, 비타민A 효력 60IU, B_1 0.32mg%, B_2 0.16mg%, 비타민C 30mg%.

이 성분에서 보는 바와 같이 다 성숙된 콩과는 성분상 큰 차이가 있다는 것을 알 수 있다. 수분만 하더라도 완숙된 콩은 12.5%로 매우 딱딱한데 풋콩은 70% 정도나 되어 조직이 부드러워 씹기 쉽다. 또 나트륨은 거의 없는데 칼륨의 함량이 매우 높아 체내에서의 콜레스테롤 배출 효과를 크게 기대할 수도 있다. 치즈가 영양가가 높은 식품이기는 하나 콜레스테롤 함량도 매우 높은 것이다. 이러한 치즈를 먹으면서 풋콩을 곁들여 먹게 되면 콜레스테롤치를 크게 걱정하지 않아도 되고 치즈에 전혀 없는 비타민C를 자연스럽게 공급할 수 있어 배합이 아주 좋은 것이다.

옛날에는 제철에만 좀 먹을 수 있었던 풋콩을, 지금은 보관 시설이 발달함으로써 1년 내내 먹을 수 있게 되었다. 풋콩에 들어 있는 아미노산으로 글루탐산, 페닐알라닌, 트리프트판 성분이 치즈의 아미노산과 상승 효과를 나타내게 되므로 단백가를 올려 주기도 한다.

풋콩은 날것으로 먹을 수가 없으므로 소금물에 쪄서 먹기도 하는데 곤약이나 다시마 등과 쪄서 먹어도 좋고 샐러드의 재료로 이용할 수 있어 좋다.

해파리와 호두

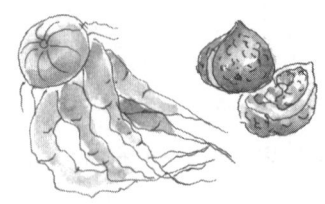

중국 한방 요리 가운데 하나로 익혈반분피(益血半粉皮)라는 것이 있다. 글자에서 알 수 있듯이 혈액을 보하는 요리로 이름나 있는 것인데 주재료가 해파리와 호두, 땅콩이다.

만드는 법은 다음과 같다.

재료

① 마른 해파리는 미지근한 물에 담가 잘 불린 다음 3cm 크기의 마름모꼴로 쓴다.

② 브로콜리는 송이를 하나하나 갈라 껍질을 벗긴다.

③ 새우는 껍질을 벗긴다.

④ 흰 통깨, 호두, 땅콩을 삶아 으깬다.

⑤ 그릇에 ④와 조미료(소금 1작은술, 4큰술, 육수 3큰술)를 넣고 잘 섞는다.

만드는 법

① 해파리는 데친 다음 흐르는 물에 씻는다.

② 브로콜리는 기름에 튀겨 기름을 뺀 뒤 소금을 조금 뿌려 둔다.

③ 냄비에 조미료(소금 1큰술, 술 1큰술, 물 2컵)와 한방재료(花椒 1g, 陳皮 2g, 생강 껍질 5g, 청파 15g)를 넣어 뚜껑을 닫고 약한

불로 20분 졸이다가 새우를 넣어 1분간 다시 조리고 불을 끈 다음 식힌다.

④ 해파리가 조금 하얗게 되면 물기를 빼고 통깨, 호두, 땅콩을 수프와 섞는다.

⑤ 접시에 브로콜리, 새우와 가운데에 통깨 수프를 무친 해파리를 담는다.

이 요리는 고혈압증과 미용, 정력 증강에 좋다고 한다.

해파리는 해파리과에 속하는 강장(腔腸)동물인데, 맑은 바닷물에 떠 있는 모양이 달과 같아 한명으로는 해월(海月) 또는 수모(水母)라고 한다. 모양이 갓 비슷하게 생겼으며 갓 밑에는 많은 촉수가 있고, 뒷면 한가운데 늘어진 자루의 끝에 입이 있다. 갓처럼 생긴 부분의 중앙에 있는 밥통과 통해 있다. 갓은 반구상으로 직경이 50cm 가량인데 몸빛은 담청흑색이며 촉수는 유백색이다. 몸을 구성하는 성분은 대부분이 한천질인데 두껍고 단단하며 감각기가 8개 있다.

염분 함량이 적은 바다에 많으며 갓 부분이 식용된다. 즉 갓을 석회와 명반에 담가 표백해서 피를 빼면 반투명한 황백색으로 된다. 이것을 소금에 절여 저장하기도 하며, 말렸다가 불려서 사용한다.

해파리는 지질이 거의 없으며 100g에서 34kcal밖에는 나오지 않는 저칼로리 식품이므로 비만증인 사람에게는 매우 좋은 식품이다. 씹히는 맛이 젤리와 비슷해서 영어로는 '젤리피시'라고 하며, 냉채의 밑받침 재료로 적격이다. 중국 음식인 양장피 잡채에도 이용되며, 렁빤하이저라는 냉채에는 필수 재료다.

해파리는 소금물에 담가 3~4시간 우려서 염분을 뺀 뒤 냉수에 씻고 썰어 쓴다. 오이와 고기를 채 썰고 생즙·식초·설탕·간장·소금·참기름·겨자 등으로 조미해서 뿌려 놓고 먹을 때 각자가 버무려 먹는다.

≪본초강목≫에는 '해사(海蛇)'라고 기록되어 있고, 목의 염증을 삭게 하고 소화불량을 낫게 한다고 말하고 있다.

해파리는 넓적하고 크게 말린 것은 엷은 소금물에 하룻밤 또는 2~3일 동안 불려서 소금기를 빼고, 돌돌 말아서 가늘고 작게 썬다. 썬 것은 20~30분 정도 담가서 소금기를 뺀다.

물을 어지간히 따르고 거기에 따뜻한 물을 부어 조금 쪼글쪼글해지면 얼른 다른 물에 건진다. 슬쩍 휘저어 소쿠리에 건져 물기를 빼서 조리하는 것이 좋다. 그때 쓰이는 따뜻한 물이 너무 뜨거우면 해파리가 지나치게 쪼그라들므로 좋지 않다.

해파리의 성분은 수분이 96.9%, 단백질 1.3g, 회분 1.7g, 칼슘 2mg%, 인 8mg%이다. 대부분이 수분이어서 영양가는 매우 낮은 것으로 볼 수가 있어 씹히는 맛과 정장 효과를 기대할 수 있는 식품이다.

냉채에는 종류에 따라 식품의 재료와 방법이 여러 가지가 있는데 별미의 재료로 손꼽히는 것이 해파리다. 해파리는 제아무리 양념을 해도 스며들지 않는 특성을 가졌다. 열량이 거의 없고 영양적 특성이 없는 해파리에 호두, 흰깨, 땅콩처럼 고지방 고단백성 식품을 배합함으로써 영양 균형을 잡았으며, 게다가 부족되는 비타민과 식이성 섬유를 풍부히 가지고 있는 브로콜리를 배합함으로써 더욱 완벽한 영양 균형을 이루고 있는 것이다.

또 하나 특징은 담겨진 이 요리의 시각적 효과다. 중심에 흰 젤리 모양의 해파리를 놓고 그것을 등황색의 새우가 둘러싸며, 가장자리에는 녹색이 짙은 브로콜리가 장식되어 시각적 효과와 식욕 증진 작용도 기대할 수가 있다.

메추리 고기와 호박씨

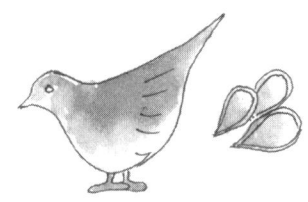

　중국의 정력절륜의 여걸 측천무후(則天武后)가 애용한 술이 무후주라고 한다. 당 나라 고종의 황후였던 측천무후는 왕이 서거한 뒤 스스로 왕위에 올라 군림하였다. 그녀는 메추리를 약한 불로 오래 삶은 국을 즐겨 먹었고, 뒤에는 메추리를 우려낸 술을 마셨다고 한다. 그래서 그 술을 무후주 또는 강정미용주라고 부르게 되었다.
　메추리는 꿩과에 속하는데 메추라기라고도 한다. 날개의 길이는 9~10cm이고 몸빛은 황갈색에 갈색과 흑색의 가는 무늬가 있다. 수컷은 목 부분이 붉은 밤색, 암컷은 갈색을 띤 황백색이다. 몸은 병아리 비슷한데 꽁지가 짧다. 10~11월에 풀밭이나 벼논에 떼지어 살며, 여름에는 높은 산의 숲 속에 7~12개의 알을 낳는다. 알은 직경이 2~3cm 가량으로, 담황색에 갈색 무늬가 있다. 근래의 개량 메추리는 1년에 100~300개의 알을 낳으며 사육하고 있다.
　메추리 고기의 특징은 닭고기에 비해 단백질은 많지 않으나 비타민B_1과 B_2가 월등히 많다. 메추리알과 달걀의 성분을 비교해 보면 비타민A는 달걀이 3배 가량 더 많으나 B_2는 메추리알이 반대로 3배 가량 더 많다.
　이와 같이 굳이 메추리 고기나 알에서 스태미나의 효과를 찾아본다면 비타민B_1과 B_2인데, 이것을 먹으면 힘이 될 것이리라는 심리적 효과가 크지 않은가 생각된다.

단백질 부족, 특히 질이 나쁜 단백질을 매일 먹게 되면 맨 먼저 나타나는 증상이 생식 능력의 저하다. 즉 성욕의 감퇴나 정액의 양이 두드러지게 감소하며, 여성의 경우에는 월경이 불순해지거나 중지되기까지도 한다. 그 원인은 성호르몬에 관계하는 기관의 기능 감퇴 때문이다. 특히 뇌하수체의 성선 자극 호르몬의 분비 감퇴가 가장 큰 원인이 되는 것이다. 그것과 병행해서 난소나 고환이 위축된다.

호박씨는 중국 사람들이 지금도 간식으로 하거나, 풀 코스 요리가 나오기 전에 심심풀이로 즐겨 까먹고 있다. 맛이 좋을 뿐 아니라 특별한 영양적 특징을 가지고 있어 건강 식품의 대열에 끼고 있다.

무기질로서 칼륨·칼슘·인이 풍부하며 비타민B가 많이 들어 있다. 주성분인 지질의 질이 매우 훌륭한 불포화 지질로 구성되고 있으며, 머리를 좋게 하는 레시틴과 필수 아미노산이 골고루 함유되어 있다.

옛날부터 '호박씨 깐다'는 말이 있다. 이 말은 뒷전에서 나쁜 일이나 모사를 꾸미는 사람을 빗대서 한 말이었으나, 실은 IQ가 높아 머리가 좋은 사람을 이르는 말이었을 것이다. 호박씨를 많이 먹게 되면 두뇌의 발달이 좋아질 수밖에 없으니까 말이다.

또 재미 있는 연구로, 호박씨가 혈압을 낮게 해준다는 것도 있으며 천식 치료에도 쓰여 왔다. 호박씨는 기침이 심할 때 구워서 설탕이나 꿀과 섞어 먹으면 효과가 좋고, 젖이 부족한 산모가 먹으면 젖이 많이 나온다고 전해지고 있다.

호박씨에는 필수 아미노산인 메티오닌 등이 많아 간장의 작용을 돕는 역할을 하기 때문에 술안주로도 적격이다.

일반 영양 보급과 피로 회복, 야뇨증 특히 노인의 야뇨에 특효가 있는 한방 중국요리가 화평작안춘(和平炸安春)이다. 이것은 메추리

고기의 한방 튀김을 말하는 것이다.

재료와 만드는 법을 보면 다음과 같다.

메추리(수컷 6마리) 480g, 보라색 캐비지 1/3개, 샐러드채 1포기, 대파 20g, 생강 8g, 마늘 5g, 호박씨(南瓜子) 20g, 달걀지단 2장, 조미료A(소금 1/2큰술, 노주(老酒 또는 도수 높은 술) 1$\frac{1}{2}$큰술, 오향분 1/3작은술, 간장 1/2작은술, 후추 조금), 조미료B(설탕 1$\frac{3}{8}$큰술, 간장 3큰술, 흑초(黑醋) 1작은술, 쌀초 1$\frac{1}{4}$큰술, 참기름 1큰술, 해선장(海鮮醬) 1큰술, 물 2큰술), 한방재료(오향분 0.3g, 호박씨 20g)

① 메추리는 씻어서 다리와 등을 펼치고, 머리를 잘라 안쪽에서 가슴쪽으로 칼질을 한다. 조미료A로 잘 버무린 다음 3시간 이상 재워 둔다.

② 파와 생강을 다지고, 마늘은 강판에 갈아 조미료B와 합쳐 둔다.

③ 달걀지단은 크기 5×20cm로 썰어 1/3길이로 접는다. 좁아진 폭 2/3만 쭉 칼질을 한다. 끝에서 붙어 감아 칼질을 하지 않은 밑쪽에 이쑤시개를 꽂아 꽃 모양을 만든다.

④ 호박씨는 둘레를 가위로 썰어 껍질을 벗겨 둔다.

⑤ 보라색 캐비지는 잘게 썰어 물에 20분 동안 담가 두었다가 물기를 뺀다.

⑥ 샐러드 채는 씻어서 보라색 캐비지, 달걀꽃과 함께 접시를 장식한다.

⑦ 메추리는 튀길 때 물녹말을 씌운다.

⑧ 냄비에 기름을 넣어 뜨거워지면 메추리를 튀겨 접시에 담아 양념장을 바른다.

⑨ 담겨진 요리 위에 호박씨를 올려놓는다.

메추리 고기는 닭고기에 비해 단백질이 조금 적지만 비타민B_1, B_2가 월등히 많다. 크기가 작기 때문에 요리하는 때에 잔손질이 많이 들지만 맛은 가금류 가운데 가장 좋은 것이다.

다른 육류에 비해 지질은 적은 편이지만 콜레스테롤을 가지고 있는 것은 비슷하다. 이 콜레스테롤의 피해를 덜어 주는 좋은 음식 궁합이 바로 호박씨다.

메추리 한방 튀김에서 보듯이 채소로 캐비지와 샐러드 채 그리고 호박씨를 곁들여 먹는 것은 생리적 기능을 향상시키는 데 큰 도움을 주는 것이다.

달걀과 홍차

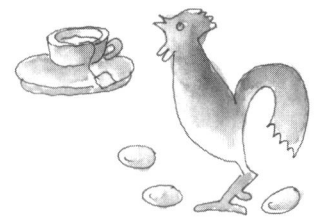

　피로 회복과 건위(健胃), 미용에 뛰어난 음식으로 중국 사람들이 손꼽고 있는 것이 달걀홍차조림 즉 미용차엽담(美容茶葉蛋)이다.
　달걀 흰자위에는 알부민이, 노른자위에는 비텔린 등을 비롯해서 생명 합성의 기본이 되는 양질의 단백질이 들어 있다. 흰자위에는 라이소자임이라는 효소가 들어 있어 미생물을 녹여 버리는 용균성이 있기 때문에 수분이 많은 달걀이 비교적 오래 선도를 유지할 수 있는 것이다. 노른자에는 지질이 32.6%나 들어 있는데 소화 흡수가 잘되어 98%의 소화율을 가지고 있다. 레시틴이 많아 간에 쌓이기 쉬운 지질을 제거해 주기도 한다.
　비타민A, D, E, B_2등이 풍부하며 철분 함량이 높은 것도 장점이다. 그러나 달걀이 완전 영양 식품이 되지 못하는 것은 무기질 가운데 인이 칼슘에 비해 지나치게 많아 강한 산성 식품이고, 비타민C가 들어 있지 않기 때문이다.
　무게 비율로 껍질이 10~12%, 흰자위 45~60%, 노른자 26~33%이다. 신선한 달걀은 노른자가 탄력이 있는데, 변질하면 탄력이 없고 풀리고 만다. 흰자는 62~65℃에 유동성을 잃고 70℃가 되면 응고한다. 노른자는 65~70℃에 응고하므로 달걀을 65~68℃의 물에 오래 두면 노른자는 굳는데 흰자는 흐물흐물한 반유동체가 된다.

소화율은 날 것이 50~70%이고 반숙란이 96%이다. 날 흰자에는 소화효소 트립신의 작용을 억제하는 인자가 들어 있어 익혀 먹어야 피해가 없다. 그러나 노른자위는 날 것이라도 그런 염려가 없다. 신선한 것일수록 껍질이 거칠고, 묵은 것일수록 껍질이 매끈하다.

노른자위에는 레시틴과 비타민E 등 혈관의 젊음을 유지하는 성분이 들어 있다. 인지질인 레시틴은 혈중 콜레스테롤을 녹여 혈관벽을 깨끗하게 유지시킨다. 동맥경화 방지 효과가 있어 뇌혈전이나 뇌경색, 노인성치매증 예방에도 유효하다.

레시틴을 구성하는 콜린이라는 수용성 비타민이 혈압을 떨어뜨리는 작용을 하는 아세틸콜린이라는 물질의 주성분이 되어 고혈압을 예방한다. 비타민E는 암과 관련이 깊은 과산화지질의 생성을 억제한다. 비타민B_2는 과산화지질을 분해하여 무독화시키고, 비타민A는 체내의 점막을 강화시키므로 위암 예방에도 효과가 있다.

양질의 단백질은 혈액이나 근육의 바탕이 되는 것으로, 몸의 기능을 정상으로 유지시키는 데 가장 중요한 것이다. 비타민E는 혈액순환을 잘 시키므로 혈행 장해 때문에 생기는 냉증이나 동상 또는 두통 등을 개선시키기도 한다.

그러나 날달걀을 먹게 되면 식중독균 살모넬라균의 피해를 받을 수 있으므로 조심해야 된다.

홍차는 비타민C가 많은 녹차 잎을 발효시켜 만든 차이다. 그래서 풋내가 없고 좋은 색깔이 만들어지기는 하나 비타민C가 모두 파괴되어 버렸다. 기호성은 향상되었으나 영양가는 떨어진 결과가 되고 말았다.

동양의 차를 서양 사람들에게 알리게 된 것은 1610년 화란 상인이었다. 중국에서 자바를 거쳐 최초의 배가 유럽에 도착을 하였다. 그 배의 짐 속에 차가 들어 있었다. 이것이 포루투칼이나 화란의 귀족 사회에 알려져 귀한 대접을 받게 되었다. 화란 상인이 중국 차를 멀리 영국까지 판매한 것이다. 그런데 영국에서 이 차 붐이 일어나 국민적 음료가 되자 영국의 동양무역은 활발해졌고 드디어 바다를 제패하기에 이르렀다. 결국 동양무역의 선구자였던 화란을 몰락시키고 말았다.

영국의 동인도회사가 중국에서 직접 홍차 수입을 한 것은 1689년의 일이다. 그 뒤 100년간 홍차 수입은 이 회사가 독점하고 많은 돈을 벌어들였다. 원래 녹차는 엽록소를 가지고 있어 녹색인데 이것을 배에 싣고 더운 인도양을 항해하는 과정에서 뜻하지 않게 발효가 진행된 것이다. 그렇게 되자 녹색은 없어지고 풋내도 사라지고 고운 색깔과 좋은 향미를 갖는 홍차가 탄생되었다는 것이다. 이 홍차가 미국 독립의 계기가 된 것도 유명한 이야기다.

홍차의 주성분은 탄닌과 카페인이다. 탄닌은 홍차의 색과 향미를 결정하는 1인자이다. 아쌈종에서 만든 것은 11~14%의 탄닌을 가지고 있다. 홍차 잎에는 2.7% 정도의 카페인이 들어 있다. 카페인은 질소 화합물로서, 원래는 독성을 가지고 있어 과잉 섭취하면 동계가 심해지고 구토와 현기증을 보이기도 한다. 커피나 홍차를 지나치게 마셔서 잠이 오지 않는 것도 이 때문이다. 그러나 사실 독성을 나타낼 정도로 많이 마시기는 힘든 일이며, 카페인은 유익한 생리 기능도 가지고 있다.

① 신경을 적당히 흥분시켜 피로 회복을 시킨다.
② 대뇌 중추신경에 작용하여 사고력을 증진시킨다.
③ 이뇨 작용이 있어 신진대사를 향상시킨다.
④ 근육의 수축이 자유로워져서 근육의 힘이 좋아진다.

그러나 임신 가운데 여성, 당뇨병 환자, 피부병 환자 등은 마시지 않는 것이 좋다.

탄닌 성분으로는 카테킨이 들어 있어 산화 방지와 항종양 콜레스테롤 저하의 기능을 가지고 있다.

고단백 고지방식품인 달걀에 이러한 홍차를 배합한 달걀홍차조림은 두 가지가 잘 조화되어 달걀의 단점을 시정시키는 효과가 있어 궁합이 잘 맞는다. 뿐만 아니라 달걀홍차조림은 겉모양이 아주 예뻐 시각적인 효과도 기대가 된다.

　재료와 만드는 법을 소개하면 다음과 같다.

　재료 : 달걀 10개, 홍차잎 큰술 1.5, 돼지기름 80g, 파의 푸른 부분 30g, 생강 10g, 차조기잎 6장, 조미료A(간장 4.5큰술, 설탕 1작은술, 소금 2작은술, 후추 조금, 물 7.5컵, 참기름 1큰술), 한방재료(산초알갱이 1g, 팔각(八角) 2g, 계피 2g, 초과(작은 것) 1알, 사인(砂仁) 0.3g, 정향(丁香) 2개, 진피 2g)

　① 달걀은 완전히 익혀서 냉수로 식히고 껍데기에 칼금을 낸다.
　② 파는 굵게 썰고 생강은 얇게 저민다.
　③ 돼지기름은 각 1cm의 네모로 썰어서 뜨거운 물을 부어 넣는다.
　④ 냄비에 달걀, 홍차, 돼지기름, 파, 생강, 조미료A와 한방재료를 넣어 펄펄 끓인 뒤에 중불로 30분간 졸인다(지나치게 졸이면 바닥이 진하게 되므로 때때로 저어야 한다).
　⑤ 조려지기 시작하면 센불로 하여 국물이 1/2컵이 될 때까지 조리고 참기름 1큰술을 쳐서 마무리한다.
　⑥ 식으면 껍데기에 쓰고 남은 홍차를 거즈로 깨끗이 닦아 4~6등분하여 접시에 담는다. 보존할 때는 껍데기를 입힌 채 뚜껑 달린 그릇에 넣고 냉장한다. 알루미늄 포장을 하면 더 좋다.

　달걀 삶을 때는 노른자위가 한가운데에 오도록 한다. 삶으면서 천천히 휘젓거나, 달걀의 둥근 부분에 작은 구멍을 뚫어 둔다. 달걀이 완전히 익은 다음 잔금을 내는데, 껍데기가 떨어지지 않도록 주의한다. 껍데기가 벗겨지면 그 부분에 조미료가 스며들어 검게 된다. 국물이 없어질 때까지 졸이되, 타지 않도록 조심해야 한다. 돼지기름은 노른자위를 윤기 나게 만들기 위해서 쓰는 것이다.

영지와 오리고기

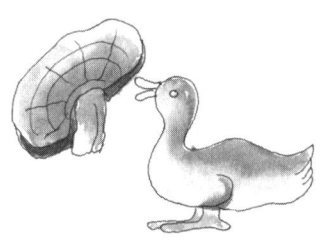

영지는 ≪신농본초경≫과 ≪본초강목≫에 수록되어 있는 귀한 버섯으로, 인삼과 더불어 상약(上藥)으로 다루어져 왔다. 상약이란 일반 생약과는 달리 부작용이 없으며 매일 복용해서 체질 개선을 통해 건강 유지가 되는 약을 지칭하는 것이다.

예로부터 천연품이 매우 귀했으므로 불로장수약, 선초(仙草)로 귀하게 여겨 왔다.

구멍장이버섯과 영지족에 속하는 것으로, 참나무, 밤나무, 매화나무 등 활엽수의 그루터기에 자생하는 1년생 버섯이다. 일반 식용 버섯과는 달리 원숭이자리버섯과 같이 단단한 목질로 되어 있고, 색깔에 따라 적지(赤芝), 흑지(黑芝), 청지(靑芝), 백지(白芝), 황지(黃芝), 자지(紫芝) 등이 있는데, 이 가운데 가장 흔한 것이 적지이다. 최근에는 원목 재배나 포트 재배로 적지가 많이 생산되고 있다.

높이는 10cm 가량이며, 가죽 모양의 코르크질로 단단하다. 삿갓 밑면만 황백색이고 나머지는 적갈색 또는 자갈색으로 평활하며, 광택이 난다. 갓은 5~13cm이고 밑면에 많은 구멍이 있다.

한방에서는 건위, 건뇌, 강장, 강심, 이뇨, 해독, 항균, 면역, 진해, 진통, 신경쇠약, 불면증, 급만성간염, 위궤양, 혈압강하 등에 효과가 인정되어 이용되고 있다.

무기질 성분으로는 칼륨이 300mg% 이상이나 되며, 마그네슘, 인, 칼슘, 나트륨 등이 있다.

영지버섯의 쓴맛 성분은 가노데르산(ganoderic acid)으로 밝혀졌다. 우리 나라에서는 드링크제가 개발된 뒤 여러 가지 가공 식품으로 용도가 넓혀지고 있다.

영지다당체는 항암 작용이 인정되고 있는데, 이것은 암세포를 직접 공격하는 것이 아니고 인체의 면역력을 높여 암세포의 증식을 억제하는 것으로 보고 있다. 아미노산, 단백질, 스테롤, 알칼로이드, 다당체 등이 약효 성분으로 되어 있으나 그 작용 메커니즘은 아직 해명되고 않고 있다. 효용 효과를 정리하면 다음과 같다.

① 영지를 오래 복용하면 위장의 영양 흡수 기능을 촉진하고 자양 강장 효과가 있다.

② 동물 실험 결과 간염 등을 예방하는 간 보호 작용이 인정되었고, 해독 작용이 있는 것으로 보고되고 있다.

③ 진해 거담 작용이 있는데 영지의 수렴 작용 때문인 듯하다.

④ 혈압 강하와 이뇨 작용이 보고되고 있다.

⑤ 종양 억제 효과가 알려져 있다.

위의 작용이 약한 사람이나 위산과다인 사람, 고혈압인 사람이나 저혈압인 사람도 모두 영지를 복용하면 정상적인 상태로 되돌아간다고 한다. 간장의 보호 작용, 강심 작용, 진정 작용, 진통 작용이 완만해서 부작용이 별로 없다.

쓴맛을 가지고 있는 영지에 궁합이 맞는 재료로는 오리 고기가 추천되고 있다.

오리 고기는 수분 54%, 단백질 16~20%, 지질 28%, 콜레스테롤 80mg, 칼륨 300mg, 비타민A 500IU 등이 함유되어 있다. 지질을 구성하는 성분은 불포화지방산으로 동맥경화, 고혈압인 사람에게 좋고 비타민B복합체도 많다. 예로부터 내장의 열을 없애고 위를 도와주며, 부기를 내리게 하는 성분이 있다고 알려져 왔다.

　11~3월 사이의 1.6kg의 오리가 가장 품질이 좋다. 고기는 붉은 빛을 띠며, 주로 껍질 밑에 지방이 많고 동서양에서 많이 애용되고 있는 식품이다.

　우리 나라에서는 탕과 로스구이로 많이 먹으며 서양에서는 꿀을 발라 구운 로스트 요리가 유명하다. 복숭아, 포도, 오렌지 등을 첨가해서 달게 먹는 것이 특색이다. 오리 고기 조리시에는 다른 육류보다 조리 시간을 길게 잡아야 쫄깃쫄깃한 맛을 낼 수 있다.

　프랑스 요리에서는 주로 가슴살 부위를 많이 사용하는데 가슴살 부위와 무화과 또는 포도소스요리가 유명하다. 오리 고기에 채 선 양파와 생강을 넣어 압력솥에 20분 정도 찌면 육질이 연해지고 부드러워진다.

　고단백이고 불포화지방산을 많이 가지고 있는 오리고기와 영지를 넣고 탕을 끓이면 기름진 맛이 중화되고 상호 영양의 상승 효과가 기대되어 궁합이 잘 맞는다.

　오리를 가금류(家禽類) 가운데 최고로 치는 중국에서는 유황(硫黃)을 먹여 키운 유황 오리가 건강 한방 요리의 으뜸 재료로 애용되어왔다. 유황은 무기태와 유기태의 두 가지가 있는데 마늘, 양파, 부추, 무 등에도 유기태 유황이 들어 있어 생리적 기능을 발휘한다. 유황 오리는 항체 형성에 큰 도움을 주어 내병성이 커지며 항암 효과도 있다고 한다. 또 근육과 골격을 튼튼히 하므로 강장 강정 효과가 매우 높은 영양 식품으로 취급되어 왔다.

참깨와 닭(임자수탕)

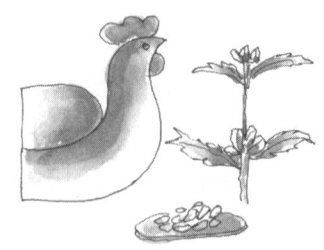

하지 뒤 셋째 경일(庚日)을 초복, 넷째 경일을 중복, 입추 뒤 첫 경일을 말복이라 하는데 이 셋을 합해서 삼복이라 한다. 삼복 기간이 그 해 더위의 극치를 이룬다. ≪지봉유설≫에서는 복날이 양기에 눌려 음기가 엎드려 있는 날이라고 말하고 있다. 그만큼 이때는 사람들이 더위에 지쳐 있을 때다. 그 더위를 이기기 위해 복 가운데 음식이 생겨난 것인데 그 가운데 하나가 임자수탕(荏子水湯)이다.

임자란 참깨를 이르는 말로서, 미나리, 오이채, 버섯, 등골절 등에 녹말을 씌워 데쳐서 깻국에 넣어 만든 냉탕이다.

깻국을 만들 때에는 닭을 고아 받친 국물을 부어 가며 갈아서 체에 받친 다음 소금으로 간을 한다. 참깨를 먹으면 몸이 가벼워지고 오장이 윤택해지면서 머리가 좋아진다고 전래되어 왔다. 참깨는 고소한 향기와 맛을 가지고 있을 뿐 아니라, 어느 식품에도 뒤지지 않는 훌륭한 장점을 가지고 있다. ≪알리바바와 40인의 도둑≫에서도 '열려라 참깨!' 하면 동굴 문이 열렸다는 것은 매우 흥미 있는 일이다.

참깨의 단백질은 글로불린이 주체인데 구성 아미노산으로 보아 매우 우수한 것에 속한다. 참깨를 수확할 때는 말린 꼬투리를 서너 번 터는데, 털 때마다 많이 쏟아져 나오므로 재미나는 일을 예로부터 '깨알 쏟아지듯 한다.'는 말로 표현해 왔다. 참깨는 확실히 귀중한 식품이다.

우리 나라에서는 사위가 오면 씨암탉을 잡는다는 말이 있을 정도로 닭은 귀물로 여겨 왔고, 비상 접객용 구실을 해 왔다. 닭고기는 쇠고기처럼 지방이 근육 속에 섞여 있지 않기 때문에 맛이 담백하고 소화 흡수가 잘되는 고기다. 쇠고기보다 메치오닌을 비롯한 필수 아미노산이 더 많다. 담백한 맛과 연한 육질이 장점이다.

토종닭에 비해 개량 닭이 살이 더 연하지만 맛과 영양은 토종닭이 더 좋다. 단백질은 쇠고기나 돼지고기와 별 차이가 없으나 먹기 쉽고 소화가 잘되므로 위장이 약한 사람에게 특히 좋다. 혈액을 보하는 작용도 있고, 병후의 체력 회복, 산후의 모유가 잘 나오게 하는 효과도 크다. 토종닭에 비해 개량 닭은 지질이 많으므로 껍질과 피하지방을 제거한 다음 조리하기도 한다.

닭고기는 수분 함량이 많아 부패 속도가 빠르므로 신선한 것은 오래 보관하지 말고 조리하도록 한다. 고기 색이 선명하고 껍질 모공이 우둘우둘한 것이 신선한 것이다. 생후 1년 이내의 닭이 고기 맛과 육질이 가장 좋다.

닭뼈 속에는 히알우론산이 많이 함유되어 있어 여러 노인성 질병인 관절염, 백내장, 피부 노화 방지에 효과가 크다. 이러한 동물성 닭고기와 식물성 고열량 식품인 참깨가 어우러져 만들어진 임자수탕이 삼복을 이기게 하는 힘을 발휘할 수 있었던 것이다.

닭고기와 깨는 모두 고소하고 감칠맛을 가지고 있는데 이 두 가지 것이 합쳐짐으로써 단백가가 상승하고, 향미도 상승 작용을 하기 때문에 더욱 맛이 좋아진다.

복 중에 궁중에서는 고관들에게 빙표(氷票)를 나누어 주어 동빙고나 서빙고에서 얼음을 파 가게 하였다. 이 얼음은 화채나 임자수탕 또는 콩국 등에 귀하게 쓰였다.

깨는 절반 이상이 지질로 그 대부분이 리놀산, 올레산 등 불포화지방산이어서 건강과 미용에 효과가 크다. 또 단백질도 필수아미노산을 많이 가지고 있어 콩과 맞먹을 만큼 영양이 높다. 그 밖에도 칼슘과 비타민B 복합체, E, 인, 철 등을 균형 있게 가지고 있어 자양 강장에 이상적인 식품이다. 육식을 하지 않는 승려들의 귀중한 영양분으로 이용되어 왔다. 지방을 구성하는 리놀산은 스트레스에 대항하는 부신피질 호르몬이나 남성호르몬의 분비를 활발하게 하여 스트레스나 신경의 조바심을 가라앉혀 준다. 소화 효소가 많이 들어 있으나 알맹이가 단단해 소화가 잘 되지 않는다. 그래서 갈아 으깨야 이 소화 효소가 작용을 해 영양 흡수가 촉진된다. 그런 면으로 보면 임자수탕은 흡수를 노와주는 조리법으로 볼 수 있다.

갈아 으깬 깨는 공기에 닿으면 산화되어 선도가 떨어지므로 먹기 직전에 필요한 양만큼 가는 것이 좋다.

검정깨를 갈아 밀가루와 벌꿀을 섞어 이긴 것을 쪄서 먹으면 변비에 도움이 되고, 엽차에 깨소금을 한 줌 타서 마시면 생리통이 가라앉는다. 겉껍질이 단단해 소화 흡수되지 않고 그대로 몸밖으로 배출되는 수도 있다. 볶아서 유발에 잘 갈아 으깨면 소화가 잘된다.

깨를 볶을 때 가열한 프라이팬에 고소한 냄새가 날 정도로 볶는다. 너무 볶으면 풍미가 손상되어 쓴맛이 나고 영양도 떨어진다.

커피와 우유

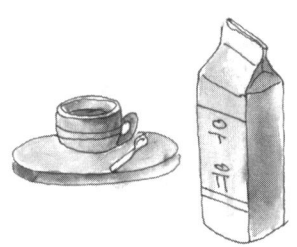

커피의 원산지는 에티오피아의 카파(Kaffa)인데 그것을 마시는 음료로 세상에 보급한 것은 아랍인이라고 한다. 커피 열매가 피로회복에 좋다는 것이 알려지자 회교도들이 에티오피아에서 입수하여 마시게 되었다고 전해지고 있다.

당시 아랍에서는 커피 열매(原豆)를 반(ban)이라 불렀으나 15세기경부터는 카페라고 부르기 시작했다. 카페란 대중적인 술의 이름이었는데, 음주가 금지된 회교승들은 술 대신에 이 커피를 애용하게 되었다고 한다. 터키의 유럽 침공을 계기로 유럽 각국에 소개되면서 전세계에 알려지게 되었다.

피로할 때나 정신이 몽롱할 때 한 잔의 커피를 마시면 피로가 가시고 정신이 맑아지는 것을 우리는 경험하고 있다.

기름기가 많은 음식을 먹고 난 다음에 한 잔의 커피를 마시면 개운하기 이를 데 없다. 술을 과음한 뒤 일어나는 숙취나 두통이 심할 때 커피를 마시면 산뜻해진다. 그런가 하면 커피를 여러 잔 마셨기 때문에 잠을 설치는 사람도 많다.

그러한 원인은 커피 속에 들어 있는 카페인 때문이다. 아 카페인은 백색 분말 또는 결정인데, 물·알코올에는 잘 녹지 않으나 뜨거운 물에는 녹는다. 식물성 알칼로이드의 일종으로서, 흥분, 이뇨, 강심(强心)의 목적으로 심장 쇠약·신장병·수종(水腫)·편두통·신경통·천식 등에 쓰인다.

뇌나 근육의 자극제로 흥분 작용을 일으킨다. 카페인은 흡수된 뒤 산화되어 요산(尿酸)으로 변하여 오줌으로 배설된다.

커피가 대뇌·중추신경의 작용을 활발하게 한다고 하는데 이러한 카페인의 약리 작용에 대해서는 커피의 전설에서도 찾아볼 수 있다.

2세기 말경 심한 박해에서 도망쳐 나온 이집트의 수도승 일행이 에티오피아 고원에 피난하여 정착했다고 한다. 농사도 짓고 가축도 길러 가며 생활하게 되었다. 어느 날 밤에 양치기 카르디가 이상한 광경을 보았다. 양이 근처에 있는 야생의 나무 열매를 먹고는 펄쩍 펄쩍 뛰는 광경을 본 것이다. 그 사실을 보고받은 수도원장이 그 열매를 시식한 바, 사람의 마음을 명랑하고 즐겁게 해주는 효험이 있는 사실을 알게 되었다는 것이다. 그래서 그 열매를 물에 우려서, 그 물을 밤 기도할 때 모두에게 마시게 하였더니 기도 중에 조는 사람이 없어지게 되었다고 한다.

커피 원두에는 쓴맛·신맛·단맛·떫은맛의 4가지 고유한 풍미가 있다. 커피의 가장 바람직한 맛은 이 4가지가 잘 조화되었을 때의 맛이다. 이 4가지 맛을 함께 내기 위해서는 신맛이 강한 것과 쓴맛이 강한 원두를 서로 배합해서 추출해야 한다.

좋은 맛은 사람들이 창조하는 것이다. 커피 예찬자 타이브 박사는 다음과 같이 말하고 있다.

'이 세상의 인간은 '커피'라는 가장 가치 있는 음료를 가지고 있다. 그것을 마시면 인체에 자극을 주어 기력을 불러 일으켜 인내력을 촉진한다.'

이것과 관련된 유명한 히틀러의 실험이 있다. 세계 제2차대전 직전 병사들의 체력 증진에 관심이 컸던 히틀러는 어떠한 식사가 체력 증강에 좋은가를 알기 위해 여러 가지 실험을 했다.
 그 가운데 커피와 홍차를 비교한 실험이 있다. 거의 비슷한 체력을 가진 병사 700명을 그룹으로 나누고 1개월간 한 편에는 커피를, 다른 편에는 홍차를 매일 마시게 하였다. 그 뒤 두 그룹의 병사들 체력 테스트를 해본 결과, 커피를 마신 쪽이 압도적으로 우수하였다. 이 결과를 보고 히틀러는 커피를 체력 증강에 유효한 음료로 인정하고 병사들에게 커피를 적극 권장했다고 한다.
 영양학의 입장에서 보면 이렇게 거친 실험만으로 영양 면에서 우수하다고 결론을 내릴 수는 없으나 특징이 있는 것만은 사실이다.
 커피 한 잔에는 약 100mg의 카페인이 함유되어 정신적 자극성을 주게 된다. 카페인을 간장에서 분해하기 위해서는 평소 간장을 튼튼히 해 두어야 한다. 그러기 위해서는 식사로 양질의 단백질과 비타민을 충분히 섭취하여야 한다. 공복시에 커피를 마실 때에는 위산의 분비가 많아지므로 그 산을 중화하는 능력을 가진 단백질을 함께 먹는 것이 좋다. 그런 면에서 커피와 우유를 넣어 마시는 카페오레는 영양학적으로 매우 합리적인 음료라고 할 수 있다.
 커피에는 자극성 성분이 들어 있어 위 점막을 자극한다. 때문에 빈속에 마시면 위산이 과다 분비 돼 위궤양이나 소화불량, 변비에 걸릴 위험이 높아진다. 심하면 위산이 위장과 식도로 역류해 속을 훑어 내리는 것처럼 쓰릴 수도 있다. 위염이나 위궤양 등 위장 질환이 있는 사람이라면 더욱이 커피를 멀리해야 한다. 하지만 누가 뭐라고 해도 커피 없이는 못 사는 사람이라면 절대 블랙으로는 마시지 말아야 한다. 우유를 넣어 마시는 게 좋다. 유럽 특히 프랑스 등지에선 카페오레라고 해서 커피에 우유를 타서 마시는 것이 아침식사 때 보편화되어 있다.
 커피 마시는 방법에는 여러 가지가 있는데 대표적인 것을 보면 다음과 같다.

에스프레소 커피(Caf Espresso)

재료 : Espresso coffee, sugar, creame
이탈리안 스타일로서, 에스프레소 머신에서 추출하여, 데미타스 컵에 부어 블랙으로 마시는데 너무 진하기 때문에 기호에 따라 설탕, 밀크 등을 넣어도 좋다.

깔루아 커피(Caf Kahlua)

재료 : Coffee, Kahlua 10ml, sugar, whipping cream
멕시코풍 커피로서, 컵에 설탕, 깔루아, 커피를 넣은 뒤 위핑 크림을 띄운다. 깔루아란 멕시코산 데킬라 술의 일종으로, 향기가 커피 맛과 잘 어울린다.

로얄 커피(Caf Royal)

재료 : coffe, cube sugar, brandy 15ml, orange 1ea
커피를 컵에 담고 로얄 스푼을 걸친 다음 각설탕을 넣고 설탕 위에 브랜디를 부어 불을 붙여서 서브한다. 이때 실내 분위기가 어두운 것이 좋다. 프랑스풍으로 나폴레옹이 좋아했다는 설이 있다. 오렌지 껍질을 두껍게 오려 브랜디에 불을 붙여 커피에 떨어지게 하기도 한다.

카푸치노 커피(Caf Cappuccino)

재료 : Coffee, sugar, 우유 whipping, 계피가루, Cinnamon stick, orange peel
컵에 커피를 붓고 우유를 뜨겁게 하여 거품 낸 다음 섞는다. 계피가루를 뿌린 뒤 오렌지 껍질을 가늘게 썰어 올려놓고 계피 막대기를 이용하여 휘젓는다. 이탈리아 풍으로 주로 아침에 우유와 계피 향을 곁들여 진한 풍미를 느끼게 한다.

카페오레/밀크커피(Caf au lait)

재료 : coffee, lait(우유) 60ml, sugar
보통 커피보다 진하게 추출한 뒤(40%) 큰 컵에 커피와 우유를 50 : 50으로 동시에 붓는다(우유는 뜨겁게 한다). 위핑크림을 넣기도 하지만 커피와 우유를 따로 제공해도 좋다. 영국에서는 밀크 커피, 독일에서는 미르히 카페, 이탈리아에서는 '카페라테' 라 부른다.

아이리쉬 커피(Caf rish)

재료 : coffee, sugar, Irish whisky 10ml, cream 또는 Whipping cream choice

컵에 설탕, 위스키를 넣은 뒤 커피를 붓고 저은 다음 위핑 크림을 걸쭉하게 친다. 아이리쉬를 커피 잔에 붓고 불을 붙이는 방법도 있는데, 더블린 공항에서 추위를 이기기 위한 커피로 처음 생겨났다고 한다. 아일랜드 사람들이 미국에 이주하여 애용하였다고 하는데 '샌프란시스코 커피' 라고도 부른다.

커피에는 일반적으로 잘 알려져 있지 않은 영양적인 큰 이점이 2가지 있다. 수용성 비타민인 나이아신과 무기질인 칼륨의 함량이 많다는 점이다.

나이아신이 쌀이나 밀가루보다 거의 10배, 콩보다 5배나 더 많다. 나이아신이 부족하면 구각염이나 위염, 설사가 일어나기 쉬우며 심해지면 무산증이 되기도 한다.

칼륨이 정상보다 적은 저칼륨혈증이 되면 권태감이 생기고 근육이 약해져 활동력이 무디게 된다.

칼륨은 물에 잘 녹는 성질을 가지고 있기 때문에 뜨거운 물에 우려 마시는 커피는 매우 효과적인 섭취법이라 할 수 있다.

중국 한방 요리의 음식궁합

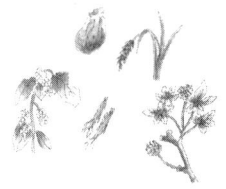

광대한 중국에서는, 각 지방에 따라 풍토와 자연 조건, 역사와 문화에 차이가 있다. 그것을 배경으로 한 갖가지 지방 요리가 만들어져서 5,000여 종 이상이나 된다고 한다. 흔히 4대 요리의 계보로 분류하나, 이것을 24종류로 분류하는 경우도 있다. 요리의 내용으로 시작하여 식탁 연석(宴席)의 예절에 이르기까지 큰 차이가 있다. 여기서는 한방 요리의 중심적 계보인 사천 요리와 광동 요리의 계보와 식탁에 대해 알아 보기로 한다.

중국 한방 요리의 계보(系譜)

중국을 요리의 4대 계보로 나누면, 북부의 북경요리, 서부의 사천 요리, 동부의 상해 요리, 남부의 광동 요리로 나눌 수 있다. 이 책에서 채택하는 요리는 대부분 사천 요리와 광동 요리를 바탕으로 하였다.

넓디 넓은 중국에서도 벽지에 속하는 사천성에서는 독특한 향신료를 사용하는 요리가 유명하다.

사천채(菜)에는 성도(成都), 중경채(重慶菜) 등의 여러 파(派)가 있는데, 성도가 대표이며, 재료에는 야채·민물고기 등이 사용된다. 내륙부인 사천에서는 목이버섯을 비롯하여 갖가지 건조 재료 만들기가 발달되어 그것들을 사용한 영양가 높은 요리가 매우 많다.

春捲, 蝦仁炒蛋, 叉燒 등의 유명한 요리는 모두 남부 광동성의 것이다. 남부의 요리는, 빛깔이 연한 건장을 사용하여 맛이 섬세하고 담백한 것이 많다. 기름도 다른 지방의 것보다 적게 사용하며, 풍부한 재료의 본래의 좋은 맛을 살리는 조리를 하고 있다.

일률적으로 말할 수 없으나, 양 계보가 모두 어패류를 재료로 한 요리를 많이 개발했는데, 광동 요리는 신선한 재료가 지닌 자연의 좋은 맛을 충분히 살리게끔 조미했고, 사천 요리는 독자적인 짠맛으로 건조시킨 재료의 미각을 되살리는 조리 기술을 지녔다고 할 수 있다.

요리법에 한해서 말한다면, 한방 요리는 이러한 광동 요리의 전통적인 식치법(한방의 식이요법)에, 사천식의 조미와 조리 기술을 배합한, 전통적이면서도 새로운 요리의 계보라고 할 수 있다.

식기와 식탁

중국 음식점에 가면 알 수 있지만, 테이블은 원탁(圓卓)과 사각형의 방탁(方卓)이 있다. 좌석은 4인, 10인, 12인식의 짝수로, 식탁에 둘러앉는 것이 보통인데(한방의 음양설에서 유래되었음), 정식으로는 팔선탁(八仙卓)이라고 불리듯이 8인이 식탁을 둘러싼다.

그릇의 배치 방법은 여러 종류가 있는데, 기본적인 형은 다음과 같다.

연회석의 내용과 요리의 수에 따라 필요한 식기를 늘어놓는다. 요리를 덜어 담는 작은 접시는 3~4개, 작은 공기는 1인당 2개를 준비해 놓는다. 요리를 담을 큰 접시는, 되도록 요리가 먹음직스럽게 보이는 것을 택한다. 요리에 따라 그것을 담을 접시를 잘 택하는 것도 연회석을 연출하는 중요한 항목이다. 최근에는 서양의 식기와 테이블 세팅을 채택하기도 한다.

연석과 매너

연석의 좌석순은 지방이나 시대에 따라 다소의 변화는 있으나, 기본으로서 입구에서 가장 먼 곳에 주빈을 앉게 한다. 주빈을 중심으로 왼쪽이 차석, 오른쪽 3번석으로 번갈아서 자리가 결정되며, 8인용 식탁의 경우 주인은 주빈과 정면으로 마주앉는다.

요리가 나오면, 주인은 맨처음 주빈에게 젓가락을 대게 하여 차례로 앞앞의 접시에 나누어 담게 한 다음, 마지막에 자신의 몫을 담는다. 술은 전채(前菜)가 있는 동안에 마시는 것이 정석이다. 통째로 식탁에 올려진 요리(오리, 물고기 등)는, 일단 식탁에서 물려서 적당히 썬 뒤에 다시 식탁으로 가져오게 한다. 큰 접시에서 작은 접시로 요리를 덜 때는 처음에는 조금씩 덜고, 한 차례 돈 뒤에 다시 덜어서 먹도록 한다.

수프나 디저트는 미리 덜어서 내놓기도 한다. 중국식 연석 예절에서는 주인이 좌중을 즐겁게 만들기 위해 세심한 신경을 쓰는 것이 중요하다.

한방 요리의 탕(수프)

중국 요리의 훌륭한 맛의 비결은 탕(수프)에 있다고 하는데 영양분 또한 풍부하다. 재료를 오랜 시간 끓이므로 재료 자체보다는 국물에 좋은 맛이 우러나는 것이다. 조리 과정이 길어서 수프류는 대부분 미리 시간을 넉넉히 갖고 만들어 놓는다. 재료도 넉넉히 사용하며 여러 가지 요리의 기초에 사용된다. 탕은 쇠고기나 돼지고기 또는 닭고기를 재료로 한 훈탕(暈湯), 표고버섯·다시마·콩나물 등을 재료로 한 소탕(素湯) 등 동물성과 식물성의 두 가지로 크게 나눌 수 있다. 수프의 상태에 따라 맑은 모탕(毛湯)과 고급 요리에 쓰이는 청탕(淸湯) 그리고 우윳빛처럼 탁하게 우러난 백탕(白湯)으로 크게 나눈다.

오미(五味)·오기(五氣)

오미는 다음과 같은 다섯 가지를 말한다.
- 신맛(酸) : 간장, 담낭과 관계가 있다.
- 쓴맛(苦) : 심장, 소장과 관계가 있다.

- 단맛(甘) : 비장, 위장과 관계가 있다.
- 매운맛(辛) : 폐, 대장과 관계가 있다.
- 짠맛(鹹) : 신장, 방광과 관계가 있다.

오기란 식품과 약초가 인체에 미치는 다섯 가지 작용이다.
- 한(寒) : 몸을 냉하게 하는 것.
- 열(熱) : 몸을 뜨겁게 하는 것.
- 온(溫) : 몸을 훈훈하게 만드는 것.
- 냉(冷) : 몸을 청량하게 만드는 것.
- 평(平) : 몸을 온화하게 평균적으로 만드는 것.

팔진(八珍)·팔미(八味)

팔진은 다음과 같은 재료를 말한다.

곰 발바닥(熊掌), 코끼리 코 끝(象鼻), 표범의 태아(豹胎), 사슴 꼬리(鹿尾), 사슴 아킬레스건(鹿筋), 낙타 혹(駝峰), 호랑이 무릎(虎膝), 원숭이의 머리를 닮은 버섯(猴頭).

팔미는 상어 지느러미(魚翅), 마른 해삼(海蔘), 마른 전복(干鮑), 물고기 부레(魚肚), 상어의 입 가장자리(魚唇), 말린 조개 관자(干貝), 마른 오징어(干魷魚), 물고기 창자 말린 것(龍腸)을 말한다.

우황과 마

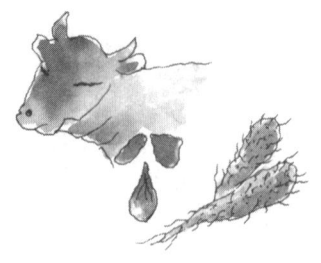

　소는 식용으로 중요한 것이기도 하지만 특별히 약용으로 쓰이는 것도 있다. 그 가운데 하나가 동물성 생약인 우황(牛黃)이다.
　우황은 정신과 신경을 진정시키고 모든 잡념과 정신 혼란을 물리치며 미친증, 아이들 경풍 및 중독을 풀어 주며 어린아이들의 모든 병을 고쳐 준다고 ≪동의보감≫에 기록되어 있다. 약리학적으로도 혈압 강하 작용, 강심 작용 등이 알려져 있다.
　우황은 소의 쓸개 속에 생긴 결석, 즉 담석이다. 주성분은 담즙 색소, 콜레스테롤 등을 비롯하여 여러 가지 성분이 들어 있는데 모든 생약이 그렇듯이 우황의 신비한 약효와 유효 성분이 어느 것인지에 대해서는 아직 밝혀지지 않고 있다.
　우황을 뱃속에 지니고 있는 소는 털과 가죽이 광택이 나며, 눈은 핏빛으로 빨갛고 때로 소리를 지른다. 소를 놀라게 하면 우황을 토해 내는데 그것을 물 담은 그릇에 받으면 크기가 달걀 노른자위 만하다.
　그런데 우황은 값이 비싸다 보니 가짜가 많다. 시험하는 방법은 손톱 위에 문질러 발랐을 때 손톱이 물들어 노랗게 되는 것이 진품이다. 소를 놀라게 하여 토해 내게 한 것을 생황(生黃)이라고 하여 가장 귀한 것으로 친다. 요즘은 도살장에서 잡은 소의 간과 쓸개 속에서 찾아낸다. 소가 많은 오스트레일리아 또는 남·북아메리카에서 생산되는 것을 수입해 쓰고도 있는데 옛날에는 우황 가운데서 우리 나라의 고려황을 으뜸으로 쳤다. 인도에서 나오는 것을 광황(廣黃), 중국 만주 지방의 것을 동우황(東牛黃)이라고 한다. 중풍으로 뇌졸중이 되어 인사불성이 되었을 때 구급약으로 애용되는 우황청심원도 우리 나라 제품이 가장 좋은 것으로 취급되어 왔다.

그런데 요즘 중국에 다녀오는 사람들은 거의 예외없이 중국제를 잔뜩 사 가지고 와서 선물들을 하고 있는데 이것은 주객이 바뀐 잘못된 것임을 알아야 할 것이다.

우황청심원은 중풍 때문에 뇌졸중이 되는 것을 다스리는 약이다. 즉 인사불성이 되거나 가래가 막혀 호흡이 통하지 않으며 정신이 혼미해지고 말을 못하고 혀가 잘 돌지 않는 때에 쓴다. 안면 신경마비로 눈과 입이 삐뚤어지고 손발이 말을 듣지 않는 등의 증상에 효과가 있다. 이러한 것들은 모두 ≪동의보감≫에 소개된 내용들이다.

우황청심원은 우황 외에 30가지 가까운 약재를 배합해서 만드는데, 산약·감초·인삼 등이 배합하여 환약으로 짓는다. 이때 쓰이는 재료 가운데 산약은 여러 약재들을 섞었을 때 성분의 특성을 조정하는 역할을 담당하게 되어 있어 우황과 산약은 궁합이 잘 맞는 한 쌍이 된다.

마의 생리활성 성분은 다음과 같다. 바타신, 스테로이드사포닌(Dioscin), 뮤신, 콜린, 알란토인, 비타민B 복합체, C, 아부시신, 당단백질, 포리페놀옥시다아제, 디아스타제, 도아민(doamin) 등.

생리활성 가운데 몇 가지를 보면 다음과 같다.
① 백혈구 탐식 촉진 작용
② 영양과 소화 개선 작용
③ 소화만성 설사와 중독성 이질 치료 작용
④ 동맥경화 개선 작용
⑤ 자양강장작용

마의 소화력이 우수한 것은 무보다 3배의 디아스타제 효과를 가지고 있는 것으로 보아 짐작할 수가 있다. 또 끈끈한 뮤신 성분이 많은데 이것은 단백질을 낭비없이 체내에서 활용하는 것을 돕는 작용이 크다. 즉 우황이 가지고 있는 여러 가지 약효 성분이 체내에서 잘 흡수·이용되도록 도움을 주는 역할을 하는 것이 마인 것이다. 그런 면으로 보아 마와 우황은 아주 좋은 배합이 된다.

뇌졸중은 뇌혈관 혈액 순환이 갑자기 이상이 생기기 때문에 나타나는 증상이며, 갑자기 의식을 잃고 쓰러져서 수족의 마비와 혼수 상태가 오는데, 성인병 가운데 가장 높은 비율을 차지하고 있다.

뇌졸중은 뇌의 혈관이 파열되어 출혈이 되는 경우(뇌일혈)와 뇌혈관이 막혀서 뇌연화(腦軟化)가 생긴 경우(뇌혈전증도 여기에 속한다), 그리고 지주막하(蜘蛛膜下 : 앞의 두 가지보다 적다) 출혈의 세 가지가 있다. 어느 경우나 모두 정신적인 쇼크, 급격한 운동, 갑작스러운 추위, 변을 보느라 힘을 줄 때 등이 유발 원인으로 손꼽히고 있다. 이것을 사전에 예방하기 위해서는 평상시에 식생활과 운동을 합리적으로 하여 혈압과 혈관 관리를 잘하도록 해야 한다. 이럴 때 쓰이는 구급약으로는 우황청심원 말고 사향소합원도 있다.

오이와 맥문동

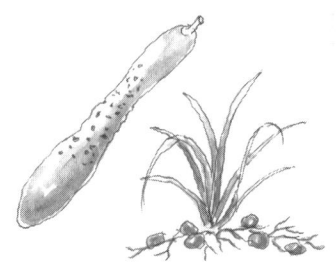

　오이는 인도가 원산지인데 이전에는 여름에만 먹을 수 있었던 것이 지금은 연중 시장에 나오고 있다. 1년생 초본의 넝쿨성으로, 곁가지가 많은 것과 원가지가 더 강한 것의 두 종류가 있다. 미숙과를 식용하는데 남지형과 북지형, 유럽형과 잡종군으로 구분된다. 남지형은 다다기형과 땅오이형이 있다.
　꽃이 핀 뒤 3~4일이면 하루 1cm 정도 자라고 5~10일이 지나면 하루에 3cm까지 자란다. 단백질은 거의 없으며 무기질 가운데 칼륨이 많고 96% 정도의 수분을 가지고 있다.
　오이의 쓴맛을 내는 엘라테린 성분은 열에 강해 익혀도 파괴되지 않는다. 오이의 녹색은 엽록소인데, 오이지나 소박이를 담그면 갈색으로 변하는 것은 가공 과정에서 생성되는 유기산 때문이다. 영양적인 특성은 없으나 향미가 있고 씹히는 촉감이 좋아 여러 모로 이용된다.
　오이의 보관 온도는 5℃가 적당하다.
　칼로리가 적기 때문에 다이어트 식품 재료로 이용되며 위장병에도 좋고 갈증 방지 효과도 매우 크다.
　씹히는 감촉이 신선하고 독특한 향기가 있어 다른 식품과 잘 조화되므로 간접적인 미각 효과는 물론 시각적 효과도 얻을 수 있다.

몸이 부을 때 오이 넝쿨을 다려 먹으면 잘 낫는다.

오이소박이, 오이지, 샐러드, 냉채, 무침, 피클 등으로 이용되는데 오이를 가지고 만드는 색다른 한방 요리 가운데 맥문동이 든 오이소박이 튀김을 들 수 있다.

맥문동(麥門冬)은 맥문아제비과에 속하는 다년초로서, 뿌리는 짧고 굵으며, 줄기는 높이 30~35cm 가량으로 잎은 총생(叢生)하며 가늘고 길다. 6~7월에 담자색의 꽃이 피고, 꽃이 지면 청자색의 귀여운 열매가 열린다. 이 식물의 근괴(根塊 : 뿌리가 감자처럼 둥근 부분)를 씻어서 말린 것이 맥문동인데 약용으로 쓴다. 약효가 강한 완화청량자양제(緩和淸凉滋養劑)로서, 폐를 보하고 소화력을 기르며, 진액(津液)을 생하고, 젖이 적게 나오는 것을 통유(通流)시키는 효과가 있다. 따라서 맥문동은 강장제이면서 신경을 진정시키는 약제이기도 하다. 이 맥문동을 오이소박이에 넣어 건강 증진 효과가 뛰어난 요리를 만들 수 있다.

5인분 재료는 다음과 같다. 오이 5~10개, 쇠고기 300g, 식빵 큰 것 반 토막, 밀가루·버터·녹말가루, 파와 후추, 맥문동 15g(물에 불린 것).

오이는 양끝 부분을 조금 자르고 씨를 파낸 오이소박이를 만들 때처럼 오이의 복부를 칼로 째 놓는다. 그 다음 끓는 물에 넣어서 4,5분간 슬쩍 데쳐 내어 찬물에 넣어서 식힌 다음 꺼내서 오이의 밖과 안의 물기를 헝겊으로 닦아 낸다.

식빵을 물에 넣어 불려 손으로 꽉 짜서 물기를 빼고 절구에 넣어서 찧는다. 여기에 쇠고기(갈아서 준비한다)와 맥문동을 넣고 된장과 고추장으로 간을 맞춘 다음 밀가루를 2, 3스푼 넣어서 골고루 버무린다. 오이의 안쪽에 밀가루를 뿌리고 속을 차곡차곡 채운다. 속이 빠져나오므로 미리 데쳐 놓은 파 잎으로 군데군데 묶는다. 냄비에 버터를 큰 스푼으로 3개쯤 넣고 불을 세게 하여 오이소박이를 넣어서 2, 3분간 볶는다. 분량이 많으면 몇 번 나누어 볶아도 좋다.
 다 볶으면 냄비에 모아 놓고 오이소박이가 국물에 잠길 만큼 만들어 놓은 양념을 붓고 약한 불로 20~30분간 끓인다. 국물에 녹말가루를 좀 타는 것도 좋다. 다 끓였으면 다시 한번 간장·후추·고춧가루 또는 깨소금으로 양념하여 국물은 다른 그릇에 담아 별도로 마시고 오이소박이에는 토마토 케첩 같은 것을 첨가하여 먹는 것도 좋다. 맥문동은 잘 익었기 때문에 그냥 먹어도 되면, 또 약효 성분이 국물에도 섞여 있으므로 국물도 다 먹는 것이 좋다.
 맥문동은 강장 효과가 있어 병후 회복기의 사람에게 가장 좋고, 허약한 사람에게도 좋다. 또한 부작용이 전혀 없으므로 안심하고 쓸 수 있는 생약이다.

익모초 조청

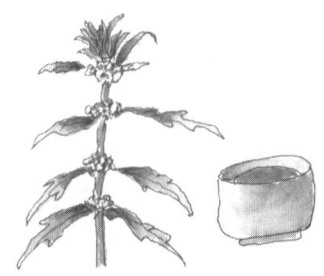

　익모초(益母草)는 꿀풀과의 2년생 풀로서, 익모초, 백화익모초, 세엽익모초, 토이기익모초의 4종이 있다. 우리 나라의 어디에서나 자생한다. 여름철 성장이 왕성할 때 채취하여 햇볕에 말리거나 그대로 사용한다. 예로부터 단옷날 오시(午時)에 익모초와 쑥을 뜯어 말려 두었다가 약으로 쓰면 효과가 크다고 전해내려왔다.
　탕으로 달이거나 환과 가루약으로 복용하고 즙을 내어 마시기도 한다. 성분으로 레오누린, 정유, 수지 등을 함유하며, 쓴맛이 매우 강하다.
　익모초는 월경통 치료에 뛰어난 효과가 있다. 익모초를 오랫동안 끓는 물에 삶아서(말린 익모초 20g에 물 5컵을 붓고 반으로 졸 때까지 끓인다) 마신다. 생것을 믹서에 갈아서 생즙을 내어 하루 3회 공복에 40ml씩 마시기도 한다. 옛날에는 생즙을 내어 밤에 장독대 위에 올려놓아 이슬을 맞힌 다음에 마셨다.
　쓴맛이 강해 마시다 토하는 경우도 있으므로 익모초 조청을 만들어 먹기도 했다. 익모초를 물을 붓고 달여 조청처럼 만들어 냉장고에 보관해 두고 한 번에 5g 정도를 더운물에 타서 하루 3번 마시면 된다. 이때 꿀을 타서 마셔도 되고 알약을 만들어 먹어도 된다. 알약은 익모초 조청을 콩가루에 반죽해서 꿀을 적당히 배합하여 팥알 크기 만하게 만든다. 이것을 1회 6~8g씩 온수로 삼키면 역겹지 않다.

 익모초는 여름을 타서 입맛이 없을 때도 좋고, 월경 조정·이뇨 해독·보정(補精) 등의 작용이 있다. 월경 주기와 기간 그리고 양이 일정치 않을 경우, 월경통이나 빈혈 등이 있는 경우에 익모초를 사용하면 좋다.

 그러나 이렇게 여러 모로 약효가 뛰어나다고 하더라도 임산부는 익모초를 먹으면 안 된다. 익모초의 특수한 약리 성분인 레오누린·정유·수지 등이 정상 세포의 발육에 지장을 주어 태아에게 좋지 않기 때문이다.

산수유와 한천

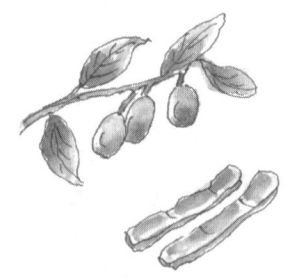

　발랄한 정기를 기르는 한방 식품으로 추천되는 것이 산수유에 한천을 넣어 만든 산수유 젤리다.
　산수유(山茱萸)의 원 식물명은 산수유나무로, 층층나무과에 속하는 낙엽 활엽 교목이다. 높이는 7m까지 자라고, 꽃은 황색으로 3월에 잎보다 먼저 피는데 그 모양이 아름다워 관상수로 많이 재배된다. 가을에 1.5cm 가량의 길이를 가진 타원형 열매가 빨갛게 익는다. 열매에는 코르닌, 모로니사이드, 로가닌, 주석산, 사과산, 갈릭산, 베르베날린, 타닌, 우르손, 비타민A 등이 함유되어 있으며 약리 작용이 크다.
　빨갛게 익은 열매를 따서 씨(核)를 빼 버리고 껍질과 살(과육)을 건조시켜 생약 산수유로 약용한다. 옛날부터 온몸의 기관을 조정·강화하여 건강을 보존케 하므로 한의 처방에 많이 쓰여 왔다. 젊은 사람에게는 더욱 젊은 원기를, 나이든 사람에게는 그 연령에 상응하는 정기를 보해 주어 자칫 노화하여 쇠약해지기 쉬운 육체를 회춘시켜 주는 약효가 있다고 한다.
　민간에서는 차나 술에 담가서 강장제로 쓰기도 하였다. 신장 기능과 생식 기능이 감퇴하여 소변을 자주 보거나 허리와 무릎이 시릴 때에 효과가 있고, 특히 성 신경 기능이 약화되었거나 조루 등의 증상에 장복하면 효과가 크다고 한다. 다만 부종이 있고 소변을 잘 보지 못하는 사람에게는 사용하지 않는다.

산수유의 생리 활성과 효능을 보면 다음과 같다.

① 배뇨와 혈압 강하 작용
② 혈당 강하 작용
③ 항균 작용
④ 항암 작용

독성과 부작용에 관해서는 알려진 바가 없다. ≪동의보감≫에는 다음과 같이 소개되고 있다.

'산수유는 보신과 첨정을 하고 수장을 따뜻하게 하며 정기를 삽하게 한다. 두통과 뇌골통, 간허현훈을 치료한다. 또 소변의 활삭함을 그치게 하고 노인 소변을 순조롭게 조절한다. 산수유는 살찌게 하고 원기를 도우며 정액을 보충하나 그 씨는 정액을 저절로 나가게 하므로 빼고 써야 한다.'

노인이 오줌을 방울방울 흘리거나 어린이가 잠자리에 오줌을 누는 증상을 낫게 하려면 산수유, 인삼, 오미자, 진피, 익지인을 각각 같은 양으로 가루 내어 먹는다.

산수유한천젤리의 재료와 조리법은 다음과 같다.

먼저 산수유 10g(산수유 끓인 물만 사용한다), 한천 2개, 설탕 1컵을 준비한다.

산수유를 1컵의 물에 넣어서 약한 불로 1시간쯤 끓이다가 물이 반으로 줄면 베를 2겹으로 하여 거른다. 우무 2대는 1시간쯤 물에 담가서 불려 둔다.

우선 냄비에 물 2컵을 넣어서 불에 올려놓고, 우무는 물기를 빼고 잘게 썰어서 냄비에 넣는다. 불은 세지 않게 하고(불을 세게 하면 안 된다) 마지막에 불을 낮추어 약하게 하면서 쉴새없이 젓는다.

우무가 녹으면 산수유 달인 물 반 컵과 설탕 1컵을 넣어서 녹인다. 다 녹으면 베로 걸러서 다른 그릇에 담고 식혀서 굳힌다. 그릇에서 조금 굳기 시작했을 때 산수유 달인 과육을 하나씩 여기저기 뿌려서 우무를 덮는다. 우무가 그릇에서 굳어지기 전에 그릇 안쪽의 주위를 물로 적셔 두면 굳은 다음 떼어 내기 쉽다. 만약 잘 떨어지지 않으면 뜨거운 물에 그릇을 올려놓아 띄운다든지 미지근한 불에 데우면 쉽게 떨어진다. 완성된 젤리를 적당한 크기로 썰어서 건져 낸 과육과 함께 먹으면 단맛과 신맛이 뒤섞여서 맛있는 젤리가 된다.

복령과 쌀

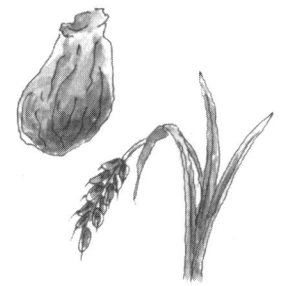

　복령(茯靈, 茯苓)은 고대 중국에서 가장 중요하게 다루어진 생약 가운데 하나다. 최상품은 '목위희지(木威喜芝)' 라 하여, 그늘에서 말려 가루를 내어 한 숟가락씩 1일 3회 복용하면 3,000수를 누린다고 일러 왔다.
　최근의 연구에 따르면, 체내에 수분이 정체되어 있고 수분이 편제하는 병적 증상이 있을 때 복용하면 이뇨 작용을 정상화시키는 등 효과가 크다고 한다.
　≪신농본초경≫에는 '가슴병이 있는 사람, 마음을 많이 쓰는 사람, 화를 자주 내는 사람, 정신이 불안정한 사람, 작은 일에도 가슴이 두근거리는 사람, 명치 끝이 아픈 사람, 정신이 늘 긴장되어 있는 사람, 딸꾹질을 계속하는 사람, 갈증 때문에 물을 자주 마시는 사람 등이 복령을 차로 만들어 마시면 이뇨를 시켜 쉽게 소변을 볼 수 있게 한다.' 고 적혀 있다.
　복령을 먹으면 에너지를 많이 얻을 수 있기 때문에 이따금 식사를 걸러도 공복감이 느껴지지 않는다고 한다.
　일본의 국립암센터에서는 인공적으로 복령에서 강한 항암성 물질인 파히마란을 얻어 냈다. 이것은 암 자연법 치료 연구의 계기가 되었다.

　3년 이상 된 흑송 그루터기의 반경 3m 외곽, 지하 15cm 깊이 전후의 흙 속에 생기는 균을 복령이라고 한다. 큰 것은 길이가 50cm 정도에 무게가 20kg이 넘는 것도 있다. 고구마 비슷한 모양으로 색이 검다. 말리면 굳으면서 흰색이 된다. 외피를 벗기고 말려서 약용으로 쓴다.

　≪동의보감≫에도 복령을 사용한 처방이 많다.

　껍질을 벗겼을 때 속이 흰 것을 백복령, 붉은 것을 적복령이라고 한다. 백복령은 강장제로서 보위(補胃)·보폐(補肺)하고, 적복령은 위병을 다스리며, 백복신(白茯神 : 나무 가는 뿌리를 중심으로 생긴 것)은 보심(補心) 진정 효과가 있어 활용해 왔다.

　옛날 도인들이 즐겨 쓴 양생법 가운데 뛰어난 것이 백복령, 감국(甘菊), 계피, 백출 등을 같은 분량으로 가루 내어 한 번에 한 숟가락씩 하루 세 번 더운물로 마시는 것이었다. 민간에서는 가루로 해서 떡을 만들어 식량으로 대신하기도 하였다.

　중국 당 나라 때의 의학자 손진인의 ≪침중기(枕中記)≫에는 '복령을 한 달만 먹으면 모든 병이 없어지고, 100일을 먹으면 밤낮으로 잠을 이루지 않아도 피로나 괴로움을 느끼지 않고, 3년을 계속하면 귀신을 마음대로 부릴 수 있으며, 4년을 계속하면 선심(仙心)이 깃들여 자기 세계에서 하고 싶은 대로 할 수 있고 심지어 시녀까지 거느린 선인까지 될 수 있다.'고 기록하고 있다.

　유명한 소동파도 이 생약을 매일 두 번씩 가루로 만들어 쌀물로 마시는 특이한 양생법을 썼다고 한다. 도인의 경전에 보면, '복령을 지니고 다니면 잡귀가 스스로 물러난다.'고 하였으며 이것을 먹으면 득도(得道)가 따르므로 식사로 대용하였다고 했다.

　큰 소나무 뿌리에 기생하는 복령은 마치 달관한 스님의 사리처럼 소나무의 정기가 모여서 된 것으로 여긴다. 그래서 땅속에 묻힌 영험적인 것이라 하여 '복령'이라 부른다. 송진이 땅속으로 흘러 들어

가서 1,000년 만에 복령이 된다는 거창한 표현도 있다.

복령은 소나무 뿌리에 생긴 일종의 혹으로, 식물학상 불완전 균류에 속한다. 소나무 뿌리를 에워싸고 있는 것을 '복신(茯神)'이라고 한다. 성분 분석 결과 파키모제라는 주성분을 비롯하여 여러 가지가 알려져 있지만 그 생리적 기능은 다 밝혀지지 않고 있다.

항암 성분을 지닌 다당체도 있는데 이것을 체력 증강용으로 먹기 위해서 가장 좋은 것이 쌀죽을 쑤어 먹는 것이다. 쌀에는 생리활성 성분으로 오리제닌, 무기질, 인과 칼륨, 복합다당체, 비타민B군, 감마 오리자놀 등이 있는데 그 작용으로 다음과 같은 것이 거론된다.

① 갈증 해소 작용
② 설사 치료 작용
③ 기능 장애 개선 작용
④ 신장병 치료 작용
⑤ 이뇨 작용
⑥ 항종양 작용

쌀죽은 사람에게 부담 없고 소화가 잘되는 최상의 식품이다. 인도에서는 쌀미음을 훌륭한 완화제로서 열병, 염증 질환의 해열제로 또 비뇨 장애와 유사 질환에 좋은 약으로 꼽고 있기도 하다.

이러한 것을 종합해 볼 때 복령을 섞은 쌀죽을 만들어 먹는 것은 소화 흡수를 쉽게 하고 생리적 기능의 상승 효과를 거둘 수 있어 좋은 궁합이 된다.

오미자와 미삼

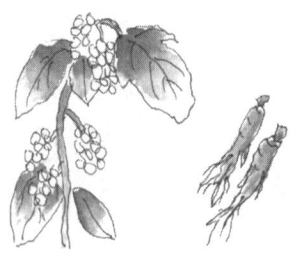

다섯 가지 맛을 가졌다고 해서 오미자(五味子)라고 한다. 신맛·단맛·쓴맛·짠맛·매운맛의 다섯 가지 맛이다.

오미자나무는 오미자과에 속하는 낙엽 활엽으로 덩굴지어 뻗어 나간다. 잎은 달걀 모양이고 뒷면에 털이 있다. 홍백색 꽃이 암수 따로 피고 열매는 이삭 모양으로 아래로 늘어져 붉은색을 띤다. 열매는 익을수록 어두운 갈색을 띠며, 팥 모양의 씨가 한두 개 들어 있어 다른 열매와 구별된다. 오미자 과육은 주로 사과산, 주석산, 구연산, 푸로토카테킨산, 아스코르브산 등 유기산 때문에 신맛이 강하다.

오미자는 산기슭 특히 돌이 많은 비탈진 곳에 흔히 난다. 거의 한국 각지와 일본, 사할린, 만주, 중국에 분포하는데, 한국산이 약용으로 가장 우수한 것으로 평가되고 있다. 오미자는 공해와 염분에 약하기 때문에 도시나 해안 지방에서는 잘 자라지 않는다.

오미자의 생리 활성 성분은 치트랄, 세스퀴테르펜으로 차미그렌, 리그난으로 쉬잔드린 등의 정유 성분이다. 오미자의 생리 활성과 효능을 정리하면 다음과 같다.

① 간 보호와 해독 작용

② 간염 치료 작용
③ 스트레스성 궤양 예방 작용·진통 작용·위액 분비 억제 작용
④ 중추신경계의 반응성 증가
⑤ 항생 작용
⑥ 진해·거담 작용
⑦ 자양·강장 작용
⑧ 혈액 순환 장애 개선
⑨ 분만기의 자궁에 작용하여 생리 기능 항진

민간요법으로는 다음과 같은 것이 이용되기도 하였다.
- 오미자 3g을 미지근한 물에 약 10시간 담가 두었다가 체에 받쳐서 끓인다. 오미자가 뜨거울 때 설탕과 꿀을 적당히 넣어 마신다. 노인이나 어린이 기침이 신기하게 멎는다.
- 오미자 삶은 물에 머리를 감으면 모발 발육이 촉진되고 흰머리가 생기지 않는다고 한다.
- 자양·강장·진해·거담, 폐질환에 의한 기침, 유정, 음위, 식은 땀, 까닭 없이 많은 땀이 흐르는 증세, 입 안이 마르는 증세, 급성 간염 등에 효과가 있다고 한다.

한방에서는 오미자의 다섯 가지 맛이 각각 장기에 대하여 생리적으로 깊은 관계를 가지고 있어 오미가 잘 조화되어 소화에도 좋은 영향을 준다.
더운물에 오미자를 담가 붉게 우러난 국물을 오미자국이라고 하는데 화채 국물로도 많이 활용하고, 녹말면을 만드는 데 쓰인다. 달걀을 오미자국에 넣으면 녹아 버리므로, 전체가 완전히 녹아 없어지는 때에 비유하는 말로 '오미자국에 달걀'이라고 한다.
오미자를 우릴 때 뜨거운 물을 부어서 우리면 신맛이 유난히 더하고 떫은맛도 강하므로 냉수에 하루 반쯤 재워 천천히 우리는 것

이 좋다.

오미자 국물 맛은 종류에 따라 다르고 우러나는 빛깔도 다르기 때문에 맛과 비슷한 재료를 알맞게 맞추어서 쓰는 것이 좋다. 황률과 대추를 섞어서 넣고 끓이거나 미삼을 넣고 오래 달이면 풍미 있는 차가 된다.

오미자에 미삼이 잘 배합되는 것은 미삼의 고미 성분이 오미자의 산미와 잘 융화되어 식욕을 증진시키는 효과가 크기 때문이다.

미삼은 값이 상대적으로 싸면서도 인삼 몸통이 가지고 있는 생리적 성분이 모두 들어 있어 약효를 크게 기대할 수 있다. 인삼의 가장 대표적인 생리 기능성 성분인 인삼 사포닌(진세노사이드)의 작용으로는 다음과 같은 것이 있다.

① 말초 순환 개선 작용
② 신진대사 촉진 작용
③ 스트레스에 의한 면역 억제
④ 바이러스 감염 방지
⑤ 항암 효과

오미자와 인삼은 생리 기능을 상호 상승시키는 작용이 있고 맛도 어울리므로 궁합이 맞는다.

오매와 백단향

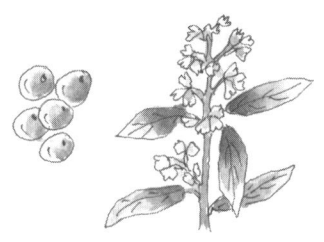

　날씨가 덥고 갈증이 심하게 나면 누구나 물을 찾거나 청량 음료수를 찾는다. 차가운 청량 음료수는 마실 때는 시원하고 갈증이 풀린 듯하지만 마시고 나면 곧 갈증이 더 심해지는 것을 느낄 수 있을 것이다. 옛날 사람들도 여름에 청량감을 주고 갈증을 해소할 수 있는 음료를 만들어 마셔 왔는데 그 가운데서도 궁중에서 만들었던 것이 제호탕이었다. 계절에 따라 행사를 기록한 조선시대의 ≪동국세시기≫를 보면 단오 때에 제호탕(醍醐湯)이라는 청량 음료를 만들었다가 삼복더위 때에 복용한다고 적혀 있다. 음력 5월 5일은 단옷날인데 '중양절' 또는 '수릿날'이라고도 한다. 단옷날에 이 제호탕을 만들면 가장 효과가 좋다고 한다.
　제호탕은 마시면 정신을 상쾌하게 하기 때문에 '제호관정'이라고 불렀다. 이렇게 맛있고 정신이 상쾌해진다고 하여 제호라는 말을 사용하여 음료를 만들었던 것이다. 더위에 시달려 기력이 쇠진했을 때 마시면 갈증도 사라지고 기운이 나며, 식욕도 나고 복통이나 설사도 멎고 소화도 촉진되어 기력이 용솟음친다고 한다. 이 음료는 조선조 때 대궐 안의 약을 관장하는 부서인 내의원(內醫院)에서 만들어 상감께 바쳤다. 상감께서는 이 제호탕을 받아 가까이에 있는 관속들에게 나누어주어 여름철을 잘 지내게 하였다고 한다.

제호탕은 더워서 가슴이 답답하고 갈증이 나는 것을 멈추어 준다. 오매육·초과(草果)·축사(縮砂)·백단향(白檀香)을 고운 가루로 만들어 꿀에 넣고 약한 불로 끓이면서 잘 휘저어 사기 항아리에 넣어 저장한다. 먹을 때에 냉수에 몇 숟가락씩 적당히 타서 마시는데 가슴속이 시원하고 그 향기가 오래도록 가시지 않는다고 한다.

재료의 분량은 저마다 조금씩 차이가 있다. 《동의보감》에는 오매육 분말 1근(375g), 초과 1량(37.5g), 축사와 백단향 각기 5전(18.8g), 꿀 5근(1,875g)으로 되어 있다.

다른 처방도 있다. 오매 분말 10량·백단향 8돈·축사 4돈·초과 3돈·꿀 1두로 만든다. 오매육을 따로 가루로 빻는다. 초과·축사·백단향은 함께 고운 가루로 빻는다. 불에 올릴 수 있는 도자기에 꿀을 넣고 담고 한약재 간 것을 모두 넣고 저으면서 되직하게 끓인다. 꿀을 넣고 다린 약재를 식혀서 사기 항아리나 유리병에 담아 둔다. 마실 때는 다린 한약재를 물 한 컵에 두 숟가락 타서 잣을 띄워 마신다.

오매를 대강 두들겨 물에 끓인 뒤 다른 약재를 가루로 하고 꿀을 넣어 한데 끓이기도 한다. 끓인 것을 고운 천에 걸러서 나중에 꿀을 타기도 한다. 매실의 원산지는 중국의 운남성이라고 한다. 그곳의 조계사에 가 보면 700년된 원매(元梅) 나무가 지금도 꽃을 피우고 있다. 오매는 해열·지혈·진통·구충·갈증 방지에 쓰여 왔다. 매실에는 유기산이 약 5% 가량이나 들어 있다.

오매(烏梅)는 채 익지 않아 푸른 매실을 불에 그을려 말린 것으로, 빛이 까마귀처럼 검다고 해서 오매라고 한다. 수분은 증발했지만 매실이 가지고 있는 유기산은 그대로 남아 있어 신맛이 대단히 강해 옛날부터 약용으로 이용되어 왔다.

매실을 그냥 소금에 절여서 말린 것을 백매라고 한다. 동남아시아 사람들은 오매나 백매를 마치 껌처럼 씹고 다니는데 배탈이 나지 않고 더위를 먹지 않는다고 한다. 매실의 이 신맛은 갈증을 멎게 하는 가장 우수한 식품으로 알려져 있다. 이 신맛과 관계된 고사성어가 '망매지갈(望梅止渴 : 매실을 보고 갈증을 멎게 함)'이다. 위나라의 조조가 행군 가운데 길을 잘못 들어 방황하니 갈증에 시달린 병사들이 기진맥진했다고 한다. 그때 조조가 저 산 너머 매실밭이 있다고 하자, 병사들은 군침을 삼키고 산을 쉽게 넘었다고 한다.

매실의 신맛을 연상하여 입에 침이 솟아 나와 갈증을 멎게 한 데서 생겨난 말이다. 매실을 먹으면 침이 많이 나오는데 그것이 건강을 지키는 비결이라는 지적이 있다. 음식을 잘 씹고 침이 잘 섞이면 소화가 잘되고 건강에 좋다는 사실은 오래 전부터 알려져 온 사실이다. 침 속에는 파로틴이라는 호르몬이 들어 있는데 이것이 당뇨병 예방이나 동맥경화 또는 뼈의 발육 등에도 큰 영향을 끼치고 있다는 사실이 최근 새롭게 밝혀졌다.

매실 유기산의 대표적인 것은 구연산(3.4%)과 사과산(1.5%) 그리고 카테친산이다. 매실이 가지고 있는 유기산은 살균력과도 깊은 관계가 있어서 식중독이 많은 여름철에 매실을 먹으면 자연히 체내에 저항력이 생기게 되는 것이다. 매실 가운데 카테친산은 장의 운동을 활발하게 하여 장의 염증을 가라앉히고 설사를 억제하는 작용이 있다. 매실에는 또 미량의 피크린산이 들어 있는데 이것은 간장의 기능을 높여 주므로 음주로 피로해진 간장에도 유용하다.

오매는 청량성 수렴제로서, 한방에서는 '더위를 물리치고 위장 기능을 튼튼하게 한다'고 되어 있다.

초과와 축사는 모두 생강과에 속하는 약초 열매로, 향기가 있으면서 위를 튼튼하게 하는 작용을 가지고 있기 때문에 '방향성 건위제'라고 한다.

백단향도 식욕을 증진시키고 소화 기능을 좋게 하는 작용을 한다. 제호탕의 재료로 오매와 백단향은 맛을 상호 조정하면서 생리적 기능도 상승시키므로 궁합이 잘 맞는 한 쌍이 된다.

감초와 계지

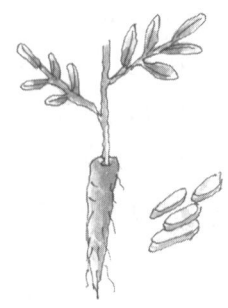

'약방에 감초'라는 말도 있듯이, 탕약에서 감초만큼 많이 쓰이는 재료도 드물 것이다.

감초의 글리치르리친 성분은 약물과 음식물 중독, 체내 대사물의 중독, 세균의 독소 등을 해독시키는 힘이 있다.

글리치르리친과 글리헤틴산은 항이뇨 작용을 한다.

하이드로 호박산은 강력한 항궤양 작용이 있다. 아세칠콜린에 대한 길항 작용과 아드레날린의 강심 작용을 증강시킨다. 혈압 강하·강장 보호·진해 거담·항염증과 항알레르기 작용 등 생리활성 작용이 있다.

≪명의별록≫에 다음과 같은 구절이 있다.

"비장을 보하고 기를 더한다. 열을 내리고 독을 풀고 폐를 윤택하게 하며 기침을 그치게 한다. 모든 약물을 조화롭게 하여 편안하게 한다. 속을 덥게 하고 기를 내리고 갈증을 멈추며 경맥을 통하여 혈기를 보하며 모든 약의 독을 없앤다."

또 ≪동의보감≫에서는 다음과 같이 소개하고 있다.

"맥이 불규칙한 간헐성이 있고 가슴이 울렁거리는 데 효과가 있으며 경속이 아플 때에는 목통과 함께 다려 마신다."

감초의 성분으로는 당질·사과산·플라노보이드·아스파라긴 등 여러 가지 성분이 있다. 알려진 약리 작용은 다음과 같다.

① 근육이나 조직의 급격한 긴장에 의하여 생기는 통증을 풀어 준다.

② 체중 증가, 혈압 상승, 혈청칼륨의 감소와 나트륨의 증가가 나타난다.

③ 항히스타민, 항아세칠콜린 작용이 있다.

④ 코티손 또는 뇌하수체 전엽호르몬인 ACTH의 작용과 비슷하나 독성이 약하다.

⑤ 위궤양의 발생을 방지한다. 글리치르리친은 백혈구를 증가시킨다.

⑥ 간장 기능을 회복시키며 약물 중독, 간염, 두드러기, 피부염, 습진 등에 유효하다.

⑦ 이뇨 작용과 항염증 작용이 있다.

⑧ 리퀴리틴·리퀴리티게닌·이소리퀴리티게닌 등 성분이 있어 소화성 궤양의 발생을 억제한다.

이 가운데서도 소화성 궤양에 대한 치료 효과는 독일과 일본의 학자에 의해 많이 연구되었다. 감초 20~25g을 1일 양으로 하여 하루 3회 다려서 6주간 마시는 치료법을 쓰면서 소금 섭취량을 줄이고 단백질과 비타민이 많은 식이요법을 병행했더니 38명의 위궤양 환자 가운데 32명이 치유되었다. 나머지 8명 가운데 3명은 자각 증상이 완전히 없어졌으며 효과가 없었던 것은 3명뿐이었다. 이 3명은 개복 수술 뒤 검사해 보니 모두 암이었다고 한다. 그래서 '감초를 사용하여 위궤양이 낫지 않으면 암을 의심해도 좋다.'는 말까지 나온 것이다.

소화성 궤양 치료제 처방을 보면 감초말 또는 글리치르리진이 성분으로 되어 있는 것이 많다. 그러나 제아무리 좋은 것이라도 지나치게 오래 먹으면 부종이 생기고 일시적으로 혈압도 높아지므로 원래 고혈압인 사람은 장기 복용을 권할 수가 없다고 한다.

감초가 들어가는 탕은 매우 많은데 그 가운데 계지감초탕이 있다. 이 처방은 심한 동계(動悸)를 주로 하는 발작에 쓰인다. 열이 많아져 땀이 지나치게 났기 때문에 심한 심계항진이 일어난 경우에 이용되는데, 계지(桂枝) 4g, 감초 2g을 물 400ml에 달여서 찌꺼기를 없애고 마신다.

계지를 감초, 복령과 함께 쓰면 심계항진을 진정하는 효과를 나타낸다.

계지감초탕을 계지와 감초의 이미(二味)라고 한다. 이것을 가리켜, ≪상한론(傷寒論)≫에는 지나치게 땀을 냈기 때문에 심하게 동계를 일으켜 심장부를 눌러서 안정하게 하는 것이라고 씌어 있다. 그래서 계지감초탕은 여러 가지 열병으로 발한(發汗)이 과다할 때의 심계항진, 신경증의 불안 발작, 바세도우시병 등에 이용된다.

부신피질 호르몬인 호르몬 코오티코스테로이드는 질병에 대한 저항성을 높여 주는 성분이지만 이것을 약으로 공급할 경우 부작용이 매우 심하다. 그런데 감초를 함께 쓰면 체내에 부신피질 호르몬의 균형이 유지되어 병에 대한 저항력이 강해진다. 감초에는 부신피질 호르몬이 들어 있지 않지만, 글리치르리친이라는 배당체가 체내에서 생리적으로 생성한 부신피질 호르몬을 보호해서 항상성을 유지시켜 주는 것이다.

차조기씨와 삼씨

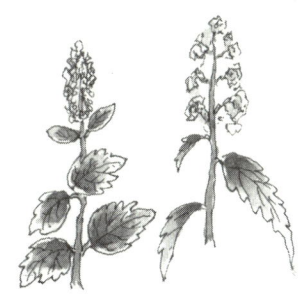

노인에 대하여 다음과 같이 표현하고 있는 글이 있다.
 '사람이 늙으면 정(精)·혈(血)이 다같이 소모되고 칠규(七竅 : 얼굴의 이목구비(耳目口鼻) 일곱 구멍, 즉 보고, 듣고 먹고 숨쉬는 구멍이며 오장에 고장이 나면 칠규가 불통이 된다고 ≪장자≫에 씌어 있다.)가 정상과는 반대로, 울어도 눈물이 안 나오고, 웃으면 도리어 눈물이 나고, 코에는 흐린 물이 많아진다. 귀가 울고, 음식을 먹을 때는 침이 말라 고생이고, 잠잘 때는 쓸데없이 군침이 흐르고, 소변을 흘리고, 대변은 변비 또는 설사가 일정치 않고, 낮에는 잠이 많고, 밤에는 말똥말똥 불면이 생기니 이런 것들이 모두 노인의 병인 것이다. 노인은 감기 같은 것이 들었다 하더라도 절대로 독한 약 또는 땀나게 하는 약, 토하는 약, 설사약 등을 써서는 안 되며 순하고 부드러운 약을 쓰도록 조심해야 한다. 음식으로는 죽이 좋으며 인유(人乳), 우유를 상복하면 가장 좋다.'
 노인을 정의하기란 참으로 어려운 일이다. 국제적으로 가장 많이 쓰이고 있는 기준은 65세 이상인 사람으로 되어 있으나, 생리적으로는 개인차가 매우 심해 종잡기가 어렵기 때문이다.
 성별에 의한 차이, 유전적 인자, 건강 정도에 따른 차이, 성인이 된 뒤의 생활·환경·음식·운동·문화적 배경·인간 관계 등에 따라 조로형(早老型), 평균형, 지로형(遲老型)으로 나눌 수 있다.

애늙은이가 있는가 하면 젊은 노인이 있게 마련이다. 즉, 노화라는 숙명적 현상은 생물학적 변화 말고도 여러 인자에 따라 진행 속도가 미묘하게 바뀌는 것이다. 그 가운데서 식사 환경만 보더라도 단순하지가 않다. 영양을 공급하고 배를 채운다는 것만 문제가 아니라 식사의 모든 단계, 먹을 때의 분위기나 환경, 식사가 끝날 때까지의 과정이 중요한 것이다.

먹는 것도 중요하지만 그에 못지 않게 배설하는 작업이 건강 유지의 필수 조건이다. 예로부터 변비를 만병의 근원으로 일러 왔던 것도 결코 무리가 아니다.

노인의 대소변이 고르지 못한 것이 질병의 원인이 되는데 소변 잘 나오고 변비증이 없게 하는 것이 노인 양생의 첩경이라 일러 왔다. 더욱이 변비는 장액의 분비가 적어 생기는 것이므로 설사약을 쓰면 일시적으로 배변은 되지만, 그 다음에는 더욱 변비가 심해진다. 대장을 윤택하게 하는 약을 먹는 것이 좋다고 하는 것은 현대 의학적 측면에서 보아도 타당한 방법이다.

변비에 좋은 것으로 '소마죽(蘇麻粥)'을 들 수 있다. 이것은 마자인(麻子仁 : 大麻仁, 麻仁이라고도 하는 삼씨), 소자(蘇子 : 紫蘇子 즉 차조기씨)를 각각 5g씩 물을 섞어 갈아서 쌀을 조금 넣고 끓여서 만든 죽이다. 이것을 아침저녁으로 2번 정도 1주일쯤 계속 먹으면 아주 완고한 변비도 자연스럽게 낫게 된다. 보통 변비약처럼 변이 나오기 전에 배가 틀려 아픈 증세도 없으니 매우 좋다. 이것은 주로 마자에 들어 있는 지방 성분이 완화 작용을 하는 것이다.

오가피와 두충

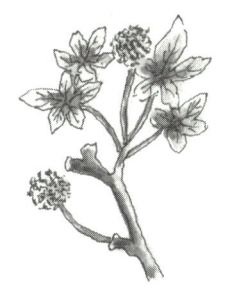

　중국에는 술 종류가 매우 많은데 독특한 색깔과 맛을 가지고 있는 약용주의 하나로 오가피주(五加皮酒)가 있다. 이 술의 재료로 쓰이는 것이 오가피, 지황(地黃), 두충(杜仲)이다.
　오가피는 두릅나무과의 낙엽 관목이다. 오갈피라고도 부른다. 오가피, 무경오가피, 자오가피, 조엽오가피, 홍모오가피의 5종이 있다. 뿌리와 껍질을 약용으로 쓴다. 여름에서 가을철 사이에 뿌리 또는 껍질을 벗겨 햇볕에 말린 다음 그대로 썰어서 사용하거나, 술에 적신 뒤 볶아서 사용한다.
　약의 처방으로 내복할 때는 탕으로 다리거나 환과 가루약 또는 술을 담가서 복용한다. 외용에는 짓찧어서 환 위에 붙인다.
　거습진통(祛濕鎭痛), 강근장골(强筋壯骨) 등의 작용이 있다. 거습진통은 류머티즘 등 풍습병증에 대하여 통증을 멈추게 하는 작용을 말한다. 오가피 뿌리와 줄기에는 고려 인삼과 비슷한 효과가 있다고 한다. 주요 성분은 트리테르페노이드계 배당체로 7종류가 밝혀졌고 에레오테로시드 A~G로 명명되었다.
　기타 생리 활성 성분은 스테롤, 쿠마린(혈압 강하·진정 작용), 시린진(항피로 작용·흥분 작용), 세사민(기침 멎음), 하이페린(관상동맥 확장) 등이다.

오갈피 효용의 특징은 신체의 대사 촉진과 강장 작용의 2가지를 겸하고 있다는 점이다. 이것을 먹게 되면 균형이 깨어진 신체 기능이 조금씩 정상화되고 신진대사를 활발하게 하여 피로 회복을 돕고 식용이 증진되고 스트레스를 받은 정신 신경계의 흥분을 억제한다. 또한 간장과 신장을 보하는 효과도 있어 성 기능을 자극하여 성 능력을 향상시킨다. 효용은 다음과 같다.

① 오가피 가운데 플라보노이드가 신장의 관상동맥을 확장하여 혈류를 개선하고 산소 공급량을 증가시킨다. 신진대사가 좋아져 저온, 저산소 상태에서의 저항력을 부여한다. 추위와 더위, 약물 치료의 부작용, 스트레스, 질병, 알코올 등에의 내구력과 저항력이 향상된다.

② 자율신경의 균형을 회복하는 진정 효과가 있다.

③ 혈압 조절과 강압 작용이 있다.

④ 강장, 성 기능 증진 작용이 있다.

⑤ 심신의 기능을 높이고 기력을 좋게 한다. 감각과 근육의 반응이 정확해지고 긴장감과 체력을 지속시켜 실수 없는 작업 능력을 발휘한다. 건망증 예방 효과도 알려져 있다.

그러나 다음과 같은 사람들은 사용하지 않는 것이 좋다.

① 호흡기 기능이 감퇴한 사람이나 체액이 부족한 사람

② 음기가 없고 화기가 강한 사람

③ 하부에 풍·한·습한 것이 없이 화기가 강하게 보이는 사람

④ 간장이나 신장이 허하고 화기가 강한 사람

두중 또는 두충이라고도 하는데 두충의 채취 및 용법은 다음과 같다.

15년 이상 된 나무를 5월경에 껍질을 벗겨서 햇볕에 말린 다음 바람이 잘 통하는 곳에서 보관한다. 사용할 때는 껍질을 벗기고 잘게 썰어서 그대로, 또는 소금물에 적셔서 볶거나(단 신장염 치료에

는 소금 제외), 점액질을 제거하여 사용한다(약의 처방으로 내복할 때는 탕으로 달이거나 환 및 가루약, 또는 술에 담가서 복용한다).

두충을 먹고 도를 얻었기 때문에 '사선(思仙)'이라 했고 껍질에서 하얀 실이 나오기 때문에 '목면(木棉)'이라 했으며, 또 옛날에 두충(杜仲)이라는 사람이 허리가 아파 고생하다가 이것을 먹고 치료되었다고 하여 두충이라 이름 붙였다고 한다.

두충의 나뭇잎은 뽕나무 잎과 비슷한데, 잘라서 보면 껍질과 마찬가지로 명주실 같은 것이 나온다. 이는 구타페르카라는 성분으로 잎에 2% 가량 들어 있다. 중국에서는 오래 전부터 처음 나온 두충 나뭇잎을 면(棉)이라고 하여 나물을 만들어 먹거나 말려서 가루를 내어 환을 지어 먹거나 물에 달여서 먹었다. 두충은 간 기능을 촉진시키고 신장을 보하므로 등과 허리 그리고 다리의 질환과 간 기능·신장 기능·생식 기능에 좋다고 한다. 생리활성물질로는 이리도이드, 플라보노이드(켐페롤, 퀘르세틴 등), 페놀계 화합물(크로로겐산, 몰식자산 등), 트리테르페노이드 등이 있다.

≪동의보감≫에 의하면, '근골을 강하게 하고 신장이 냉하고 피로하며, 허리와 다리의 냉통을 치료한다.'고 되어 있다. 이러한 생리 기능들을 가지고 있는 오가피와 두충 등을 배합하여 만든 오가피주는 남성의 기개와 기량을 돋구는 보기(補氣)·익정(益精)의 명약으로 손꼽혀 왔다.

오가피는 잎이 다섯 가닥의 별 모양을 하고 있다고 해서 오차성(五車星)의 정기를 받고 자란 식물이라고 알려져 왔다. 다 자라면 2m 정도 되는데, 가시는 갈고리 모양을 하고, 5월에는 황록색의 다섯 잎꽃이 예쁘게 핀다. 쓴맛이 강하며 성질은 따뜻하다. 식욕을 증진시키며 심장을 강화하고, 허리를 튼튼히 하며 다리를 강건하게 하고 정력을 돋군다. 오가피주는 여러 가지 병증세에 좋을 뿐 아니라 의지를 강하게 하고 불로하는 것으로 알려진 약주이기도 하다. 그런 면에서 오가피와 두충은 궁합이 잘 맞는 것이다.

두부와 두판장

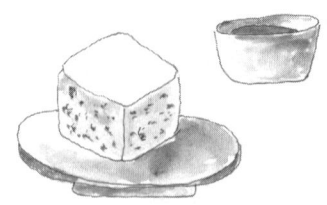

요즘 건강 식품으로 인기를 모으고 있는 것이 두부다. 두부는 약 2,000년 전 중국 한 나라 고조의 손자인 유 안(劉安)이 고안해 냈다고 한다. 동물성 음식을 섭취하지 않는 사찰에서는 귀중한 단백질 식품이었다.

콩을 '밭의 고기'라고 하지만 콩단백질에는 필수 아미노산인 메치오닌이 적어 영양 균형에 문제가 조금 있다. 날콩은 비린내가 나고 소화 흡수율이 떨어지기 때문에, 맛있고 소화 흡수가 잘되는 가공식품이 고안되었는데 바로 두부·된장·간장·콩가루 등이다.

두부는 100g에서 나오는 열량이 60kcal 정도로 매우 낮으며 단백질 덩어리라고 할 수 있다. 또 사포닌이 들어 있어 체내의 지질 대사를 정상화하고 콜레스테롤이나 중성 지방을 낮추는 작용을 한다. 이 사포닌은 인슐린의 과잉 분비를 조정해서 체내 지방 조직의 비율을 줄이기도 한다. 그래서 비만 방지 효과와 더불어 당뇨에도 좋다.

콩에 들어 있는 레시틴이라는 인지질 성분은 뇌의 노화를 방지한다. 이것이 부족하면 뇌세포의 반응이 무디어져 치매의 원인이 되기도 한다.

콩단백질을 섭취하면 몸에 이로운 콜레스테롤인 HDL은 증가하고, 해로운 콜레스테롤인 LDL은 감소한다.

두부는 그 영양상의 특징 만큼이나 조리법도 다양해서 300여 종이 넘는다고 한다. 그 가운데서도 유명한 것이 마파두부(麻婆豆腐)다. 마파두부는 청 나라 때 성도(成都)의 진삼부(辰森富)라는 사람의 아내가 만들어서 유명해졌다고 한다. 이 여인은 천연두를 앓아서 얼굴에 곰보 자국이 심했다고 한다. 마파두부라는 말은 '곰보 할머니의 두부' 라는 뜻이다.

재료를 보면 다음과 같다. 두부 1모(1cm 크기로 네모 나게 썬다), 쇠고기나 돼지고기 간 것 30g, 간장과 소금 각각 1작은술, 두판장(豆辦醬) 1.5작은술, 고춧가루 1작은술, 수프 1/3컵, 술 1작은술, 옥수수 녹말 2작은술, 참기름 1작은술, 대파 조금, 마늘 다진 것 조금, 라유(씨를 뺀 붉은 고추를 잘게 썰고 가열한 식물성 기름에 넣은 것) 조금, 화초분(산초가루) 조금.

　두판장(두우반샹=겨자장)
　사천 요리에서 매운맛의 기초가 되는 것으로, 볶음 요리 · 푹 끓이는 요리 · 식탁용 조미료로 사용되며, 또한 소스류와 폭넓게 쓰이는 조미료이다. 보존할 때는 위에 기름을 한 겹 넣어 냉장고에 넣어 둔다. 여름에는, 특히 발효하기 쉬우므로 주의를 요한다. 중국식 고추장이라고 말하는 사람도 있다.

두판장은 우리 나라로 치면 양념장과 같은 것인데 응용 범위가 대단히 광범위하다. 독특한 매운맛을 주기 위해서도 쓰이지만 콩을 발효시켜 만들었기 때문에 유리아미노산을 고루 가지고 있어 특별한 감칠맛을 주기도 한다. 마파두부처럼 같은 콩제품이기는 하나 두부의 담백한 맛에 고기와 파 등을 섞어서 볶는 요리에 두판장이 들어감으로써 복합적이고 오묘한 맛을 만들어 내게 된다. 두부 요리 특히 마파두부 요리에서 두판장이 차지하는 비중은 사용하는 양은 많지 않지만 큰 역할을 담당하고 있다.

이 마파두부 요리는 청 나라의 건륭 황제도 즐겼다고 한다. 두부 먹기를 적극 권장했던 사람으로 유명한 사람이 중국 혁명의 아버지 손 문이다. 그는 두부를, '빈부의 차이 없이 누구라도 먹을 수 있고 맛이 있으며 영양가가 뛰어난 우수한 식품'이라고 추천하고 있다.

두부라는 말이 쓰이기 전에는 '예석(黎析)' 또는 '숙유(菽乳)' 등으로 불렸다고 한다. 넓은 중국 땅에서는 남과 북, 내륙부와 해안의 풍토 기후에도 차이가 많아 요리도 북경, 사천, 상해, 광동의 4가지 계통으로 나뉘어 발달해 왔다. 어느 곳에서나 값싸고 쉽게 구할 수 있는 두부가 각지의 요리에 사용되어 왔다. 두부는 어떠한 재료, 조리법과도 친숙해지기 쉽고 계속 먹어도 싫증이 나지 않는 신비한 식품인 것이다.

중국에는 두부 가공품이 매우 많은데 그 가운데 몇 가지를 보면 다음과 같다.

- 부유(腐乳) : 두부를 발효시켜 만든 유산균 식품으로, 말하자면 식물성 치즈와 같은 것이다. 조미료로도 쓰이는데 그대로 먹을 수도 있다.
- 부죽(腐竹, 腐皮) : 흔히 유부라고 하는 것이다. 두유를 가열해서 표면에 생긴 피만을 건져 뜬 것이다. 우리의 유부보다 더 두껍다.
- 두부간(豆腐干, 豆腐乾) : 두부의 수분을 60~70% 빼고 단단한 치즈와 같이 압축시킨 것이다.
- 천장피(千張皮)·백엽(百葉) : 응고제를 넣은 두유를 천 위에 얇게 흐르게 하고 위에서 눌러 얇은 판상으로 한 것이다.

구기와 간

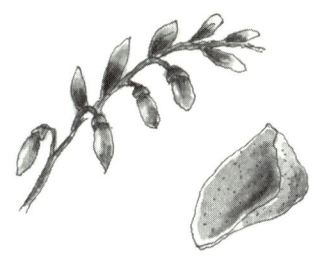

간장병과 피부 미용에 뛰어난 효과가 있다고 한 중국 한방 요리에 보간구기탕(補肝枸杞湯)이 있다. 이 요리는 돼지간에 구기 등의 한방 재료를 쓰는 것이 특징이다.

한방약을 처방하는 경우 음(陰)·양(陽)·허(虛)·실(實) 등 체질에 따라 알맞은 처방을 찾아내야 한다. 이것을 잘못하면 병이 오히려 악화되는 일이 많다. 그러나 구기는 열매나 뿌리가 한약재이기는 하나 염려할 필요가 없다. ≪본초경≫에는 구기를 오랫동안 복용하면 근골을 단단하게 하며, 몸이 가벼워져 늙지 않고 더위와 추위를 타지 않는다고 소개하고 있다.

구기는 가지과에 속하는 낙엽 활엽 관목으로, 한국·중국·일본에 분포한다. 줄기는 가늘고 회백색이며 대개 가시가 있다. 여름에 자색꽃이 피고 열매는 가을에 붉게 익는다. 과실은 구기자(枸杞子)라 하여 약용하고, 고춧잎처럼 생긴 어린잎은 식용한다. 열매가 예뻐서 관상용으로도 가꾼다.

열매인 구기자는 강장·해열의 효능이 있어서 허로요통(虛勞腰痛)에 쓰인다. 뿌리 껍질은 지골피(地骨皮)라 하여 소갈(消渴)·도한(盜汗) 등의 해열제로 이용된다. 구기는 촌락이나 길가에 나는데,

다른 한약제와는 달리 오용해도 부작용이 생기지 않는 특색을 가지고 있다.

이시진(李時珍)의 《본초강목》에는 다음과 같이 기록되어 있다.

'구기는 독성이 없으며, 해열하고 체내에 있는 사기(邪氣), 가슴의 염증·갈증을 수반하는 당뇨병이나 신경이 마비되는 질병에 좋다. 구기자는 정기를 보하고, 폐나 신장의 기능을 촉진하여 시력이 좋아져 꺼져 가는 등불에 기름을 부은 것처럼 된다.'

구기의 새순과 연한 잎을 데쳐서 만든 구기나물은 반찬으로 먹어 왔다. 자라나 장어 요리에 구기자를 곁들이는 중국 요리가 많다.

구기자 가루나 구기자 즙에 꿀을 넣은 구기자죽은 병후 회복 음식으로 좋다. 오래된 책에 의하면, 구기를 이용하여 만든 술은 양기를 왕성케 하여 허리를 튼튼하게 한다고 소개되어 있다. 잘 익은 구기 열매를 들기름에 섞어 2개월 이상 된 것을 머리에 바르면 백발이 방지되며 화상에도 유효하다고 전한다.

구기는 돼지간과 궁합이 잘 맞는다. 간의 영양이 우수하기는 하지만 좋지 못한 냄새가 나서 기호성이 떨어지는데 구기를 넣으면 좋지 않은 냄새를 제거하여 맛을 좋게 한다. 뿐만 아니라 간의 콜레스테롤치를 떨어뜨린다.

살코기와는 달리 염통·간·이자·콩팥·지라·밥통·혀 등의 내장 고기를 내장육이라고 한다. 가축의 내장 가운데서 간장이 차지하는 비율은 커서 돼지의 경우 총 내장 15.5% 가운데 간의 비율이 1.56%나 된다. 먹은 것의 양이 적어서 먹은 것 같지 않음을 비유할 때 '간에 기별도 안 갔다'고 말할 정도로 간은 중요한 기관이다. 영양적인 면에서 보면 간이 살코기보다 훨씬 비쌀 것 같은데 그렇지 않으니 이상한 일이다.

돼지고기나 돼지간은 양질의 단백질을 많이 가지고 있다. 좋은 단백질은 윤택한 혈관과 혈액, 근육을 형성한다.

돼지고기는 다른 육류보다 비타민 B_1이 월등히 많다. B_1은 피로 물질 생성을 억제하며, 비타민B_1은 노인성 치매의 일종인 웰니케증후군을 예방하기도 한다.

　돼지가 가지고 있는 지질은 비타민E의 흡수율을 높여서 주름살이나 피부의 탄력 저하 등 피부 노화를 예방하기도 한다. 또 간에 특히 많은 철분은 흡수가 잘되는 헤므철(채소나 해조, 곡류 등에 함유되는 비헤므철의 4배의 흡수율)이어서 철결핍성 빈혈 예방에 효과적이다. 또 비타민B_2나 나이아신도 많아 피부를 곱게 유지시킨다.

　간에는 여러 가지 효소가 많아 효소 작용이 강하므로 자기 소화도 잘되어 쉽게 변질된다. 간을 요리하는 방법은 다양한데 구기자를 활용한 구기와 간 수프는 맛도 좋고 궁합이 썩 잘 어울리는 음식이다. 보간구기탕의 재료와 제법을 보면 다음과 같다.

　돼지간 100g, 쇠고기 100g, 토마토 200g, 짜사이(절인 것) 50g, 파 30g, 생강 8g, 금침채(말린 것) 15g, 부추 10g, 조미료A(소금 1/4작은술, 술 1작은술, 후추 조금, 녹말가루 1.5큰술), 조미료B(소금 1/4작은술, 후추와 조미료 조금), 한방 재료(구기 잎 10g, 구기자 10g, 마 10g, 팔각 1g)

① 간은 두께 3mm로 얇게 썰어 조미료A로 간을 맞춘다.
② 파는 잘게 썰어서 다지고 생강 짜사이도 얇게 썬다.
③ 토마토는 뜨거운 물에 데쳐 껍질을 벗기고 반으로 잘라 얇게 썬다.
④ 부추는 잘게 썰어 참기름 2/3작은술와 함께 그릇에 담아 둔다.
⑤ 금침채(金針菜)는 씻어서 끓인 수프 12컵에 담가 둔다.
⑥ 한방 재료는 거즈에 싸 둔다.
⑦ 골이 깊은 냄비에 금침채와 우려낸 즙, 쇠고기, 짜사이, 한방 재료를 넣어 끓으면 불을 약하게 하고 뚜껑을 덮는다. 찌꺼기를 꺼내고 1.5~2시간 조려서 6컵을 만든다.
⑧ 거른 수프에 금침채, 짜사이를 데치고 토마토를 넣어 조미료B로 간을 맞춘다. 간을 한 토막씩 넣어 80%쯤 익으면 그릇으로 옮긴다.

짜사이

오이 절임과 비슷한 모양의 야채 절임으로, 중식 사천식 김치라고도 한다. 짜사이는 무과에 속하는 뿌리 채소로서, 무처럼 땅 밑의 뿌리를 식용한다. 장 아찌처럼 된장에 넣었다가 꺼내서 한국의 김치와 같이 밑반찬으로 사용된다.

짠맛이 매우 강하므로, 물에 2~3번 정도 씻은 뒤에 사용한다. 먹을 때는 참기름, 소금, 고추기름, 파기름에 무친다.

당귀와 양고기

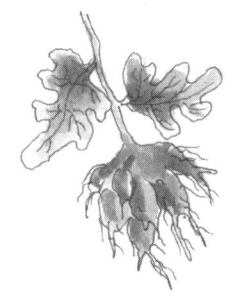

    빈혈, 냉증, 생리불순, 보혈에 뛰어난 효과가 있다고 알려진 중국식 한방 요리가 당귀와 양고기조림 즉 익혈당귀양육(益血當歸羊肉)이다. 양고기는 호주, 뉴질랜드, 미국 등이 주산지인데 식용으로 가장 오랜 역사를 지닌 것이다. 유목 민족들이 유사 이전부터 사육하여 식용으로도 이용해 왔다. 쇠고기나 돼지고기에 비해 지방이 많다. 가식부(可食部) 100g 가운데 수분 65%, 단백질 18g, 지질 16g, 콜레스테롤 65mg, 당질 0.1g, 칼륨 270mg, 인 100mg, 비타민B 복합체가 들어 있다.

    생후 1년 이하의 양고기를 램(lamb)이라고 하는데 육질이 연하고 냄새가 적어 고급으로 친다. 생후 2~7세 되는 것을 머튼(mutton)이라고 하는데 햄이나 소시지용으로 많이 쓰인다. 양고기의 특이한 냄새는 카프릴산, 펠라르곤산과 같은 지방산이 주원인이다.

    양고기는 노린내가 강하기 때문에 조리할 때 포도주를 이용하거나 민트나 로즈마리, 타임, 세이지 등의 허브를 이용한다. 레몬 주스를 가미해도 어느 정도 제거할 수 있다.

    머튼은 진한 홍색이지만 램은 연한 붉은색이다. 쇠고기보다 수분이 적고 지방이 많다. 양고기는 뜨겁게 먹어야 지방이 굳는 것을 막을 수 있다. 요리할 때 녹는점이 낮은 돼지기름과 섞어 쓰면 육질이 부드러워진다.

이러한 양고기에 궁합이 맞는 약재가 당귀다. 당귀는 미나리과에 속하는 식물인데 한방에서는 이용한 역사가 오래되었다. 여성의 묘약이라고도 하는 당귀는 혈액 순환을 도와 혈압의 균형을 조절하므로, 혈압이 높은 여성에게는 혈압을 내리게 하는 효과가 있고, 혈압이 낮은 여성에게는 혈압을 정상으로 올리는 효과가 있다. 당귀라는 이름은 흐트러진 피가 당귀로 인해 각기 정상의 기혈로 돌아간다는 데서 붙여졌다. 당귀의 효과는 다음과 같다.

① 피를 만들고 순환이 잘되게 하며 월경을 고르게 한다. 통증을 없애고 배변을 돕는다. 혈허증(얼굴이 창백하고 어지럽고 머리가 아프며 가슴이 두근거림)을 치료한다.—《동의약학》

② 피를 보하고 혈압을 조정하며 피의 순환을 원만하게 한다. 대장균과 티브스균 등에 대하여 억제 작용이 있고 비타민E 결핍증과 길항 작용을 한다. 장을 활성화하고 간장을 보호하며 간의 글리코겐 감소를 막는다.—《향약대사전》

③ 당귀는 모든 혈을 다스리고 치료하며 혈허 두통에 좋다. 부인의 백병을 치료하고 산후 배가 아픈 데 좋다.—《동의보감》

④ 기침, 기가 막히는 것, 열이 나면서 오싹오싹 추운 것, 불임증, 여러 가지 악창 등을 치료한다.—《향약집성방》

⑤ 당귀는 두통, 요통, 부인의 모든 부족증, 일체의 혈병을 치료하고 장과 위를 윤택하게 한다.—《본초학》

⑥ 혈을 생겨나게 하고 심을 보하며 허한 것을 도와주고 맺힌 어혈을 몰아낸다.—《방약학편》

지금까지 밝혀진 당귀 뿌리의 생리 활성 성분은 쿠마린, 노다케닌, 베타시토스테롤, 푸탈리드, 임페라토린 등으로, 이 성분들의 생리 활성과 효능은 다음과 같다.

① 세포의 탐식 기능 작용, ② 세포 면역 개선 작용, ③ 체액성 면

역 개선 작용, ④ 항알레르기 전달 물질 작용과 항염증 작용, ⑤ 흥분 작용, ⑥ 항균 작용, ⑦ 이뇨 작용.

당귀와 양고기 조림은 다음과 같이 만든다.

먼저 양고기의 지방이 없는 부분 500g, 죽순 70g, 당근 80g, 부추 20g, 파(가는 것) 20g, 마늘 10g, 수프 3.5컵, 유채꽃(한 다발) 220g, 조미료(간장 2큰술, 튀김 기름 2작은술, 기름 2큰술, 소금·후추 조금, 반죽된 녹말 적당량), 한방 재료(당귀 15g, 구기 8g, 화초(花椒) 1.5g, 생강 15g, 붉은 고추 3개)를 준비한다.

① 양고기는 길이 3cm의 사각형으로 썰고 죽순·당근은 윗부분을 둥근 모양으로 썰며, 죽순은 삶아 둔다.

② 마늘은 얇게 썰고 부추는 길이 2cm로 썬다.

③ 파는 길이 1.5cm로 두껍게 썰고 생강은 얇게 썬다.

④ 붉은 고추는 반으로 잘라 씨를 뺀다.

⑤ 양고기는 표면의 색이 변할 정도로 2~3분간 삶아서 물로 씻고, 위로 부풀어 오른 지방을 잘라 낸다.

⑥ 당근과 죽순은 기름에 익힌다.

⑦ 압력 냄비에 한방 재료·수프 3.5컵·양고기를 넣어 16분간 끓이고 5분간 뜸을 들인다. 양고기를 꺼내고 수프를 거른다.

⑧ 냄비에 기름 큰술 3을 달구어 마늘, 파를 볶다 냄새가 나면 양고기·수프·당근·조미료를 넣고 5~6분간 끓여 맛을 낸 뒤 부추를 넣고 물에 갠 녹말을 걸쭉하게 하여 마지막에 참기름을 친다.

⑨ 유채꽃은 삶아서 기름에 볶아 소금·참기름으로 맛을 심심하게 하여 쟁반에 담는다.

양의 비계는 냄새가 많이 나서 먹기가 어렵지만 당귀와 함께 조리하면 놀랄 만큼 나쁜 냄새가 없어진다. 비계가 좀 많은 경우는 당귀를 좀 넉넉하게 넣든지, 아니면 지방을 모두 없애도록 한다. 끓이는 시간은 좋아하는 상태(고기의 질긴 정도)에 따라 다르므로 조리하는 도중에 질긴 정도를 살펴보는 것이 좋다.

개구리 고기와 도인

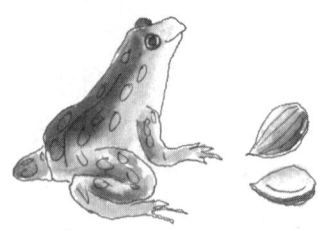

　몸이 허약하여 식은땀을 흘리는 사람이나 월경불순, 신경통, 타박상, 변비에 좋은 한방 요리가 개구리 도인(桃仁 : 복숭아씨의 알맹이) 볶음 즉 보음전지보(補陰田之寶)다.
　프랑스 등지의 격식 있는 레스토랑에서는 개구리 요리의 메뉴가 꼭 낀다고 한다. 그만큼 개구리는 고급 식품에 속한다. 필자가 어렸을 때만 해도 개구쟁이들이 개구리를 잡아 구워 먹는 광경을 흔히 볼 수 있었다.
　옛날부터 영양 실조에 걸린 어린이나 헛배부른 사람에게 특효가 있다고 해서 개구리를 먹여 왔다. 따지고 보면 단백질 결핍 증세를 치료하는 데 매우 적절한 방법이었던 것이다. 개구리 고기는 맛이 닭고기와 비슷해서 중국에서는 논에서 나는 닭이라는 뜻에서 전계(田鷄)라고 한다. 일반적으로 단백질 16%, 지질 0.4%, 당질 0.7%, 회분 0.9%, 칼슘 11mg%, 인 175mg%, 철 0.5mg%, 칼륨 360mg%, 비타민B_1 0.12mg% 등이 들어 있다.
　고기에 단백질이 많고 지질이 거의 없는 것이 특색이다. 식용 개구리의 원산지는 미국 동부 지역으로, 우리 나라에서는 외국에서 양식 개구리를 들여다 쓰고 있다.

개구리는 검정말·말·수련 잎을 먹고 미꾸라지·강새우도 잡아먹는다. 개구리 알은 5일 만에 올챙이로 변하는데 올챙이가 1년 자라면 개구리가 되고 다시 6개월이 지나면 완전히 성숙해서 식용으로 이용한다.

중국에서도 당 나라 때부터 개구리를 식용으로 이용했다는 기록이 있다. 옛날부터 폐병의 특효약으로 활용해 왔다. 폐병은 소모성 질환이라는 표현을 쓰고 있을 정도로 단백질의 소모가 심한 질병이다. 그래서 폐병에 걸리면 빼빼 마른다. 체력 회복을 위해서는 양질의 단백질을 먹는 길밖에 없는 것이다. 또 임산부의 자양 강장제로도 큰 몫을 차지해 왔다.

복숭아는 과일의 구실을 톡톡히 할 뿐만 아니라 씨앗도 약용으로 활용되어 왔다. 복숭아는 100세를 살 수 있는 선약이라는 옛이야기는 무릉도원(武陵桃源)과 같은 재미있는 이야기를 통해서 잘 알려진 바다. 무릉도원이란 신선이 산다는 전설적인 중국의 명승지다. 도연명(陶淵明)이 지은 ≪도화원기(桃花源記)≫에서 나온 말로, 이 세상과 따로 떨어진 별천지라는 뜻이다.

복숭아는 중국이 원산인데 페르시아로 건너가 세계 각지로 퍼졌다고 한다. 살이 흰 백도(白桃)와 노란 황도(黃桃), 과육과 씨가 쉽게 떨어지는 이핵과(離核果)와 잘 안 떨어지는 점핵과(粘核果), 털복숭아와 털이 없고 매끄러운 유도(油桃)의 2가지로 나누기도 한다.

한방 재료에 쓰이는 도인(桃仁)은 6~8월 복숭아 열매가 익을 때 채취하여 씨앗만을 햇볕에 말린다. 물에 담가 씨앗의 껍질을 불려서 제거하고 속 씨앗만 건조시켜 사용한다. 약 처방으로 내복할 때는 탕으로 달이거나 환과 가루약으로 복용한다. 아미그달린, 휘발성유, 지질, 올레산, 팔미트산, 스테아르산, 콜린, 아세틸콜린 등의 성분을 가지고 있다.

활혈화어(活血化瘀)의 작용을 하여 월경통 치료에 효과가 뛰어나다. 월경통의 원인은 여러 가지가 있는데 월경 전후 및 기간 중에 심한 복통이나 불통, 양이 적고 경혈이 자색을 나타낼 때 쓰면 효과가 좋다.

또 통변배농(通便排膿) 효과도 있다. 도인에는 지질 함량이 많아 장을 윤활하게 해서 노인의 변비나 수술 뒤의 변비에 치료 효과가 뛰어나다. 도인 12g을 짓찧어 꿀과 함께 복용하는데 효과가 있으면 복용을 곧 중지한다. 그 밖에도 다음과 같은 민약(民藥)으로 이용되어 왔다.

① 입술이 말라서 갈라진 데(복숭아 씨앗을 짓찧어 기름에 개어 바른다.)

② 진버짐(복숭아 씨앗과 무를 등분하여 함께 짓찧어 붙인다.)

③ 학질(복숭아꽃을 가루로 해서 한 숟가락씩 술과 함께 먹는다.)

이상과 같은 용도가 있기는 하나 임산부, 습관성 유산자는 먹지 말아야 하며 자라와 함께 먹지 않는다고 한다.

식용 개구리와 복숭아씨는 식은땀의 방지, 강심, 해독, 치질에 좋으며 월경불순, 폐경, 자궁근종에 효과가 있다. 또 신경통, 타박상, 변비를 고치는 등 여러 가지 생리적 기능을 갖게 된다. 그래서 고안된 중국 한방 요리가 개구리볶음 즉 보음전지보다. 재료를 보면 다음과 같다.

식용개구리 2마리 500g, 정미(正味) 350g, 밤버섯(草) 통조림 70g, 파 50g, 생강 10g, 매실장아찌(가는 체로 거른 것) 10g, 부추 30g, 토마토 1개, 작은 양파 6개, 조미료A(소금 1/3작은술, 청주 1큰술, 후추·조미료 조금, 녹말가루 1.5큰술), 조미료B(소금 3/4작은술, 설탕 1/3작은술, 청주 1큰술, 오향분 1/4작은술, 수프 2/3컵, 녹말가루 1/2큰술, 참기름 2/3큰술) 조미료C(달걀 작은 것 1개, 녹말가루 4큰술, 밀가루 1큰술, 물 조금) 한방 재료(도인 5g, 산초 2g)

① 개구리는 머리·껍질·내장을 제거하고 길이 2.5cm의 네모꼴로 썰어 조미료A로 재워 둔다.

② 밤버섯은 반으로 자른다.

③ 파는 길이 2cm, 생강은 1cm의 네모꼴로 얇게 썬다.
④ 조미료B를 합치고 매실을 섞는다.
⑤ 조미료C를 합치고 요리할 때 개구리를 넣고 뒤섞는다.
⑥ 토마토는 6장으로 썰고 작은 양파는 국화 모양으로 칼집을 낸다. 도인은 볶아서 잘게 다진다.
⑦ 부추는 길이 2cm로 썬다.
⑧ 냄비에 기름을 달구고 중간 온도의 불로 밤버섯, 다음에 개구리 고기를 한 토막씩 퍼서 넣고 천천히 뒤섞는다.
⑨ 냄비에 기름 2큰술을 달구고 파·생강·부추를 볶아 냄새가 나면 ⑧과 조미료B를 넣고 전체를 뒤섞으며 볶는다.
⑩ 요리가 되면 맨 위에 도인을 뿌린다.
⑪ 양파는 튀김망에 넣어 중간 온도의 기름에 튀기고 토마토 위에 보기 좋게 벌려 소금을 약간 뿌려 놓는다.

개구리는 너무 오래 볶지 않도록 하는 것이 좋다. 기름에 지질 때도 기름 속에 오래 넣지 말고, 재워 둘 때도 기름 속에 오래 넣지 말고 조리 직전에 하는 것이 바람직하다. 냉동 개구리를 사용하는 경우는 날 개구리보다 조금 작게 썰고 불에 익히는 시간을 짧게 잡아 딱딱해지지 않도록 한다. 개구리는 수분 함량이 많아서 볶을수록 물기가 나오므로 재워 둘 때 녹말가루를 좀 넉넉하게 사용하고 썰 때는 흐트러지지 않도록 주의한다.

동충하초와 사슴꼬리, 자라

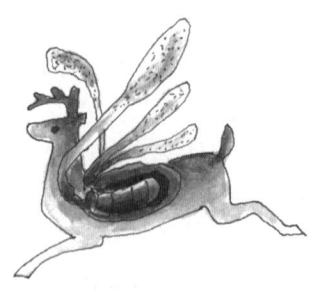

중국에서는 인삼, 녹용과 함께 동충하초가 귀한 3대 한방 재료로서 불로장생의 비약으로 취급되었다. 역사 속의 진시황과 양귀비, 등소평이 강정 강장제로 이용했다고 해서 유명해졌다. 중국 육상 선수들이 세계 신기록을 수립한 것도 동충하초 음료 덕분이었다는 소문이 퍼지면서 더욱 화제에 오르게 되었다.

겨울에는 곤충의 몸에 기생했다가 여름에 곤충이 죽으면 거기서 풀처럼 돋아 나온다고 해서 붙여진 이름이다. 다른 버섯과는 달리 살아 있는 곤충에 침입하여 곤충을 매개체로 발생하는 버섯이므로 생존 기간은 1년에서 5~6년이다. 종양 억제율이 8.3%로서 항암 효과가 매우 높고 부작용이 없으며 저항력 증강, 세균과 바이러스 감염에 대한 면역 작용이 뛰어나다고 한다.

동충하초 50g을 물 6*l*에 넣고 3*l*가 되도록 다린다. 중국 요리로는 불도장과 상어지느러미찜에 사용하며, 생선이나 육류 요리를 찌거나 끓일 때 함께 넣어서 이용한다. 중국 요리로 유명한 불도장(佛跳墻) 요리는 다음과 같은 유래를 가지고 있다.

산중에서 입산 수도를 하는 스님이 경을 외우고 있던 중 맛있는 음식향이 흘러들어 참고 참다가 견디지 못해 방을 박차고 담을 넘어서 그 음식을 먹어 환속하고 말았다고 한다.
 재료는 전복 100g, 사슴 심줄이나 사슴꼬리 100g, 건해삼 20g, 마른 관자 20g, 상어지느러미 40g, 오골계 60g, 자연송이 60g, 생선부레 80g, 동충하초 1개, 중새우 1개, 은행 20g, 소홍주 50ml, 통배추 80g, 간장 20ml, 육수 100ml이다.
 건해삼은 약 4일간 불리고, 생선 부레와 사슴 심줄은 약 1시간 불린다. 나머지 재료들을 손질하고 그릇에 담아 육수에 간장, 소홍주, 조미료 등을 넣어 약 1시간 찐다. 해삼, 전복, 관자, 오골계, 부레 심줄, 상어지느러미 등 주재료들은 양질의 단백질을 가지고 있을 뿐 아니라 콘드로이친 성분을 풍부히 가지고 있어 강정 강장 효과와 피부 윤택성을 부여하는 훌륭한 재료다. 거기에 동충하초가 곁들여져 체력 증강 효과가 더해지므로 스태미나 상승 효과에 어울리는 궁합이 된다. 다만 한 가지 값이 비싼 것이 흠이다.
 청 나라 ≪본초종신≫(本草從新, 1757)에 처음으로 수록되었으나 그 이전부터 약용으로 쓰였다. 1726년 중국에 파견되었던 프랑스 신부가 동충하초를 사서 파리에 보냈고, 생물학자 라무르가 이 진기한 균에 대해 논문을 발표하였다(1727).
 동충하초는 크기에 따라 3종(蟲王草, 散蟲草, 把蟲草)으로 나뉘는데 흔히 쓰이는 것은 파충초로서, 자실체(子實體, 버섯)가 가늘고 충체가 작다. 동충하초균의 자실체와 기생하는 벌레의 유충을 말린 것이다. 종류에 따라 다르지만 주성분은 만니톨 약 7%, 에르고스테롤, 시토스테롤, 항균 성분 코르디세핀 등이다. 주로 병후 신체 조정과 자양에 쓰인다. 동충하초 자체의 작용은 완만하므로 장기간 복용함으로써 효과를 보게 된다고 한다. 기관지나 폐의 저항력이 떨어져 감기에 걸리기 쉬운 사람은 돼지고기나 닭고기, 잉어, 자라 등과 함께 삶아서 먹으면 좋다. 무와 함께 먹으면 동충하초 성분이 중화되어 효과가 없다고 한다. 동충하초의 효용은 다음과 같다.
• 기관 내를 정화하여 담과 기침에 유효하다.

- 혈관 내에 부착된 불순물을 제거, 심장의 수축력을 강화, 혈소판을 증가시킨다.
- 세포의 활성화, 상해가 있는 세포의 수복, 혈액 중 비임파 시스템을 강화, 면역력을 강화시킨다.
- 혈당치를 정상화한다.
- 하반신 탄력감, 임포텐츠, 유정 등 증상에 구기자, 산수유, 산약 등을 배합하여 사용한다.
- 만성신염에 상용하면 체질이 강화된다.

간단하게 응용할 수 있는 요리 중에 임신 전후의 보신제로 이용되는 것도 있다. 임신 3개월 이후는 동충하초 12g · 참당귀 12g · 자라나 닭고기 등을 가미해서 삶아 하루 한 번 복용하면 영양 상태가 호전된다. 산후에는 동충하초 12g · 인삼 7.5g에 돼지간을 가미하여 끓여 먹으면 체력 보강에 좋다. 기관지염에 걸리기 쉬운 사람이나 저항력이 약한 어린이로서 기침이 자주 날 때에는 황기 12g · 패모 7.5g · 얼음사탕 소량에 동충하초 7.5g을 넣고 삶아서 먹인다.

자라

자라는 거북이목(目), 자라과(科)에 속하는 동물로 거북이와 비슷하나 많은 차이점이 있다. 자라의 갑(甲)은 딱딱한 거북이와는 달리 매우 연하다. 그래서 영어로는 soft shelled turtle이라고 한다.

2억 년 동안 원형을 그대로 유지하는 동물로서, 겁이 많고 경계심이 강한가 하면 투쟁심이 강해 물어 뜯기를 좋아한다. 왕성한 정력을 가진 것으로도 유명한데 4~6마리의 암컷을 거느리고 산다. 1~4cm 정도의 알을 1회에 1백~2백 개 정도를 낳는다.

BC10세기 주 나라 때부터 별인(鼈人)이라는 조리사가 있었다는 기록이 《주예(周禮)》에 있다. 《동의보감》, 《신농본초경》, 《명의별록》, 《예기》 등의 고전에 식품 또는 약품으로써 그 효능이 전해진다. 특히 ≪중약대사전(中藥大辭典)≫에는 甲·頭·肉·血·卵·膽·甲膠·脂 등 8개 항목에 대해 기술하고 있다.

폐결핵, 간장 비장 비대, 여성의 월경과다, 자궁출혈, 난치성의 환홍성 궤양 등에 효과가 있다. 일본 사람들은 자라, 살모사, 잉어의 생피가 3대 강정식으로 취급해 왔는데 그 중에서도 자라 피가 최고라고 생각한다고 한다.

자라에는 필수아미노산을 비롯한 칼슘, 철, 인, 비타민B_1, B_2, 엽산, 판토텐산, 비타민E, 리놀산 등이 있다. 양질의 단백질과 불포화지방산이 풍부하고 다른 육류에 비해 비타민A와 칼슘이 훨씬 많다.

첫째, 자라의 지방산은 콜레스테롤을 낮추는 효능이 있다. EPA와 DHA가 풍부해 인체에 유익한 HDL을 높이는 효능이 있다. 둘째, 남성의 강정 강장 효과가 크다. 에너지 공급을 하며 투지와 집념을 갖게 하여 능률 향상에 이바지한다. 셋째. 여성의 미용 건강에 도움을 준다. 여성의 어혈을 개선하여 내장의 작용을 순조롭게 하므로 피부의 생기를 회복시켜 윤기 있고 부드럽게 한다.

자라 살코기를 썰어 끓는 물에 1~2분 데쳐서 물기를 뺀 다음 생강, 후추를 넣어서 청주 한 컵과 물을 넉넉히 붓고 푹 고아 양념한 강근 건골탕은 근골을 튼튼하게 하고 정력을 증강시킨다. 정력제겸 피부 미용제로 알려진 별당탕은 살코기를 삶아 생강과 설탕을 넣고 끓인 것이다. 배갑(背甲)을 별도로 숙지황, 황백과 함께 가루내어 찹쌀미음으로 반죽하고 오동나무 열매 크기의 환약을 만들어 20~30알씩 먹기도 한다. 이것은 강근 건골탕이나 별당탕의 2가지 효과를 얻을 수 있는 것이라고 한다.

자라는 조리해 먹는 방법이 번거로워 가정에서 해먹기가 어려웠는데, 최근 급속 동결 건조시키는 과학적인 방법이 개발되어 영양가 손실 없이 쉽게 먹을 수 있게 되었다. 세포활성화와 면역력 증강 효력이 있는 동충하초에 자라와 같은 우수한 단백질이 어울리면 그 생리 활성이 더욱 커지므로 궁합이 잘 맞는다.

웅담과 죽력

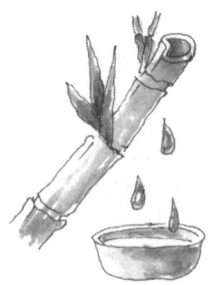

곰은 잡으면 버릴 것이 하나도 없다고 일러 왔다.

곰발바닥은 팔진미(八珍味) 가운데 하나다. 곰고기는 맛은 없지만 중풍으로 반신 불수된 데 좋다고 전해져 왔다. 곰의 뼈도 비가 오면 쑤시고 아픈 신경통이나 관절염에 쓰였다. 뇌는 이농(耳聾)에 좋으며, 기름은 피부 미용, 동상이나 창상 등 질환에 응용되었다. 모피는 방석이나 장식용으로 쓰인다. 특히 '곰은 쓸개'라고 말할 정도로 웅담(熊膽)을 모르는 사람이 없다. 유통량이 많다 보니 가짜가 횡행하기도 한다.

겨울철에 곰을 잡아 담낭을 척출하여 담낭 입구를 묶고 부착된 유지를 제거하여 그늘에서 말린다. 이것을 2장의 목판 사이에 끼워 압축시켜 편편하게 하여 바람이 잘 부는 그늘에서 말린다. 이것이 바로 웅담이다. 그래서 웅담은 위쪽은 좁고 아래쪽은 팽대해 있다. 길이는 10~20cm이며 넓이는 5~8cm, 표면은 회흑색 또는 검은빛을 띠며 광택이 나고 주름이 많다. 낭피가 얇기 때문에 빛에 들어 보면 내용물이 보이는 듯하다. 낭피는 얇지만 견고하기 때문에 쉽게 찢어지지 않는다.

웅담은 약간 비릿한 냄새가 나는데 맛은 아주 쓰지만 뒤끝이 달달한 것이 좋다. 그런 것을 미고회감(味苦回甘)이라 한다. 입에 물었을 때 치아에 달라붙지 않고 큰 것이 좋은 것이다. 조금 떼어 물에 넣으면 꽃이 피어난 듯 연기가 피어오르는 것처럼 황금색 물질이 풀어져 나와야 진품이라고 한다. 불에 달군 바늘로 웅담을 찔렀다가 뺐을 때 바늘에 내용물이 묻지 않으면 진품이라고 한다.

웅담의 생리 작용은 다음과 같다.

① 해열 · 진전 작용
② 진통 작용
③ 소염 해독 작용
④ 담즙 분비 촉진으로 위산 과다를 중지하고 지질 소화를 돕는다.
⑤ 어혈(瘀血)을 푼다. 어혈로 야기된 근육통을 해소한다.

대나무는 뿌리에서부터 잎까지 약용으로 널리 활용되어 왔다. 죽력이라는 것은 대나무가 간접적인 열을 받아서 약 성분이 진 모양으로 흘러내린 액체인데 중풍, 반신불수에 귀한 약재로 쓰였다. 담을 멎게 하고 뇌졸중으로 인한 언어 장애와 팔다리가 아픈 것을 치료하며, 눈을 밝게 하며, 인체의 여러 감각 기관과 배설 기능을 원활히 하는 것으로 알려져 왔다. 해소와 폐렴, 당뇨병에도 빠른 효과가 인정되었고 1590년에 명 나라의 이시진이 쓴 본초학연구서 ≪주후방(後方)≫에 기술되어 있다.

죽력은 바로 귀하디 귀한 웅담의 효능을 증진시켜 주는 역할을 한다.

유태종
곡천건강장수연구소장
서울대학교 농과대학 농화학과 졸업
고려대학교 식품공학과 교수 역임
독일 마인츠 대학 교환 교수 역임
보건사회부 식품위생심의위원 역임
국방부 정책자문위원 역임
농림부 전통가공식품심의위원 역임
한국산업규격 식품부회 위원장 역임
식생활개선국민운동본부 부회장 역임
건양대학교 식문화연구소장 역임

음식궁합 2

지은이 유태종
펴낸이 양동현
펴낸곳 도서출판 아카데미북
  출판등록 제13-493호
  136-034, 서울 성북구 동소문동4가 124-2
  전화 02-927-2345 팩스 02-927-3199

초판 1쇄 발행 2001년 3월 20일
초판 6쇄 발행 2013년 1월 10일

ISBN 89-87567-70-2 13570

ⓒ유태종, 2001

✽ 잘못 만들어진 책은 구입한 곳에서 바꾸어 드립니다.
✽ 지은이와의 약속에 의해 인지는 붙이지 않습니다.

www.iacademybook.com